AF359309

LE GUIDE

DES

ACCOUCHEURS,

OU

LE MAISTRE DANS L'ART

D'ACCOUCHER LES FEMMES,

ET DE LES SOULAGER

Dans les Maladies & Accidens dont elles font très-fouvent attaquées :

OUVRAGE DES PLUS UTILES

pour les perfonnes qui veulent faire une pratique particuliére de l'Opération des Accouchemens ;

LE TOUT EN FORME D'EXAMEN.

Par JACQUES MESNARD, Chirurgien-Juré, ancien Prevôt de la Communauté des Chirurgiens de la Ville de Roüen, & Accoucheur.

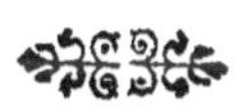

A PARIS,

Chez

    RE l'aîné, Libraire, Quay des Auguftins, à S. Paul.

    LE BRETON petit-fils D'HOURY, Imprimeur-Libraire ordinaire du Roy, rue de la Harpe, au St Efprit.

    DURAND, Libraire, rue S. Jacques, à Saint Landry & au Griffon.

M. DCC. XLIII.

Avec Approbation, & Privilege du Roy.

PRE'FACE.

JE préſente au Public un Traité, dont le titre révoltera peut-être quelques eſprits ; & il me ſemble même déja entendre dire, qu'il étoit inutile que je me donnaſſe tant de peine. J'avouë franchement que je n'avois nul deſſein de faire voir le jour à cet Ouvrage ; & je ne l'aurois certainement pas fait, ſi pluſieurs perſonnes ne m'y avoient engagé : car il me ſuffiſoit de ſçavoir que c'eſt beaucoup entreprendre, que d'écrire pour l'utilité publique, quand même on auroit les raiſons les meilleures & les plus engageantes pour le faire ; puiſque, le plus ſouvent, la peine n'en eſt recompenſée que par la critique de certains hommes, dont le caractère ne confiste qu'à blâmer ce qu'ils ne connoiffent pas.

Cependant mes amis m'ont fait faire attention, que mon deffein n'ayant jamais été fondé fur l'envie de rejetter, quant à la théorie, ce qu'un très-grand nombre d'Accoucheurs ont laiffé à la poftérité; & que, puifqu'il ne s'agiffoit, dans mon entreprife, que de faire voir qu'il y a eu beaucoup de négligence de la part de tous ces Auteurs, de ne s'être pas donné la peine de rechercher les moyens fûrs de finir un très-grand nombre d'accouchemens, tant difficiles, que contre-nature, fans expofer à la mort des femmes & des enfans; je ne devois point par-conféquent négliger de rendre publique la maniere de retirer du cahos les Accoucheurs qui me fuccéderont, en leur donnant une maniere aifée & facile, avec

la connoiſſance de pluſieurs inſtrumens nouveaux, & plus ſûrs que
ceux des Anciens, pour terminer
heureuſement les plus intéreſſantes
Opérations de la Chirurgie générale; & qu'ainſi je ne devois pas
craindre les Critiques.

Quand je pris le deſſein de compoſer ce Traité, je fus long-tems à
me.déterminer ſur le genre d'écrire
qui pouvoit le mieux convenir à
des femmes ſans études & ſans lettres, & même à des Chirurgiens qui
ſont pareſſeux d'étudier : &, après
avoir fait mes réfléxions, je jugeai
à propos de me ſervir de la maniere
d'écrire par demandes & par ré-
ponſes, comme étant la plus convenable à ce ſujet; parce que, dans
ce genre d'écrire, on dit beaucoup
de choſes en peu de mots : au-lieu
que dans les autres, on eſt ſouvent
obligé de faire de grands enchaî-
nemens de phraſes, & de longs

diſcours, avant que de parvenir à faire connoître ce dont il s'agit, & de dire voilà comme il faut faire; ce qui ne convient nullement à des perſonnes qui demandent à être inſtruites & conduites, avec ſûreté & ſans embarras, au but qu'elles ſe ſont propoſé.

Ce Traité ne contient qu'onze Chapitres. Le premier conſiſte en des généralités ſur l'Accouchement. J'y définis cette opération; & je fais connoître ſous quelle eſpèce des opérations générales de la Chirurgie, l'on peut ranger celle des Accouchemens. Je continuë par les qualités que doivent avoir néceſſairement les perſonnes qui ſe mêlent de pratiquer cette Opération: Par la connoiſſance démonſtrative des Os qui compoſent le Baſſin de l'Hypogaſtre des Femmes : Par celle de leur Matrice, de toutes ſes parties, & des ſituations qu'elle peut prendre dans le tems de la groſſeſſe : J'y traite enſuite de l'Attouchement , & de ce qu'un Accoucheur peut connoître par cette voye : De-là je paſſe aux différences des Accouchemens : Et je finis ce Chapitre par le Prognoſtic que l'on peut faire de ces Opérations.

Le ſecond renferme des généralités ſur les Maladies communes aux Femmes. J'y parle des ſix choſes générales qu'il faut abſolument connoître, pour traiter méthodiquement , en particulier , chacune de ces maladies ; ſçavoir, de leur définition ; de leurs ſignes diagnoſtics ; en quoi conſiſtent leurs différences ; quelles ſont leurs cauſes ; ce que doit y obſerver un Accoucheur, pour en tirer un prognoſtic juſte ; & quelle eſt la règle qu'il doit ſuivre dans la curation de ces maladies.

Le troiſiéme Chapitre contient les Maladies qui peuvent attaquer les filles, & les femmes qui ne ſont point enceintes ; comme l'union contre-nature de leurs caroncules myrtiformes ; les chûtes de leur vagin ; les hémorrhoïdes de ce conduit ; le flux utérin , ou les fleurs-blanches ; la fureur utérine ; l'arrêt ou la ſuppreſſion des menſtruës ; leur flux immodéré ; les skirrhes & les cancers à la matrice ; & l'hydropiſie de cette partie.

Dans le quatriéme Chapitre, je parle de la Conception ; & j'y propoſe l'idée d'un nouveau ſyſtême touchant la fécondité des œufs de la femme, pour procurer la génération de l'homme. Je fais auſſi connoitre, dans ce Chapitre, qu'il n'y a point de ſignes certains de conception au commencement de la groſſeſſe des femmes : Que les

femmes font fujettes à deux différentes efpèces de groffeffes en général : Quel eft le tems où l'on
peut affûrer qu'une femme eft groffe ; & par quels moyens on le peut
connoître : Ce que l'on doit faire
obferver aux femmes, lorfqu'elles
font reconnuës groffes : Et quels
font les remedes généraux dont on
peut leur faire ufer pendant le cours
de leur groffeffe.

Dans le cinquiéme Chapitre, il
eft traité des Maladies qui peuvent
attaquer les femmes après qu'elles
ont conçû : Ces maladies font le
vomiffement ; les douleurs dans les
mammelles ; la toux ; l'oppreffion
& la difficulté de refpirer ; les douleurs dans les lombes, dans les aînes, & dans la région hypogaftrique ; la difficulté d'uriner ; les enflûres œdémateufes des cuiffes &
jambes, & des lèvres de l'orifice
du vagin ; les cours-de-ventre ; le

flux menſtruel ; les pertes-de-ſang ; les hémorrhoïdes de l'anus ; la goutte-crampe ; les tumeurs variqueuſes des cuiſſes & des jambes ; & la vérole ou le mal vénérien.

Dans le ſixiéme, je traite de l'Accouchement naturel; & je commence ce Chapitre par les ſignes diagnoſtics qui montrent qu'une femme eſt malade pour accoucher : Je définis enſuite ce que c'eſt qu'un accouchement naturel & aiſé ; & je fais connoître quelles ſont les choſes qui peuvent contribuer à le rendre tel : Après cela, je dis le tems qu'un Accoucheur doit prendre, pour toucher l'orifice de la matrice d'une femme qui eſt en travail d'enfant : De-là je paſſe à la connoiſſance de la membrane qui contient, dans la matrice, un enfant & ſes eaux, & à l'uſage de ces mêmes eaux ; & je dis dans quelle quantité elles doivent être : Je fais voir enfuite ce qu'un Accoucheur doit faire, lorfqu'il eft appellé auprès d'une femme qui eft véritablement malade pour accoucher; & cela, pendant le travail, & après qu'elle eft entiérement délivrée : Après quoi je paffe à la connoiffance de l'arriere-faix, & du cordon ombilical de l'enfant, & à la maniere d'en délivrer une femme, après que fon enfant eft forti de fa matrice : Et je finis, en faifant connoître ce qu'il faut faire obferver à une femme nouvellement accouchée, jufqu'à fa parfaite guérifon.

Le feptiéme Chapitre renferme les Accouchemens longs & difficiles, que l'on peut appeller *non-naturels* : Tels font ceux où les enfans ont la tête ou les épaules un peu plus groffes, que n'eft grand l'efpace que forment entr'eux les os du baffin de l'hypogaftre, par où ces parties doivent paffer : Celui dans lequel un enfant vient au monde, la face tournée du côté des os *pubis* de fa mere : Ceux où l'enfant préfente fa tête, au paffage, dans une fituation qui fuit les obliquités de la matrice : Celui dans lequel l'orifice de la matrice ne fe dilate que très-difficilement : Ceux qui font retardés par la force & la dureté de la membrane qui contient les eaux de l'enfant : Et ceux enfin où le cordon ombilical de l'enfant lui entoure le col, ou quelques autres parties du corps.

Dans le huitiéme Chapitre, je traite de tous les Accouchemens contre-nature : Tels que ceux qui font accompagnés de pertes-de-fang, où l'arriere-faix étant entiérement détaché du fond de la matrice, fe préfente à fon orifice, ou bien même il eft defcendu dans le vagin de la malade, avant l'enfant : Celui où le cordon ombilical fort de la matrice, avant que l'enfant se présente au passage : Ceux qui se trouvent avancés, soit par des convulsions, ou par des fiévres malignes, &c. : Celui où l'enfant a la tête trop grosse, & où il la présente, au passage, soit la face devant, ou par sa partie postérieure : Celui où l'enfant présente, au passage, sa tête de côté , une oreille vis-à-vis du vagin , & l'autre vers le fond de la matrice ; ou bien une de ces parties du côté des os *pubis* de sa mere, & l'autre vers son coccyx : Ceux dans lesquels l'espace que forment les os du bassin de l'hypogastre, se rencontre d'une figure irréguliere & d'une mauvaise conformation : Celui où l'enfant se trouve la tête enclavée au passage : Celui où la tête est sortie du passage, & son corps est resté dans la matrice, soit pour avoir les épaules trop larges, ou parce qu'il eſt hydropique : Celui où le corps de l'enfant eſt ſorti du paſſage, & ſa tête eſt reſtée dans la matrice, & ſéparée de ſon corps, ſoit à cauſe qu'il s'eſt putréfié dans cette cavité, ou parce que ſa face s'eſt trouvée tournée du côté des os *pubis* de ſa mere, lorſqu'on a voulu le faire venir au monde les pieds devant : Celui où l'enfant préſente, au paſſage, ſoit le derriere du col, ou les épaules, ou la main, ou le bras tout entier : Celui où il préſente, ſoit le dos, ou le ventre, ou les hanches, ou les feſſes, & dans lequel ſon *méconium* ſort avant lui de la matrice : Celui où l'enfant préſente, au paſſage, ſoit les genoux, ou les pieds, ou la tête avec les mains & les pieds tout enſemble : Enfin, ceux où il y a pluſieurs enfans dans la matrice. Je mets auſſi, dans ce Chapitre, l'extraction des moles & des faux-germes, & l'accouchement céfarien, au nombre des accouchemens contre-nature.

On peut dire, avec raifon, que s'il y a des occafions où un Accoucheur doit faire connoître qu'il a de la prudence, de la patience, de la force & de la préfence d'efprit, c'eft lorfqu'il eft appellé pour terminer les accouchemens longs, difficiles & contre-nature ; car il faut qu'il obferve pour lors tous les accidens qui rendent un accouchement laborieux, & qu'il n'imite pas les ignorans dans l'art d'accoucher, qui ne font pas plus tôt arrivés auprès d'une femme en travail d'enfantement, qu'ils prennent, fans aucune réfléxion, le crochet en main, pour faire l'extraction d'un enfant, qui n'étoit pas fait pour mourir martyr, avant que de naître, par l'effet d'un inftrument, de l'ufage duquel ces ignorans ne connoiſſent pas les mauvaiſes ſuites, non-plus que la figure qu'il doit avoir, ni même la maniere de s'en ſervir.

Ce ſont encore ces conſidéra-tions, qui m'ont déterminé à don-ner au Public mes manieres d'opé-rer dans les accouchemens labo-rieux; car j'eſpere qu'il demeurera pour conſtant, que ma méthode doit être préférée à celle des Ac-coucheurs qui ont écrit avant moi; & l'on reconnoîtra que les moyens dont je me ſers, ne ſont point ſi pernicieux que ceux qu'ils ont pro-poſés.

Les moyens que j'annonce ici, conſiſtent à bien éxaminer les cau-ſes qui ont pû rendre un accouche-ment laborieux; & dans l'uſage d'inſtrumens de mon invention, dont les effets ne peuvent point être pernicieux, ni pour la mere, ni pour l'enfant ſéparément, ni

pour

pour tous les deux enfemble.

Les Inftrumens que je propofe,
& dont je donne ici volontiers la
defcription & l'ufage, peuvent certainement remplir favorablement
tout ce qu'un Accoucheur pourroit
demander, pour foûtenir fon honneur & fa réputation ; car avec les
uns, on met toujours à couvert la
vie d'une mere & celle de fon enfant ; & avec les autres , on eft
affûré de fauver toujours la vie à
la mere : Mais c'eft-là ce qu'on ne
fçauroit promettre de l'ufage des
crochets, dont les anciens Accoucheurs nous ont laiffé des modèles.

Je crois à propos de faire encore obferver, que dans les accouchemens laborieux que j'ai cités
ci-deffus, je ne me fers de mes inftrumens que lorfque la tête de l'enfant fe trouve enclavée dans le détroit des os du baffin de l'hypoga-

ſtre de ſa mere, ou lorſque cette tête eſt ſéparée du corps & qu'elle eſt reſtée dans la matrice. A l'égard de tous les autres accouchemens, on les terminera facilement avec la main ſeule, en ſuivant tout ce que j'enſeigne, à ce ſujet, dans ce Livre ; excepté l'accouchement où il ſe trouve des défauts de conformation dans l'eſpace que forment les os du baſſin de l'hypogaſtre de la femme ; car, en ce cas, il n'eſt pas poſſible de ſauver la vie à l'enfant, que par l'opération céſarienne.

L'inſtrument avec lequel je peux ſauver la vie d'une femme & celle de ſon enfant, & qui eſt celui que j'ai fait annoncer dans le Journal de Verdun, du mois d'Avril 1741, eſt une tenette en double cuillier A, des piéces de laquelle je donne ici la figure, & en enſeigne l'uſage.

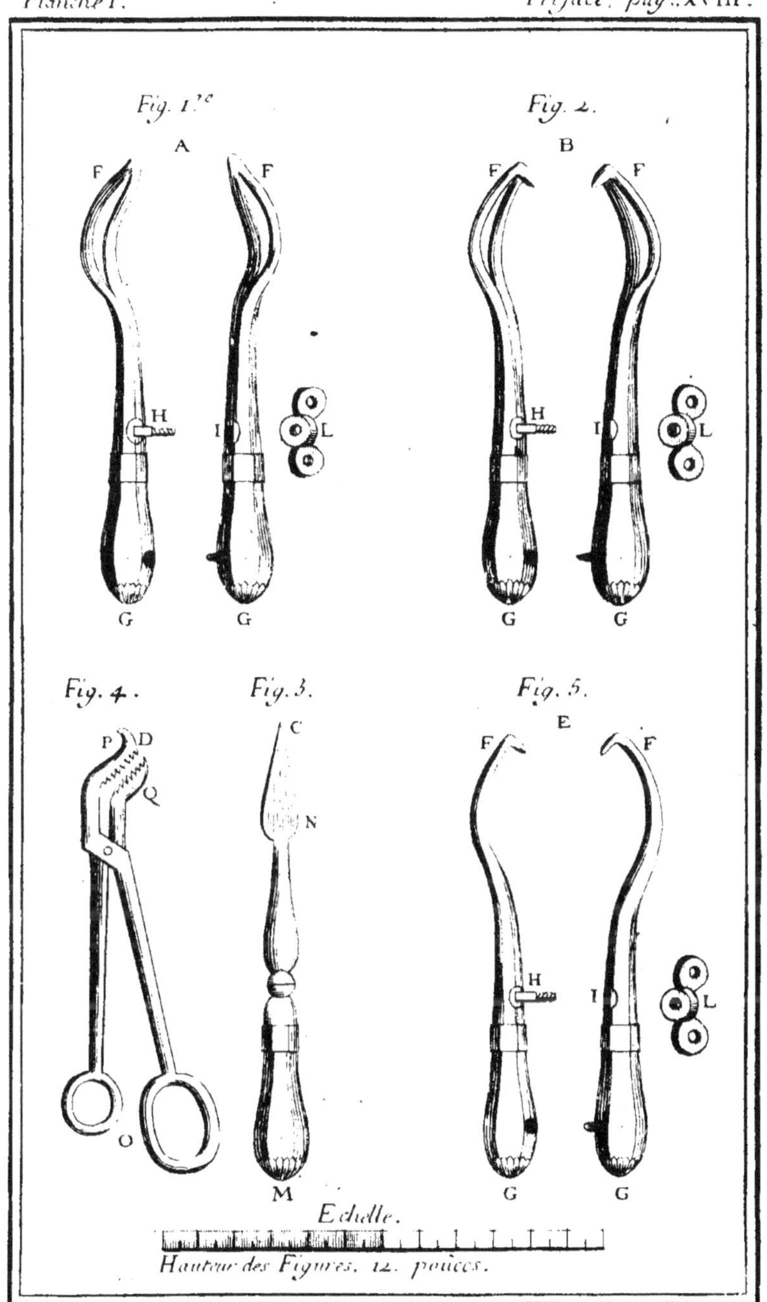
Fig. 1.re
A
F F
H
I L
G G
Fig. 2.
B
F F
H
I L
G G
Fig. 4.
P D
Q
O
O
Fig. 3.
C
N
M
Fig. 5.
E
F F
H
I L
G G
Echelle.
Hauteur des Figures. 12. pouces.

EXPLICATION DE LA PREMIÈRE PLANCHE.

Inftrumens pour terminer les Accouchemens laborieux.

Figure 1.

A. La Tenette en cuillier.

F F. Les parties de la Tenette, qu'il faut introduire dans le Vagin, le long des côtés de la Tête de l'Enfant, entre elle & la Matrice : G G. Les Manches de la Tenette, à l'un defquels il y a un petit tenon, & à l'autre un trou, pour les affujettir vis-à-vis l'un de l'autre : H. Un Tenon à viz, qui eft adhérent à une des Branches de la Tenette : I. Un Trou, qui traverfe l'autre Branche de la Tenette, pour recevoir le Tenon à viz de la premiere Branche, après que les extrémités en cuillier de la Tenette, font introduites dans le Vagin, & qu'elles embraffent les côtés de la Tête de l'Enfant : L. L'Ecrou du Tenon à viz, pour fervir à ferrer les Branches de la Tenette, l'une contre l'autre, autant & auffi peu qu'il eft néceffaire.

Figure 2.

B. La Tenette à crochet, que l'on introduit dans le Vagin de la même maniere que la Tenette en cuillier, mais pour d'autres cas.

Figure 3.

C. Un Perce-Crâne.

M. Le Manche de cet Inftrument : N. La Lame pointuë du Perce-Crâne, qu'il faut conduire fur la Tête d'un Enfant mort & enclavé, pour y faire une ouverture.

Figure 4.

D. La Tenette à conducteur.

O. Les Anneaux des Branches de cette Tenette : P. Le Bec ou le Conducteur de la Tenette, ou fa partie qui doit entrer dans le Crâne de l'Enfant : Q. La partie de la Tenette qui doit embraffer les tégumens & l'os de la Tête de l'Enfant.

Figure 5.

E. Deux Crochets, qu'on peut introduire dans le Vagin d'une Femme, pour en tirer un Enfant mort.

Pour fe fervir de cette tenette, il faut premiérement éxaminer de quelle nature eft l'enclavûre de la tête de l'enfant ; c'eft-à-dire, fi fa face eft du côté des os *pubis*, ou de l'os *facrum* de fa mere ; ou bien fi elle fe préfente, une oreille du côté de l'os *facrum* de fa mere, & l'autre vers fon *pubis* ; & cela, par rapport aux fituations dans lefquelles il faut mettre la malade, pour opérer : Par exemple, fi la tête de l'enfant fe préfente ayant la face, foit du côté des os *pubis*, ou du côté de l'os *facrum*, il faut faire coucher la malade, le dos fur le travers d'un lit un peu élevé, de maniere qu'elle ait la tête & le haut du corps plus abbaiffés que les feffes, qu'elle ait les genoux élevés, les cuiffes très-écartées, & les talons contre les feffes : Et, lorfqu'elle eft tenue ferme dans

cette fituation, il faut que l'Accoucheur profite de l'effort d'une
douleur de la malade, pour introduire les deux parties de fa tenette
en cuillier A, aux deux côtés de
la tête de l'enfant, entre elle & la
matrice, de la maniere fuivante :

Il importe peu par quel côté on
commence cette introduction ; on
doit feulement obferver, que fi
l'on commence par le côté gauche
du vagin, il faut paffer un doigt
de la main droite entre l'orifice de
la matrice & la tête de l'enfant,
pour frayer le chemin à la pointe
F d'une des parties de la tenette,
dont on tiendra le manche G, avec
la main gauche, pour l'introduire ;
en obfervant encore, dans l'introduction, d'incliner un peu ce manche G, du côté de la partie interne de la cuiffe droite de la malade, & de le relever du côté de la

gauche , à-mefure que la pointe F
coule dans la matrice , le long du
côté de la tête de l'enfant. L'introduction de l'autre partie de la tenette , fe fait de la même maniere
au côté droit ; & lorfque les parties de cet inftrument font introduites , il faut les joindre enfemble
par les manches G G , & introduire le tenon à viz H , dans le
trou I , & les tenir enfuite jointes
enfemble avec l'écrou L. Enfin , la
tête de l'enfant étant ainfi embraf-
fée par ces deux parties de la tenette jointes enfemble , il faut qu'à
la premiere douleur fuivante , l'Accoucheur commande à fa malade
de pouffer fortement en-bas , pendant qu'il tirera l'enfant dehors ;
puis il lâchera l'écrou , pour lui
dégager la tête de dedans cet inftrument.

Mais fi la tête de l'enfant eft enclavée de telle forte, qu'une oreille fe trouve du côté des os *pubis* de la mere, & l'autre oreille du côté de fon os *facrum*, il faut que l'Accoucheur faffe mettre un matelas, ou une paillaffe, fur le plancher de l'endroit où l'opération doit fe faire, & qu'il faffe placer la malade deffus, d'une maniere qu'elle y foit fur fes genoux, & la tête très-baffe & appuyée fur fes coudes, pour avoir la liberté d'introduire premiérement la pointe **F** d'une des parties de la tenette en cuillier **A**, du côté de l'os *pubis* de la malade, entre la matrice & la tête de l'enfant; & l'autre partie, du côté du fiége : & l'Opérateur doit obferver, comme je viens de l'enfeigner, qu'il faut toujours qu'un doigt d'une main ferve de conducteur à la partie de tenette, qu'il introduit de l'autre.

Les Inftrumens dont je me fers, pour fauver la vie de la mere, & qui peuvent quelquefois favorifer l'enfant à recevoir le Baptême, font de trois fortes.

La premiere eft une tenette B, auffi en cuillier, dont l'extrémité de chaque partie F F, eft garnie d'une efpece de pied de biche en crochet. On doit s'en fervir, lorfqu'après avoir dégagé les pieds, le corps, & les épaules d'un enfant qui vient au monde les pieds devant, fa tête donne de la peine à la faire venir. Cette tenette s'introduit, comme la précédente, aux deux côtés de la tête de l'enfant, en obfervant les mêmes précautions. La différence qu'il y a entre ces deux tenettes, confifte en ce que cette derniere ne peut point agir, fans faire deux petites playes aux tégumens de la tête de l'enfant, qui ne l'empêchent pas cependant de vivre, s'il n'a pas été précédemment affoibli par la violence & la longueur du travail.

La feconde forte de ces Inftrumens n'eft pas de même ; car on ne peut la mettre en ufage, que l'enfant ne périffe : Auffi ne doit-on point s'en fervir, à-moins que l'on ait des marques de la mort de l'enfant au paffage, que l'ufage de la tenette en cuillier A, & de celle qui eft garnie de pied de biche B, n'ait pas de lieu, & que d'ailleurs la malade ne foit dans un danger évident de perdre la vie.

Ces Inftrumens font au nombre de deux ; un perce-crâne C, & une tenette à condu&teur D. Pour s'en fervir, il faut mettre la malade dans la premiere des fituations que j'ai enfeignée ci-deffus ; enfuite on introduira la main gauche dans le vagin, jufques contre la tête de

l'enfant , pour fervir non-feulement de conducteur à ces inftrumens, mais auffi pour ranger l'orifice de la matrice , de-peur qu'il
ne reçoive quelque bleffure dans
l'opération. Le premier de ces inftrumens qu'on doit faire agir, eft
le perce-crâne C, qu'il faut prendre par le manche M, avec la main
droite , pour en porter la lame
pointue N, au moyen de la main
gauche, fur la tête de l'enfant, pour
y faire une ouverture fuffifante à
permettre au bec fupérieur P de la
tenette D, d'entrer dans le crâne
de l'enfant : enfuite on retirera le
perce-crâne C du vagin de la malade ; & l'on prendra la tenette D,
par les anneaux O, pour en conduire le bec fupérieur P, dans l'ouverture qui a été faite au crâne de
l'enfant ; & l'on fera couler le bec
inférieur Q de cet inftrument, fur

les tégumens de cette même tête,
dans un de ſes endroits les plus
fermes, pour qu'en ſerrant avec
force les branches de la tenette D,
l'une contre l'autre, dans le tems
d'une douleur, on puiſſe tirer l'enfant tout entier hors de la matrice.

Enfin, la troiſiéme ſorte de mes
inſtrumens, conſiſte en deux crochets E. Mais, avant que d'expliquer la maniere dont je m'en ſers,
je dois faire remarquer que la figure que je leur donne, empêche qu'il
n'arrive des accidens ſemblables à
ceux qui ſont occaſionnés par les
crochets dont les anciens Auteurs
nous ont laiſſé de ſi dangereux modèles ; car avec ces mauvais inſtrumens, il leur a été toujours impoſſible de porter leur pointe juſqu'à la
nuque du col d'un enfant (comme
ils nous l'ont laiſſé par écrit) ſans
bleſſer la mere, & la mettre dans

un état à périr avec fon enfant ; ce qui ne peut point arriver avec les miens : Je paffe à la maniere d'en faire ufage.

Il importe péu par lequel de ces inftrumens on commence l'introduction ; car il en faut abfolument deux pour bien faire l'extraction de la tête d'un enfant , foit qu'elle fe trouve enclavée dans le détroit des os du paffage, ou qu'elle foit féparée du corps & reftée dans la matrice. Mais il faut que le doigt d'une main, ferve de conducteur à la pointe F de ce crochet, qui doit couler, de côté, jufqu'à la bafe de la tête de l'enfant, pendant que fon manche G, eft tenu de l'autre main, d'une maniere que quand on fait l'introduction de la pointe F, le manche de cet inftrument G foit élevé du côté du ventre de la malade , afin de lui faire faire un demi-tour, en le conduifant par-deffus le *pubis*, pour le faire aller vers la cuiffe oppofée au côté où l'on a fait l'introduction; & cela, afin que la pointe F de ce crochet, entre dans la bafe du crâne de l'enfant. On doit prendre les mêmes précautions, pour introduire l'autre crochet dans le vagin, du côté oppofé.

Ces deux crochets étant ainfi introduits, il faut les joindre par leurs manches, (comme les tenettes en cuillier dont nous avons parlé ci-deffus) avec leur tenon à viz H, & leur écrou L, pour, d'un feul coup, faire l'entiére extraction de l'enfant, dans le tems de l'effort d'une des douleurs de la mere. On conçoit aifément qu'il eft impoffible de bleffer une femme, dans l'ufage de pareils crochets; puifque leur pointe ne peut jamais réfléchir contre les parties de la matrice. Voilà la méthode de se servir avantageusement des inſtrumens que j'ai inventés, & que je communique de bon cœur au Public.

Dans le neuviéme Chapitre, je fais connoître ce qu'il faut faire à une femme nouvellement accouchée, ſoit dans un accouchement naturel, ou difficile, ou contre-nature. Je fais obſerver qu'il ne ſuffit pas qu'une femme ſoit bien accouchée, pour la regarder comme hors de danger : car il peut lui arriver quantité d'accidens conſidérables, auſſi-tôt que l'enfant eſt ſorti de la matrice, & même pendant tout le cours de la couche ; comme la rupture du cordon ombilical de l'enfant, & l'arriere-faix reſté dans la matrice ; des pertes-de-ſang ; des lochies d'une mauvai-

se qualité, ou qui se suppriment;
des tranchées & des coliques; le
renversement de la matrice; des
contusions & des déchiremens aux
parties du vagin; la chûte de l'a-
nus; les hernies ventrales; l'inflammation de la matrice; des convulsions; des vapeurs & des suffocations; des hémorrhoïdes au siége;
l'inflammation aux mammelles,
qui est souvent suivie d'abscès; &
les enflûres œdémateuses qui surviennent aux cuisses & aux jambes.

Le dixiéme Chapitre renferme
ce qu'il faut faire à un enfant, après
qu'il est né, & qu'on lui a lié &
coupé le cordon ombilical: Il s'agit
donc alors d'examiner, s'il n'y a
point de parties de son corps qui
ayent souffert, au passage, dans le
tems de l'accouchement, sur-tout
lorsque le travail a été contre-na-

ture; c'eſt-à-dire, ſi l'enfant n'a point les os du crâne dérangés de leur niveau; s'il n'a pas les bras ou les jambes rompus, ou diſloqués; & ſi, dans le tems de ſa formation, la nature n'a pas varié dans ſes opérations; ſçavoir, s'il n'eſt point venu au monde avec des doigts ſurnuméraires, ou collés enſemble, ou avec d'autres difformités & défauts de conformation.

Enfin, je termine mon Livre par l'onziéme Chapitre, qui traite des qualités requiſes à une bonne nourrice, & de celles que doit avoir un lait propre à bien nourrir un enfant.

Je ſouhaite, de tout mon cœur, que mes ſoins puiſſent engager les perſonnes qui voudront travailler aux accouchemens, à étudier, & à ſe mettre entiérement au fait d'une opération, qui doit être regar-

dée comme une des plus impor-
tantes d'entre toutes celles qui fe
pratiquent fur le corps humain ; &
cela , afin que ces mêmes perfonnes
fe trouvent en état de contribuer ,
avec fûreté , au foulagement des
femmes , dans les travaux & dans
les peines douloureufes de l'accouchement , aufquelles elles ont le
malheur d'être fujettes depuis le
commencement du monde.

L E

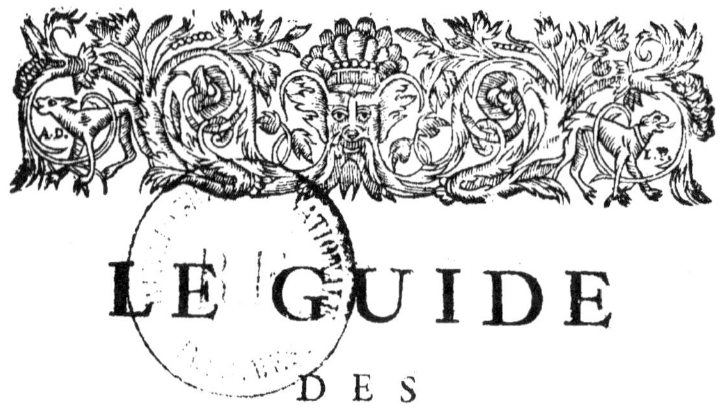

LE GUIDE

DES

ACCOUCHEURS.

CHAPITRE PREMIER.

Des Accouchemens en général.

Dem. QU'EST-CE qu'un accouchement ?

Rép. C'est la sortie d'un enfant, de la membrane qui contient ses eaux, de son placenta, & de son cordon ombilical, hors de la matrice d'une femme grosse.

Ce que c'est qu'un accouchement.

D. Sous quel genre d'opérations de Chirurgie faut-il mettre celle de l'accouchement ?

R. Il faut la mettre sous celui de l'Exérèse ; parce que si dans les accouchemens on tire des enfans vivans de la matrice, on en tire aussi très-souvent

L'opération de l'accouchement doit être mise

A

de morts, qui doivent être regardés comme des corps étrangers retenus dans cette partie.

D. Comment faut-il divifer les accouchemens en général?

R. Il faut les divifer en naturels, en difficiles, & en contre nature.

D. Quels font les accouchemens que l'on doit appeller *naturels* ?

R. Ce font tous ceux où l'enfant vient au monde au terme de neuf mois, fans prefque d'autre fecours que celui de la nature, & où le miniftere des Accoucheurs, ou des Sages-femmes, n'eft que peu ou point utile, fi ce n'eft pour recevoir l'enfant lorfqu'une femme accouche, le délivrer enfuite de fon arriere-faix, lier & couper le cordon ombilical, vifiter l'enfant après qu'il eft né, pour voir s'il n'a point de vice de conformation qui demande quelque remede; le faire emmailloter comme il doit être, accommoder enfuite la mere, & la coucher dans fon lit de repos.

D. Quels font les accouchemens qui doivent être nommés *difficiles* ?

R. Ce font ceux où il fe rencontre des caufes qui s'oppofent à la difpofition qu'a la nature de finir fon ouvrage, & qui rendent l'accouchement long à terminer.

D. Quels font les accouchemens *con-tre nature* ?

R. Ce font tous ceux où les femmes ne peuvent être délivrées de leur enfant que par des fecours étrangers, foit d'une habile Sage-femme, ou d'un Accoucheur experimenté.

ARTICLE I.er.

Des qualités d'un Accoucheur.

D. QUelles font les qualités que doit avoir un Accoucheur ?

R. Elles font fix : 1°. Il doit être intelligent, non fujet au vin, & d'un efprit tranquille. 2°. Il doit avoir de la modeftie & de la difcrétion. 3°. Il faut qu'il ait un afpect gracieux & beaucoup de douceur envers fes malades, particulierement dans le tems qu'il fait fes opérations. 4°. Il doit être adroit de la main. 5°. Il doit avoir beaucoup de charité envers les pauvres. 6°. Il doit bien poffeder la théorie de fa profeffion.

D. Pourquoi un Accoucheur doit-il être intelligent, non fujet au vin, & d'un efprit tranquille ?

R. C'eft parce qu'il arrive fouvent dans les accouchemens, des cas fur lefquels il faut beaucoup réfléchir avant que de mettre la main à l'ouvrage, comme, par exemple, quand il s'agit d'accoucher une femme dans une perte de fang; attendu qu'il fe rencontre pour lors tant de circonftances à obferver, qu'un Accoucheur qui ne raffembleroit pas pour lors fon bon fens, ou qui, étant plein de vin, iroit travailler fans réfléxion, ne manqueroit pas de mettre les femmes fur lefquelles il opéreroit, dans des états à y perdre la vie ; puifqu'il doit obferver qu'il ne faut pas toujours accoucher les femmes qui fe trouvent attaquées de ces fortes de pertes. Enfin, les lumieres & l'intelligence d'un Accoucheur doivent aller jufqu'au point de connoître fi un accouchement fera ou heureux, ou laborieux, foit pour la malade, foit pour fon enfant.

D. Pourquoi un Accoucheur doit-il avoir de la modeftie & de la difcrétion?

Un Accoucheur doit être modefte & difcret.

R. C'eft parce qu'il fe trouve très-fouvent dans des occafions où l'honneur & la réputation des familles lui eft confiée ; ainfi s'il manquoit de ces belles qualités, il feroit très-fouvent la caufe du renverfement de ce qui fait la concordance de la fociété humaine.

D. Que faut-il entendre par l'afpect gracieux & la douceur que doit avoir un Accoucheur ?

R. Il faut entendre qu'il n'approche des femmes pour lesquelles il est appellé, qu'avec un air de propreté & de douceur ; & ne fasse pas, au contraire, comme ces charlatans , qui se présentent d'abord devant elles avec une figure mal-propre & bourrue , & avec un appareil d'instrumens capable de leur imprimer, & aux assistans, de la terreur jusques dans le fond de l'ame. Enfin, par la douceur des Accoucheurs , on doit encore entendre qu'ils ne doivent point précipiter le travail des femmes qui veulent accoucher ; puisque, le plus souvent , la nature est la maîtresse du moment de l'accouchement , & que lorsque l'on agit d'une autre maniere, on tue impunément les meres, & les enfans, qui sont ainsi privés de la grace que leur auroit procuré le Saint Baptême ; ce qui n'est pas sans exemple.

D. Pourquoi un Accoucheur doit-il être adroit de la main ?

R. C'est parce qu'il arrive très-souvent dans les accouchemens, des occasions où l'adresse de sa main lui est plus nécessaire que la force ; comme, par exemple, lorsqu'il s'agit de changer la situation non naturelle dans laquelle un enfant se présente quelquefois au passage, c'est à-dire, quand il faut le tirer

Un Accoucheur doit avoir l'aspect gracieux.

Un Accoucheur doit avoir la main adroite.

par les pieds hors du ventre de sa mere, lorsqu'il préfente au paffage toute au-tre partie que la tête.

D. Pourquoi faut-il qu'un Accoucheur foit doüé d'une grande charité envers les pauvres?

R. C'eft parce que cette vertu doit être inféparable de fon état : auffi ne doit-il jamais, autant qui lui eft poffible, refufer aux pauvres femmes les fecours dont il peut être capable; fans faire comme ces charlatans, qui forcent ces malheureufes de fe priver de tout leur néceffaire, pour les payer plus qu'elles ne peuvent, & même par avance : attendu que ce procedé n'eft certainement point du caractere d'un véritable Chretien.

D. En quoi doit confifter la théorie d'un parfait Accoucheur?

R. Elle doit confifter dans la connoiffance des os qui compofent le baffin de l'hypogaftre des femmes; dans celle de leur matrice, & de toutes fes parties; & connoître, par l'attouchement, les différentes fituations de fon orifice interne, foit pendant la groffeffe, ou lors des accouchemens. Il doit auffi fçavoir tirer les différences & le prognoftic jufte des accouchemens. Il doit encore connoître toutes les maladies qui attaquent

EXPLICATION DE LA IIe. PLANCHE.

Les Os du Baſſin de l'Hypogaſtre, joints enſemble.

A. La partie ſupérieure de l'Os *Sacrum*, à laquelle s'articule la derniere Vertèbre des Lombes.

B. Le *Coccyx*.

C C. La partie moyenne & interne de l'Os des Iles, ou les parties latérales du Baſſin de l'Hypogaſtre.

DD. Les parties poſtérieures de ce Baſſin.

E E E. Les Os *Pubis*, qui forment les parties antérieures du Baſſin.

F. La partie interne & inférieure de l'Os des Iles gauche.

G G. Les Os *Iſchion*, ou les Os d'Aſſiette.

H H. Les deux Trous Ovalaires des Os *Iſchion*.

I I. Les deux Cavités Cotyloïdes des Os Innominés, dans chacune deſquelles s'emboëte l'Os de chaque Cuiſſe.

L L. L'eſpace que forment entr'eux l'Os *Sacrum*, le *Coccyx*, & les Os Innominés.

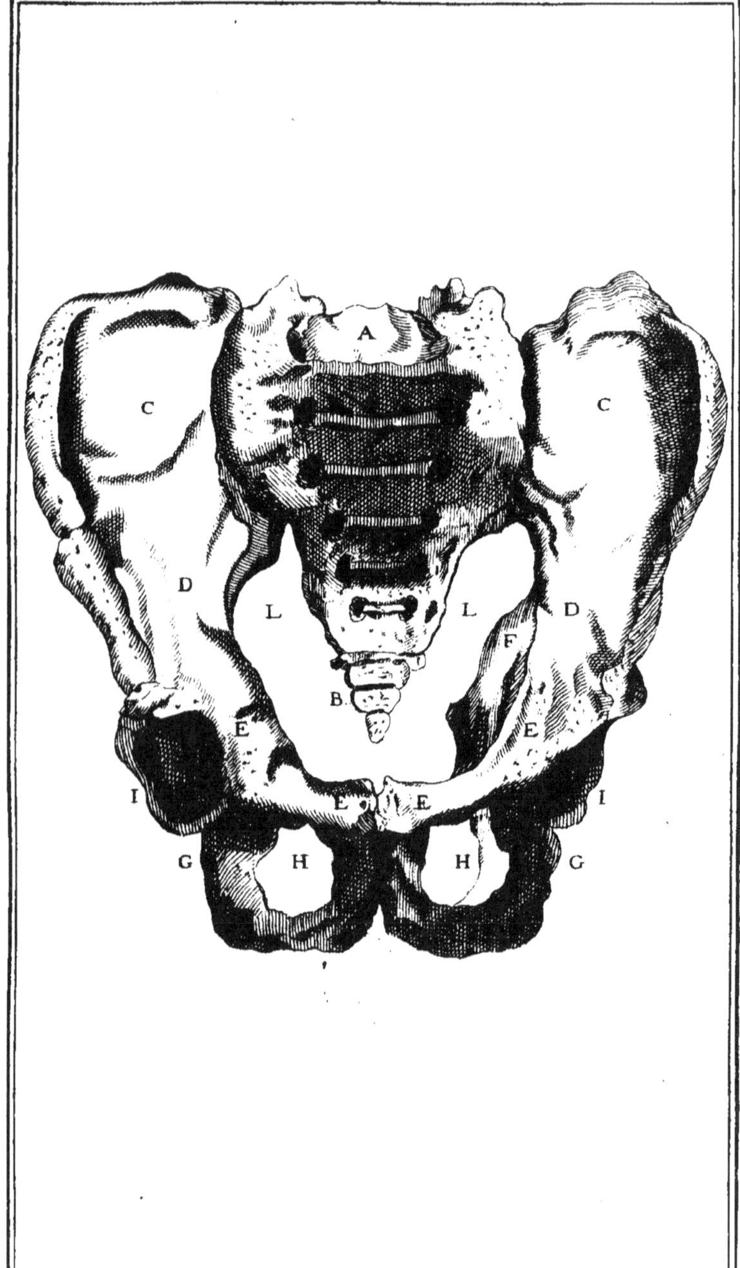
A
C
C
D
L
L
D
F
B
E
E
I
E E E
I
G
H
H
G

le plus souvent les femmes. Enfin, il doit sçavoir ce qui convient faire aux femmes grosses, avant, pendant, & après leur accouchement.

D. Pourquoi un Accoucheur doit-il avoir toutes ces connoissances?

R. C'est parce qu'elles le rendent plus sûr & plus certain de la réüssite de ses opérations : de plus, elles le mettent en état de prévenir ou d'arrêter les progrès des accidens qui peuvent interrompre le succès de ces mêmes opérations.

Article II.

Des Os du Bassin de l'Hypogastre des femmes.

D. Quels sont les os qui concourent à former le bassin de l'hypogastre des femmes?

R. Ce sont les dernieres vertebres des lombes, l'os *sacrum*, le coccyx, & les os innominés.

Les os qui forment le bassin de l'hypogastre des femmes.

D. Ces os ne servent-ils qu'à donner la forme à la cavité de ce bassin?

R. Ils servent aussi à former un espace entr'eux, qui contient le col de la matrice, celui de la vessie urinaire, & l'intestin *rectum*; lequel espace, par sa figure & grandeur, permet la sortie d'un en-

Usage général de ces os,

fant, hors de la matrice de fa mere, lors des accouchemens.

Des Vertebres des Lombes.

D. Qu'eſt-ce que les vertebres des lombes?

Ce que c'eſt que les vertebres des lombes.

R. Ce ſont cinq os, d'une figure aſſez irréguliere, qui forment la partie inférieure de la colomne oſſeuſe de l'épine dorſale, & la ſupérieure du baſſin de l'hypogaſtre; qui ſont compoſés chacun d'un corps; applatis de leur partie ſupérieure à l'inférieure; arrondis & unis par leur partie antérieure; & inégaux par la poſtérieure, à cauſe de leurs apophyſes obliques, tranſverſes & épineuſes qui s'y rencontrent.

D. Que faut-il entendre par le terme d'*apophyſes* ?

Ce que c'eſt qu'une apophyſe.

R. Il faut entendre des éminences qui s'élevent ſur la ſuperficie des os, avec leſquels elles ne font qu'une même continuité & un même corps.

D. Comment les vertebres des lombes ſont-elles jointes enſemble ?

La jonction des vertebres des lombes.

R. Elles ſont jointes enſemble, & avec l'os *ſacrum*, par le moyen de cartilages épais & ſouples, & de ligamens aſſez libres, pour permettre au corps humain de ſe courber en avant, en arriere, & ſur les côtés, ſuivant ſa volonté.

D. Que faut-il entendre par un cartilage?

R. Il faut entendre une partie blanche, souple, obéissante, & la plus dure du corps humain, après les os.

D. Quels sont les usages des cartilages?

R. On peut leur en attribuer trois: 1°. d'empêcher que les os ne se blessent dans le frayement qu'ils sont obligés mutuellement de faire, principalement ceux des bras & des jambes: 2°. de joindre les os ensemble, comme le corps des vertebres des lombes, dont nous venons de parler: 3°. Enfin, de contribuer à la formation de plusieurs parties du corps humain, comme du nez, des oreilles, des paupieres, &c.

D. Qu'est-ce qu'un ligament?

R. C'est une partie d'une substance blanche & solide, cependant plus molle que le cartilage, mais plus dure que les membranes.

D. Quel est l'usage des ligamens?

R. Leur usage est de lier, comme feroit une corde, tous les os du corps humain, & les conserver joints & unis ensemble, afin qu'ils ne sortent point de leur place naturelle.

De l'Os Sacrum.

D Qu'eſt-ce que l'os *ſacrum* ?

Ce que c'ſt que l'os ſa- crum.

R. C'eſt un gros os , dont la figure eſt preſque triangulaire , ſitué au-deſ-ſous des vertebres des lombes, à la par-tie poſtérieure du baſſin de l'hypogaſtre.

D. Quelles ſont les jonctions de cet os ?

Les jonc-tions de cet os.

R. Elles ſont de deux manieres ; ſça-voir, par une eſpece de charniere, avec les apophyſes obliques de la derniere vertebre des lombes ; & par une ſym-phyſe cartilagineuſe , avec le corps de cette même vertebre, le coccyx, & les os innominés.

D. Qu'y a-t-il à remarquer à l'os *ſa-crum* ?

Ce qu'il y a à remar-quer à l'os ſacrum.

R. Deux faces ; une interne & anté-rieure, qui eſt cave & unie ; & une ex-terne & poſtérieure, qui eſt convexe & très-inégale ; auſquelles il ſe rencon-tre huit trous à chacune , qui ſont plus grands à l'antérieure qu'à la poſté-rieure, par où ſortent des nerfs conſi-dérables, qui vont ſe diſtribuer à la ma-trice & à ſes parties, & dans les muſcles des cuiſſes & des jambes. C'eſt la preſſion que fait à ces organes la groſſeur de la tête d'un enfant qui vient au monde, qui occaſionne les douleurs de crampe qui arrivent dans ces extrémités aux femmes, lors de leur accouchement : il faut encore remarquer que cet os étant regardé par une de ſes parties latérales, ne repréſente point une ligne perpendiculaire droite, de ſa partie ſupérieure à ſon inférieure ; au contraire, on ne lui remarque qu'une figure en forme de croiſſant, puiſque ſes parties ſupérieure & inférieure s'avancent vers la partie antérieure du baſſin de l'hypogaſtre, & ſa partie moyenne ſe porte vers la partie poſtérieure de cette région. Enfin, on remarque que cet os ſe peut ſéparer en cinq parties dans les enfans ; mais les cartilages qui uniſſent ces parties enſemble, venant à ſe deſſécher, ils s'oſſifient avec le tems, pour ne former plus qu'un ſeul os, tel que nous le voyons dans les perſonnes adultes.

D. Quels ſont les uſages de l'os *ſacrum?*

R. Ils ſont trois : 1°. il ſert de fondement aux os qui compoſent l'épine dorſale : 2°. il aide à contenir les parties renfermées dans le baſſin de l'hypogaſtre, en concourant à leur former une place proportionnée à leur grandeur, pour les défendre contre ce qui pourroit leur être nuiſible : 3°. enfin, il donne articulation au coccyx & aux os innominés.

Du Coccyx.

D. Qu'eſt-ce que le coccyx?

Ce que c'eſt que le coccyx.

R. C'eſt un corps compoſé de trois ou quatre petits os, ſitués à la partie inférieure de l'os *ſacrum* ; leſquels joints enſemble repréſentent la figure du bec d'un coucou.

D. Quelle eſt la jonction des os qui compoſent le coccyx?

La jonction de ces os.

R. Elle eſt entr'eux & avec l'os *ſacrum*, par des cartilages & par des ligamens ſouples & très-obéïſſans : ce qui met cette partie dans un état de pouvoir être reculée facilement en arriere, lors des accouchemens, tant naturels, que difficiles, & contre nature.

D. Qu'y a-t-il à remarquer au coccyx?

Ce qu'il y a à remarquer au coccyx.

R. Deux faces comme à l'os *ſacrum* : une interne antérieure, qui eſt concave & unie ; & une poſtérieure, qui eſt convexe & inégale.

D. Quel eſt l'uſage du coccyx?

Les uſages de cette partie oſſeuſe.

R. Son uſage eſt d'aider à former une portion de la partie inférieure du baſſin de l'hypogaſtre.

Des Os Innominés.

D. Qu'eſt-ce que les os innominés?

Ce que c'eſt que les os innominés.

R. Ce ſont deux grands os, qui ſont ſitués aux parties latérales du baſſin de l'hypogaftre , & qui en font la plus grande partie.

D. Chacun de ces os eft-il d'une feule piece ?

R. Oui, dans les perfonnes adultes ; mais dans les jeunes enfans, on peut les féparer chacun en trois parties : fçavoir, en fupérieure , que l'on appelle l'*os des iles* ; en moyenne & antérieure , nommée l'*os pubis* ; & en inferieure & un peu poftérieure, que l'on nomme l'*ifchion*, ou l'*os du fiége*.

Ces os font de plufieurs piéces.

D. Quelle eft la jonction de ces os ?

R. Elle eft entr'eux & avec l'os *facrum*, par des fymphyfes cartilagineufes.

La jonction des os innominés.

D. Que faut-il obferver touchant la jonction des parties qui compofent les os innominés entr'eux, & avec l'os *facrum* ?

R. Il faut obferver que les cartilages qui uniffent l'os des iles , le pubis, & l'ifchion entr'eux, s'offifient de bonne heure, pour ne former plus qu'une feule piece, fans laiffer aucun veftige de leur divifion : & qu'il n'en eft pas de même de ceux qui uniffent les os des iles à l'os *facrum*, & les os pubis entr'eux, par leur partie antérieure ; puifque, quoiqu'ils ne faffent de même, en apparence, qu'un feul corps, ils ne laiffent pas moins un veftige de divifion dans les femmes adultes les plus avancées en âge : c'eft ce qui

Ce qu'il faut obferver touchant ces os.

a fait croire à quelques Anatomistes, que les os pubis s'écartoient l'un de l'autre, à l'endroit de leur union, pour faciliter la fortie des enfans lors des accouchemens.

On n'a pas eu grande peine à détruire cette erreur ; puifqu'en examinant l'épaiffeur des parties qui compofent les os innominés, on trouve qu'ils ne peuvent point avoir aucun mouvement de reffort : ainfi il feroit impoffible que les os pubis s'écartaffent l'un de l'autre, fans caufer une disjonction des os des iles d'avec l'os *facrum* ; ce qui eftropieroit indubitablement toutes les femmes qui fe trouveroient dans l'état d'accoucher. Il faut donc par conféquent penfer qu'une femme accouche fans l'aide de ce prétendu écartement, puifque l'Auteur de la nature a compofé l'orifice de la matrice, le vagin, & l'affemblage folide des os, dont nous venons de parler, dans une difpofition à permettre la fortie d'un enfant du ventre de fa mere, & l'on peut foutenir, que fi un Accoucheur tire de l'aifance, en opérant, du côté de quelqu'un de ces os, ce ne peut être qu'en reculant le coccyx en arriere.

D. Que remarque-t-on en général à chaque os innominé ?

R. On remarque qu'ils font caves &

unis en-dedans, & convexes & inégaux par-dehors, à caufe des apophyfes qui forment la cavité cotyloïde, dans laquelle s'emboëte l'os de chaque cuiffe. Enfin, on y remarque un grand trou ovale, dont on ne peut affurer le veritable ufage, qui eft fitué à la partie inférieure & un peu antérieure de ces os.

D. Quel eft l'ufage des os innominés ?

R. Leur ufage eft de former les parties latérales & antérieures du baffin de l'hypogaftre, & de donner articulation aux os des cuiffes.

D. Quelle figure l'efpace que les os du baffin de l'hypogaftre forment entre eux, doit-il avoir naturellement ?

R. Elle doit être ronde & un peu ovale, de fa partie antérieure à la poftérieure.

D. La grandeur de cet efpace fe trouve-t-elle toujours égale, eu égard aux différentes tailles des femmes ?

R. Non ; parce qu'on remarque , le plus fouvent, qu'une petite femme aura ce paffage plus ample, qu'une autre qui fera d'une taille plus avantageufe.

D. Ne peut-il pas arriver naturellement des difformités dans l'efpace des os du baffin de l'hypogaftre des femmes?

R. Oui : il peut arriver que la partie fupérieure interne de l'os *facrum*, & la

difformités naturelles dans la fi-gure que doit avoir cet espa-ce.

derniere vertebre des lombes, se portent trop antérieurement, & forment une espece de montagne interne, qui dérange entierement la figure que doit avoir ce passage : il arrive aussi quelquefois que les os pubis, qui doivent naturellement former une arcade ronde, sont trop applatis ; ou les os ischion se trouvent trop approchés l'un de l'autre par leur partie inférieure ; ou le coccyx enfin se trouve si recourbé en-devant, que sa pointe fait entierement face aux os pubis : on doit regarder toutes ces difformités osseuses comme autant de causes essentielles des accouchemens difficiles & laborieux.

ARTICLE III.

De la Matrice & de ses parties.

D. **Q**Uelles sont les parties qui se trouvent dans la composition, tant du col que du corps de la matrice des femmes ?

Parties de la Matrice, & quelles elles sont.

R. Elles sont de deux sortes : les unes se démontrent d'elles-mêmes & sans dissection, telles que sont celles de la partie honteuse, ou l'entrée du vagin ; & les autres ne se peuvent démontrer que par la dissection, comme le

corps

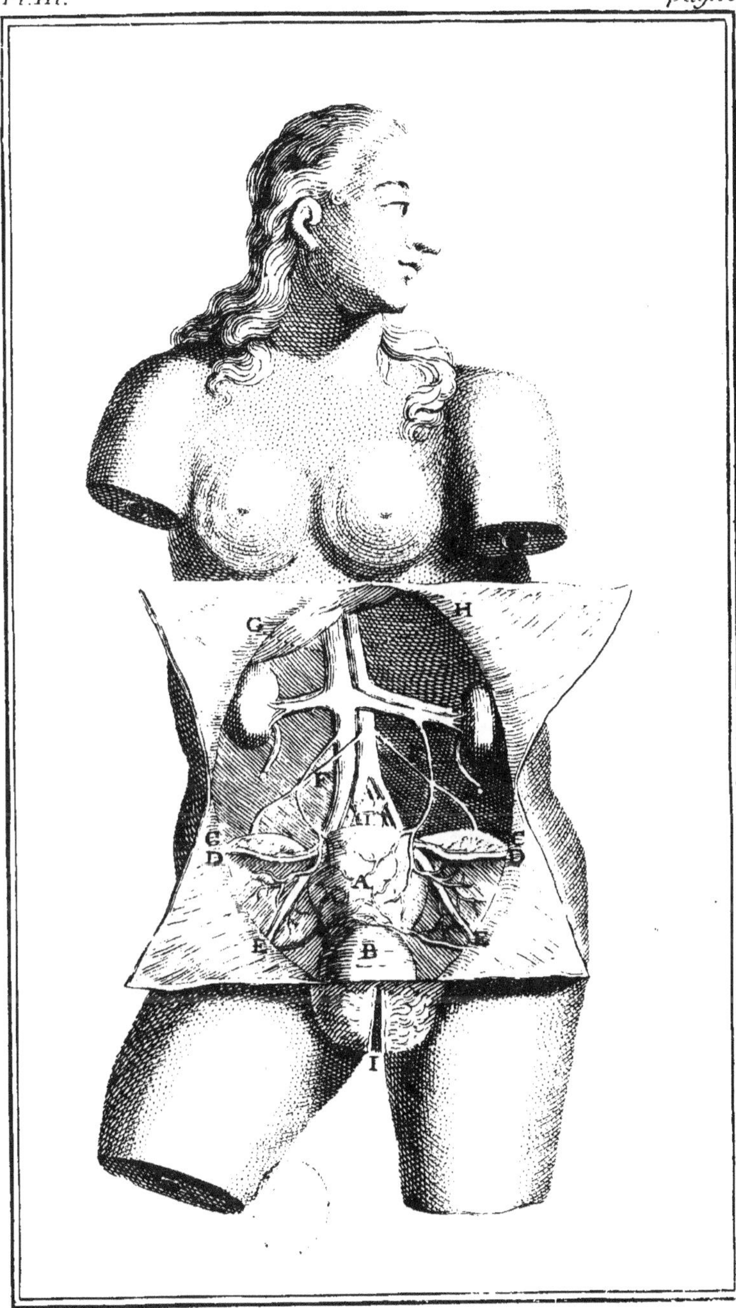
G
H
F
A
C
D
C
D
A
E
E
B
I

EXPLICATION DE LA IIIᵉ. PLANCHE.

A. La Matrice dans fa fituation naturelle.
B. La Veffie Urinaire.
CC. Les Ovaires.
D D. Les Trompes de *Falloppe*.
E E. Les Ligamens de la Matrice.
F F. Les Vaiffeaux Spermatiques.
G. Le Tronc de la Veine-Cave.
H. Le Tronc de l'Aorte.
I. La Partie Honteufe de la Femme.

corps de la matrice, fon orifice, fes vaiffeaux, fes trompes, fes ligamens, & fes ovaires.

D. Eft-il neceffaire qu'un Accoucheur ait une parfaite connoiffance de toutes ces parties?

R. Oui; parce qu'elle le met plus en état, comme on l'a déja obfervé, de faire fes opérations avec plus de fûreté, & de remédier aux différentes indifpofitions dont ces mêmes parties peuvent être attaquées. Enfin, par cette connoiffance, il peut rendre un rapport fûr & plus fidele, tant des bleffures, que des maladies qui peuvent arriver à ces parties, & ce dans des termes fans équivoque.

Des parties de l'Orifice du Vagin.

D. Quelles font les parties qui fe trouvent dans l'étendue de l'orifice du vagin des femmes?

R. Ce font le penil, le mont de Venus, les deux grandes lévres, les nymphes, le clitoris & fon prépuce, & les caroncules myrtiformes.

D. Qu'eft-ce que le penil?

R. C'eft la partie fupérieure de la partie honteufe de la femme, autrement ce couffin graiffeux qui lui recouvre les os pubis.

B

D. Qu'eſt-ce que le mont de Venus ?

R. C'eſt proprement la partie ſupérieure ou le commencement des deux grandes lévres de la partie honteuſe de la femme.

D. Qu'eſt-ce que les grandes lévres de l'orifice du vagin des femmes ?

R. Ce ſont deux parties qui forment les parties latérales & les bords de cet orifice, qui deſcendent, chacune de leur coté, du mont de Vénus au périné.

D. Qu'eſt-ce que le périné des femmes ?

R. C'eſt cette partie qui ſe trouve entre l'orifice du vagin & le trou de l'anus : cette partie s'appelle auſſi la *fourchette*.

D. Qu'eſt-ce que les nymphes des femmes ?

R. Ce ſont deux productions de la peau redoublée & interne de l'orifice de leur vagin, qui ſont d'une figure triangulaire & d'une couleur rouge, & ſituées l'une à droite & l'autre à gauche. C'eſt la jonction de la partie ſupérieure de ces deux petits corps, qui forme ce que l'on appelle le *prepuce du clitoris*.

D. Quel eſt l'uſage des nymphes des femmes ?

R. Leur uſage eſt de ſervir à conduire plus proprement les urines de la ſortie

D.
Ce que
c'eſt que le
mont de
Venus.

B. B.
Ce que
c'eſt que les
grandes lé-
vres du va-
gin des
femmes.

G. G.
Ce que
c'eſt que le
périné des
femmes.

E. E.
Ce que
c'eſt que les
nymphes.

Uſages de
ces parties.

de l'uréthre hors de la partie honteufe : elles fervent auffi à la dilatation de l'orifice du vagin lors des accouchemens.

D. Qu'eft-ce que le clitoris ?

R. C'eft un corps affez femblable, en compofition, à la verge de l'homme ; dont l'extrémité antérieure a la figure de celle du gland, excepté qu'elle n'eft point percée. La fituation de ce petit corps eft à la partie fupérieure & interne de la partie honteufe de la femme.

D. Qu'y a-t-il à remarquer au-deffous du clitoris ?

R. Une petite ouverture ovale, qui eft le commencement de l'uréthre ou du conduit de l'urine, dont l'extrémité qui fe termine à la veffie, eft environnée d'un petit cercle membraneux, qui a l'ufage de retenir ou lâcher l'urine, felon la volonté de la femme.

D. Qu'eft-ce que les caroncules myrtiformes ?

R. Ce font quatre petites éminences d'une fubftance comme charnue, dont la figure eft affez femblable à celle des feuilles du myrte, fituées à l'entrée du vagin : c'eft dans la figure intégrante de ces petites parties, que l'on a placé le fiége de la virginité des filles ; parce que ces petits corps s'effacent en partie par le fréquent ufage du coït.

C.
Le clitoris
ce que c'eft.

F.
L'urétre
des fem-
mes, ce
que c'eft.

I. I. I. I.
Ce que
c'eft que les
caroncules
myrtifor-
mes.

B ij

D. Quel eſt l'uſage de ces caroncules?

L'uſage de ces parties.

R. Leur uſage véritable eſt de ſervir, comme les nymphes, à la dilatation de l'orifice du vagin, puiſqu'elles s'effacent entierement aux femmes qui ont eu pluſieurs enfans.

Du Vagin.

D. Qu'eſt-ce que le vagin des. femmes?

o.
Ce que c'eſt que le vagin des femmes.

R. C'eſt un conduit qui contient tout l'eſpace qui ſe trouve entre leur partie honteuſe & l'orifice de leur matrice, & qui eſt ſitué dans le canal oſſeux du baſſin de l'hypogaſtre, entre la veſſie urinaire & le boyau *rectum.*

D. Quelle eſt la ſubſtance du vagin?

Quelle eſt la ſubſtance de ce conduit.

R. Elle eſt de deux membranes, dont l'interne eſt toute nerveuſe, & remplie de rides ſpirales, qui ſont très-grandes dans les filles vierges, plus petites dans les femmes, & qui s'effacent dans celles qui ont eu pluſieurs enfans, par la grande extenſion que ſouffre ce conduit lors de leur accouchement. Et l'externe eſt un compoſé de fibres muſculaires, qui, lorſque l'occaſion le requiert, ſe dilate, s'allonge, & ſe racourcit. On trouve dans l'intervalle de ces deux tuniques, le long de ce conduit, des glandes qui ſéparent du ſang qui leur eſt apporté, une liqueur

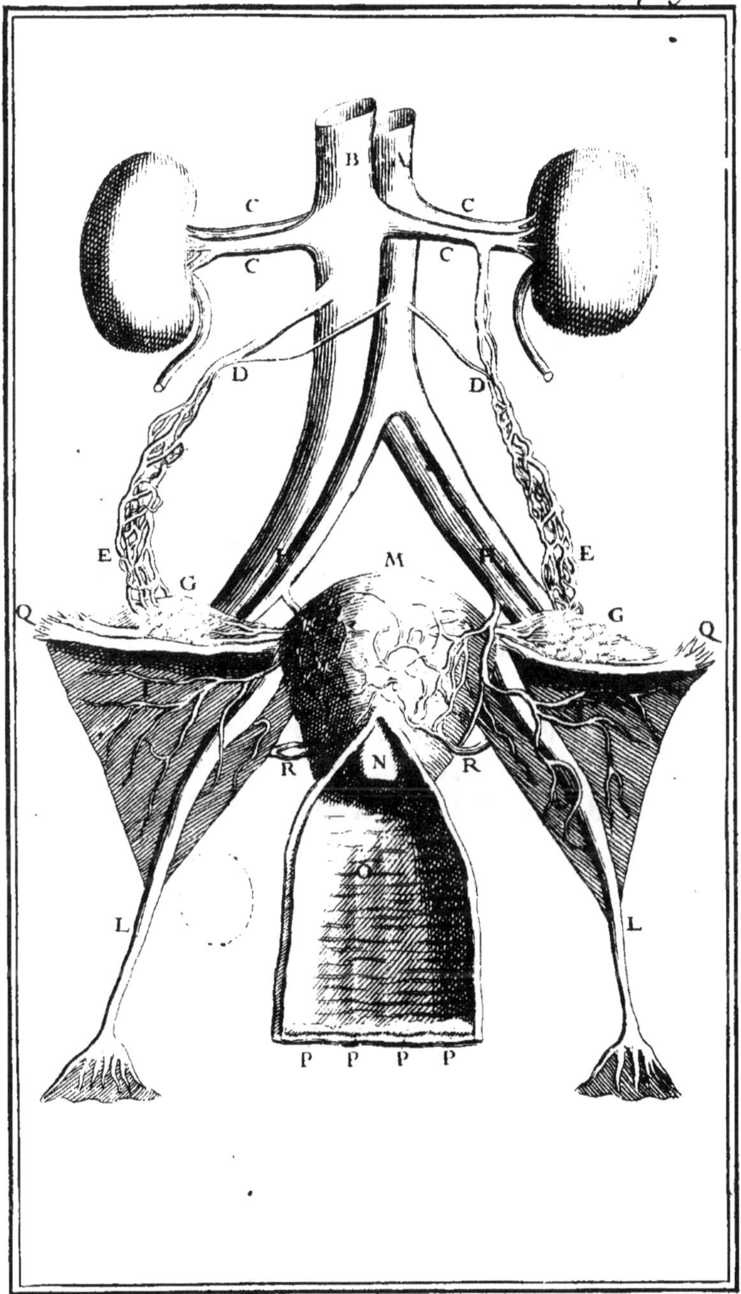
B
C
C
C
C
D
D
E
E
G
M
G
Q
Q
R
N
R
L
L
P P P P

EXPLICATION DE LA Ve PLANCHE.

A. L'Aorte defcendante.

B. La Veine-Cave afcendante ou inférieure.

CCCC. Les Artères & les Veines Emulgentes.

D D. Les Artères & les Veines Spermatiques.

E E. Branches des Vaiffeaux Spermatiques, qui vont aux Ovaires, &c. & qui en reviennent.

G G. Les Ovaires.

H H. Les Artères & les Veines Iliaques.

I I. Les Ligamens Larges de la Matrice.

L L. Les Ligamens Ronds de la Matrice.

M. Le Fond de la Matrice.

N. Le Col & l'Orifice de la Matrice.

O. Le Vagin ouvert.

P PP P. Les Caroncules Myrtiformes.

Q Q. Les Trompes de *Falloppe*.

R R. Les Vaiffeaux Hypogaftriques.

gluante & oléagineuse, que les anciens Anatomistes appelloient la *semence de la femme*, qu'elles versent dans ce canal, pour l'humecter, dans le tems des approches amoureuses. Les principales de ces glandes forment aussi un corps autour du col de la vessie urinaire, que les Anatomistes appellent les *prostates des femmes*.

D. Quels sont les vaisseaux du vagin & des prostates des femmes?

R. Ce sont des nerfs qui viennent de l'intercostal & des paires antérieures de l'os *sacrum*; des arteres qui naissent des hypogastriques & des hémorrhoïdales; & des veines qui vont s'insérer à des veines du même nom.

Vaisseaux du vagin des femmes.

D. Quels sont les usages du vagin des femmes?

R. Ses usages sont d'être un des principaux instrumens de la génération pour l'acte du coït; & de donner passage aux menstrues, au fœtus, à l'arriere-faix, & aux lochies, lors des accouchemens.

Usages du vagin.

Du corps de la Matrice.

D. Que doit-on considérer à la matrice des femmes?

R. On doit y considérer sa figure, sa situation, sa composition, son orifice, sa

Ce qu'il faut considérer à la matrice.

cavité, ſes vaiſſeaux, ſes ovaires, ſes trompes, & ſes ligamens.

D. Quelle eſt la ſituation de la matrice ?

R. Elle eſt dans la cavité du baſſin de l'hypogaſtre, à l'extrémité poſtérieure du vagin.

D. Quelle eſt la figure de la matrice?

R. Elle eſt aſſez ſemblable à une poire un peu applatie par ſes parties antérieure & poſtérieure. Lorſqu'une femme n'eſt pas groſſe, cette partie n'a pas plus de trois à quatre travers de doigt de longueur, depuis ſon orifice juſqu'à ſa cavité, qui peut contenir dans cet état une groſſe amande : à l'égard de ſa largeur, elle eſt d'environ deux à trois pouces ; mais quand une femme devient groſſe, cette partie change bien de figure & de dimenſions, puiſqu'elle s'étend par ſon fond, juſqu'au point de contenir & ſouffrir l'augmentation d'un ou de pluſieurs enfans juſqu'au tems de l'accouchement, avec leur arriere-faix & la quantité du liquide qui s'y rencontre ordinairement.

D. Quelle eſt la compoſition ou ſubſtance de la matrice ?

R. C'eſt un compoſé de fibres charnues, qui ſont entrelaſſées en maniere de tiſſu, & rangées en pluſieurs plans qui

ont différentes directions, pour en faciliter l'extension dans le tems de la groffeffe, & la contraction dans l'expulfion
de ce qui peut y être contenu : il faut encore obferver que les efpaces de ces fibres font remplis de membranes min-
ces & très-déliées, qui forment un nombre infini de petites cellules, couvertes
d'une grande quantité de vaiffeaux fanguins, lefquels y font mille différens re-
plis, & fe terminent à une infinité de
glandes qui s'y rencontrent.

D. Qu'eft-ce que l'orifice de la matrice ?

R. Ce n'eft que le commencement
d'un conduit qui fe continue jufques
dans la cavité de ce vifcere ; joint à la
partie poftérieure du vagin, à l'endroit
duquel il forme une petite éminence,
dont la figure eft affez femblable à celle
du mufeau d'un petit chien nouveau-né,
ce que l'on connoît facilement lorfqu'on
le touche avec le doigt.

D. Que doit-on obferver à cet orifice ?

R. On doit obferver qu'il eft percé
tranfverfalement, & que cette ouverture
eft plus ou moins grande, fuivant les
états des filles & des femmes : puifqu'il
fe trouve plus petit dans les filles vierges, que dans les femmes & dans celles

qui font nouvellement accouchées. On doit auffi obferver que cet orifice eft naturellement ridé du côté du fond de la matrice; & que dans l'interftice de ces rides, il s'y trouve plufieurs petits conduits qui y déchargent une liqueur mucilagineufe, pour humecter cette partie dans le tems du coït, & dans celui de l'écoulement des menftrues. On peut probablement croire que le fiége des fleurs-blanches eft dans le centre de ces petites glandes, d'où elles s'écoulent par les petits conduits qui y prennent origine : on peut auffi penfer que la fureur uterine n'a point d'autre caufe que l'âcreté de cette même liqueur.

D. Quelle eft la fubftance de l'orifice de la matrice ?

R. Elle eft de-même membraneufe; auffi eft-il capable d'une dilatation affez confidérable pour permettre la fortie d'un enfant par fon ouverture ; c'eft cette partie, qui forme par fa dilatation, ce que l'on appelle vulgairement le *couronnement des enfans*, lorfqu'ils préfentent leur tête au paffage pour venir au monde.

D. Que doit-on entendre par le fond de la matrice ?

R. Il faut entendre cette cavité qui fe continue depuis fon orifice jufqu'au centre de son corps, dans laquelle se passe & s'opere le mystere de la génération & l'accroissement du *fœtus*.

D. Qu'y a-t-il à remarquer au corps de la matrice?

R. Ses faces; sçavoir une externe, qui est polie & égale, excepté aux endroits où se terminent ses trompes, & d'où naissent ses ligamens ronds; & une interne, qui est remplie de beaucoup de porosités, & où il se rencontre une infinité de nerfs qui lui viennent du nerf intercostal & des paires antérieures de l'os *sacrum*, & de vaisseaux sanguins qui sont des branches des spermatiques & des hypogastriques.

Des Vaisseaux Spermatiques.

D. Quels sont les vaisseaux spermatiques des femmes?

R. Ce sont deux arteres & deux veines, comme dans l'homme.

D. D'où les arteres spermatiques des femmes prennent-elles leur origine, & où vont-elles se distribuer?

R. Elles prennent leur origine de l'aorte descendante, une à droite, & l'autre à gauche; ensuite elles descendent, chacune de leur côté, le long & par-dessus les muscles psoas, dans la duplicature du péritoine, pour aller porter leurs rameaux & le sang qui y est contenu, une partie à chacune des cellules qui composent les ovaires, & l'autre tant au fond qu'au col de la matrice.

D. D'où les veines spermatiques des femmes prennent-elles leur origine, & où vont-elles se terminer?

R. Elles prennent leur origine des mêmes endroits où les arteres spermatiques se terminent ; & ce par un nombre considérable de petits vaisseaux capillaires, qui s'étant chargés du superflu du sang apporté à ces parties par les arteres dont nous venons de parler, s'anastomosent les uns avec les autres pour en former de plus gros, qui se réünissent encore ensemble , pour former deux troncs de veines, qui vont, en montant le long & par-dessus les muscles psoas, dans la duplicature du péritoine, se terminer, le droit au tronc de la veine-cave ascendante, & le gauche à la veine émulgente.

Des Ovaires des femmes.

D. Qu'est-ce que les ovaires des femmes ?

G.G.
Ce que
c'est que les
ovaires des
femmes.

R. Ce sont deux corps formés par des amas de vésicules, qui ont chacune une membrane particuliere, outre celle qui leur eſt commune, & qui ſont rangées les unes près des autres en forme de grapes de raiſin.

D. Quelle eſt la ſituation des ovaires des femmes?

R. Elle eſt dans le baſſin de leur hypogaſtre, à l'extrémité d'une partie des vaiſſeaux ſpermatiques, & aux deux côtés de la matrice, dont ils ne ſont éloignés que d'environ deux grands travers de doigt ; ils ſont attachés au péritoine, chacun par une de ſes productions, que les Anatomiſtes appellent *aîles de chauve-ſouris.*

D. Quels ſont les vaiſſeaux propres des ovaires des femmes?

R. Ce ſont des nerfs qui leur viennent de l'intercoſtal & des paires antérieures de l'os *ſacrum* ; à l'égard de leurs arteres & de leurs veines, ce ſont des branches des vaiſſeaux ſpermatiques.

Des Trompes de la Matrice.

D. Qu'eſt-ce que les trompes de la matrice des femmes?

R. Ce ſont deux canaux d'une ſubſtance en partie charnue, & en partie membraneuſe, qui naiſſent des côtés du fond de la matrice, par une production groſſe comme une plume à écrire, & qui s'élargiſſent par leur extrémité oppoſée à leur origine.

D. Quels font les vaisseaux des trompes de la matrice des femmes?

Vaisseaux propres des trompes.

R. Ce font des nerfs qui leur viennent des paires antérieures de l'os *facrum*; des arteres qui naiffent des fpermatiques; & des veines qui vont fe terminer à des veines du même nom.

D. Qu'y a-t-il à remarquer aux trompes des femmes?

Ce qu'il y a à remarquer aux trompes.

R. Il y a remarquer que leur extrémité fe termine en maniere de frange, par plufieurs productions membraneufes; c'eft ce qui a porté les Anatomiftes à lui donner le nom de *partie déchirée.*

D. Quel eft l'ufage de ces trompes?

L'ufage de ces conduits.

R. Leur ufage eft de recevoir l'œuf partant des ovaires, après qu'il a reçû l'impreffion des efprits féminaux de l'homme, & de le conduire par leur cavité dans celle de la matrice.

D. Cet ufage eft-il bien reconnu?

R. Oui, & ce fentiment eft foutenu par des faits qui empêchent d'en douter; puifqu'il eft arrivé que de ces œufs féconds n'ayant pû defcendre par les trompes jufques dans la cavité de la matrice, & ayant refté arrêtés dans ces conduits, les enfans y ont pris accroiffement, comme s'ils avoient été renfermés dans la matrice.

Des Ligamens de la Matrice.

D. Combien les Anatomistes reconnoissent-ils de ligamens à la matrice des femmes?

R. Ils en reconnoissent quatre; deux larges, & deux ronds.

D. Qu'est-ce que les ligamens larges?

R. Ce sont deux productions du péritoine, qui prennent origine de la région des lombes, & qui s'inserent aux parties latérales de la matrice.

D. Quels sont les usages de ces ligamens?

R. Ils sont trois : 1°. ils affermissent la matrice dans sa situation : 2°. ils soutiennent & conduisent les vaisseaux qui vont & viennent à ce viscere : 3°. ils aident à affermir les ovaires dans leur situation. Ce sont les extensions de ces ligamens, qui causent les grandes douleurs que les femmes ressentent dans la région des lombes, lorsqu'elles sont malades pour accoucher.

D. Qu'est-ce que les ligamens ronds de la matrice?

R. Ce sont deux corps ronds & nerveux qui prennent leur origine des côtés du fond de la matrice; lesquels, après avoir passé par les anneaux inférieurs des aponeuroses des muscles du bas-ventre, vont fe terminer, en forme d'une patte d'oye, dans les mufcles & dans la peau de la partie fupérieure & antérieure interne de chaque cuiffe.

D. Quel eft l'ufage des ligamens ronds de la matrice?

Ufage des ligamens ronds.

R. Leur ufage eft d'empêcher que la matrice ne monte trop haut dans le tems de la groffeffe. Ce font les extenfions de ces ligamens, qui caufent les douleurs que les femmes groffes reffentent dans les aînes & dans le haut des cuiffes, lorfqu'elles demeurent trop long-tems fur les genoux.

D. Suffit-il à un Accoucheur de fçavoir ce que c'eft que la matrice, fa compofition, fa fituation, & fes parties, pour pratiquer méthodiquement l'opération des accouchemens?

Ce que doit encore fçavoir un Accoucheur, touchant la matrice.

R. Non, cela ne fuffit pas ; parce qu'il faut qu'il fçache encore, 1°. que la dilatation dont elle eft capable, ne fe fait point, qu'en petite partie, depuis les endroits où elle eft adhérente au corps de la veffie urinaire & au *rectum*, jufqu'à l'endroit où fes ligamens prennent leur origine ; mais bien dans toute fa partie antérieure & fupérieure, que l'on appelle fon *fond.* 2°. Il faut auffi qu'il foit prévenu que, quoique cette partie de la matrice s'étende jufqu'au point de con-

EXPLICATION DE LA VIe PLANCHE.

L'état de la Matrice pendant la Grossesse.

A A A A. Le Corps de la Matrice, qui est plus étendu à l'endroit de son fond, que vers son col.

B. Dilatation de l'Orifice de la Matrice, lors de l'Accouchement.

C C. Le Vagin ouvert dans toute sa longueur.

D D. Les Trompes de la Matrice.

E E. Ses Ligamens Ronds.

F F. Les Ovaires.

G G. Les Vaisseaux Spermatiques, & leur distribution aux Ovaires, &c.

H H. Les Reins.

I I. Les Ligamens Larges de la Matrice.

L. L'Aorte descendante.

M. La Veine-Cave ascendante ou inférieure.

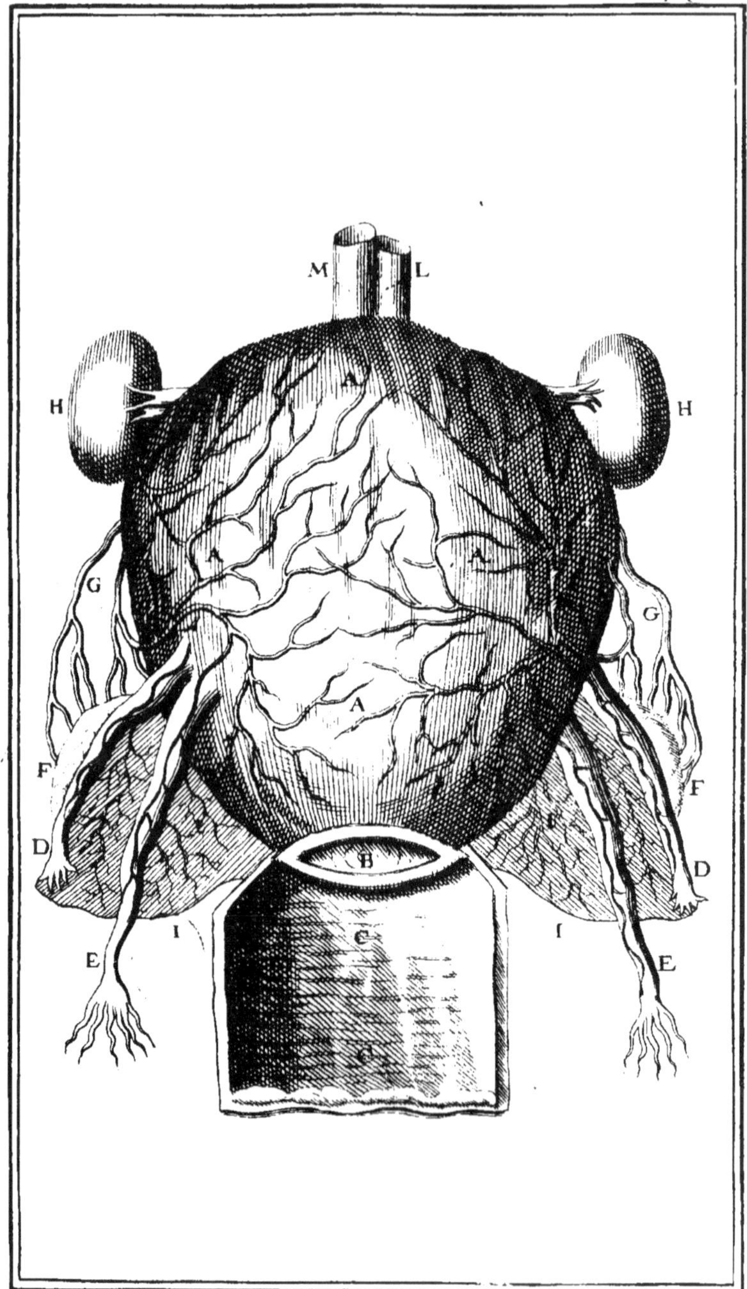
M
L
H
H
A
G
G
A
F
F
D
D
B
C
I
I
E
E

tenir plusieurs enfans avec leur arriere-
faix & leurs eaux, elle ne perd nullement de son épaisseur. Enfin, il faut
qu'il observe que la matrice, dans le
tems de son extension, peut prendre
plusieurs situations obliques ; puisque
son fond se porte quelquefois trop en
devant, d'autres fois en arriere, & d'autres fois entierement sur les cotés dans
les lombes : parce que la connoissance
de toutes ces situations obliques de la
matrice est absolument nécessaire pour
terminer avec sûreté les accouchemens
longs, difficiles & laborieux.

D. Comment se peut-il faire que le
fond de la matrice ne perde point de
son épaisseur pendant tout le tems de
la grossesse, vû que cette partie doit s'é-
tendre jusqu'à l'état d'y contenir un ou
plusieurs enfans, leur placenta, & leurs
eaux ?

R. Cela se peut ainsi. Il n'y a qu'à se
représenter que cette même partie n'est
qu'un composé de fibres & de vaisseaux,
qui ne sont que des capillaires, & dont
la liqueur qui y circule n'est point sensible avant la grossesse ; mais qu'aussi-tôt
qu'une femme devient grosse d'enfant,
ces mêmes vaisseaux capillaires venant
à s'allonger, se trouvent en-même-tems
remplis & gonflés si considérablement

de la liqueur qui y abonde, tant pour la nourriture du *fœtus*, que pour son accroissement, qu'ils obligent les autres parties qui les environnent, de s'écarter les unes des autres, & de leur donner la liberté de contenir cette liqueur & d'en faciliter la libre circulation : & voilà la raison pourquoi le fond de la matrice ne perd point de son épaisseur pendant tout le tems de la grossesse. Il étoit necessaire même que cela fût de cette maniere, afin que cette partie eût assez de force pour se contracter dans le tems qu'elle veut se décharger lors de l'accouchement. Ainsi tout le changement qui arrive à la matrice pendant la grossesse, c'est qu'elle n'est point si solide qu'avant son extension ; attendu qu'elle ne tire son épaisseur que de l'affluence d'une quantité de liquides, qui n'ont pas la solidité des fibres charnues.

D. Qu'est-ce qui peut occasionner les situations obliques que la matrice peut prendre dans le tems de la grossesse ?

R. Ce ne peut être que la grande extension de son fond sans perdre de son épaisseur, qui la rendant d'un poids très-considérable, fait que, pour peu qu'une femme soit accoutumée à se contraindre dans ses habits, ou à se coucher ordinairement plus sur un côté que sur l'autre,

tre,

tre, ou continuellement fur le dos, le fond de la matrice fe portera vers ces mêmes endroits, & quittera fa fituation naturelle, tandis que les inteftins fe logeront dans le vuide que cette partie leur procurera : d'ailleurs, comme fon extenfion ne fe fait que par fon fond, & que fon diametre devient deux fois plus confidérable au-deffus de fes ligamens, que depuis ces parties jufqu'à fon orifice, joint au liquide contenu dans fes vaiffeaux, à la pefanteur du placenta, & à l'enfant qui y eft contenu, il n'eft point étonnant que ces changemens de fituation arrivent.

D. Comment fe peut-il faire que la matrice puiffe prendre des fituations obliques, puifqu'elle eft attachée par fon col à la veffie urinaire & au boyau *rectum*, & par fon fond à des ligamens?

R. Pour comprendre comme cela fe fait, il faut obferver trois chofes : 1°. qu'à mefure qu'elle s'étend, fon fond monte très-haut pour l'ordinaire, & que fon grand volume empêche qu'elle puiffe être contenue dans la cavité du baffin de l'hypogaftre : 2°. qu'étant d'une figure ovale & femblable à une poire, fa partie fupérieure, qui eft fon fond, & la plus ample, quoiqu'attachée à des ligamens, devient plus pefante que l'in-

férieure : 3°. que cette maſſe, qui n'eſt
attachée pour lors que par le bas, pour
ainſi dire, par des ligamens d'une ſubſtance membraneuſe, dont le propre eſt
d'être ſuſceptible d'une dilatation des
plus conſidérables, peut facilement ba-
lancer & s'incliner d'un & d'autre côté;
d'autant plus que le *rectu n* & la veſſie
urinaire, où ſon orifice eſt contigu, ſont
auſſi des parties membraneuſes, très-
molles, & incapables d'empêcher la matrice, dans l'état de la groſſeſſe, de s'incliner du côté qu'elle trouve de la place,
& cela ſuivant, comme nous l'avons dit,
que la femme ſe gêne dans ſes habits, ou
qu'elle ſe couche le plus ordinairement.

ARTICLE IV.
De l'Attouchement.

D. **Q**Ue faut-il entendre par le terme de *toucher une femme*, eu
égard aux accouchemens ?

Ce que c'eſt que l'attouche-ment, eu é-gard aux accouche-mens.

R. Il faut entendre l'introduction
d'un ou de deux doigts d'un Accoucheur,
dans le vagin d'une femme groſſe, ou
qui croit l'être, pour lui toucher l'o-
rifice de la matrice, aux fins d'en reconnoître la figure, & toute autre choſe, qu'il ne peut découvrir que par ce
moyen.

D. Quelles font les chofes que l'Ac-toucheur peut connoître par cette ef-pece d'attouchement des femmes?

R. Elles font au nombre de dix : 1°. Si elles font véritablement groffes : 2°. Si le tems de leur accouchement eft proche, ou éloigné : 3°. Si les douleurs qu'elles reffentent, font des douleurs véritables pour accoucher : 4°. Lorfqu'elles font en travail, fi l'accouchement fera aifé, ou non : 5°. Si le détroit du paffage, eu égard aux os du baffin de l'hypogaftre, eft dans une figure réguliere, & d'une grandeur capable de permettre la fortie d'un enfant : 6°. Si la matrice eft dans une fituation droite, ou oblique : 7°. Si l'enfant eft bien ou mal fitué : 8°. Ce qu'il faut faire pour le foulagement de la me-re & de l'enfant : 9°. Si les eaux, dans lef-quelles nage l'enfant, fe préfentent fa-vorablement au paffage : 10°. Enfin s'il faut temporifer, ou avancer l'accouche-ment.

Toutes ces chofes fe trouveront juf-tifiées par la fuite, chacune dans leur propre lieu.

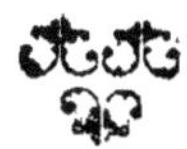

ARTICLE V.

Des différences des Accouchemens.

Les diffé-
rences des
accouche-
mens se ti-
rent de
deux cho-
ses.

D. D'Où doit-on tirer les différences des accouchemens en général?

R. De deux choses : de la nature même des accouchemens ; & des accidens qui les accompagnent , ou qui les suivent.

D. En quoi les accouchemens different-ils entr'eux ?

R. Ils different en ce que les uns sont naturels, & se terminent très-aisément ; & les autres très-difficiles, laborieux, & contre nature.

D. Pourquoi doit-on tirer les différences des accouchemens , des accidens qui les accompagnent, ou qui les suivent ?

R. C'est parce qu'il y en a qui sont accompagnés ou suivis de pertes de sang considérables ; d'autres accompagnés de grandes foiblesses ; d'autres occasionnés par des fiévres aigues ; & d'autres enfin qui sont souvent suivis de la mort, soit de la mere, soit de l'enfant, ou même de tous les deux ensemble.

ARTICLE VI.

Du Prognostic des Accouchemens.

D. D'Où un Accoucheur doit-il tirer
son prognostic dans les accouchemens en général ?

R. Il doit le tirer de huit choses; sçavoir, de la nature même des accouchemens; de la situation de la matrice; de
celle de l'enfant ; de l'âge & du tempérament des femmes; de la figure dans
laquelle se présentent les eaux de l'enfant ; de la figure de l'espace que forment entr'eux les os du bassin de l'hypogastre ; des douleurs de l'accouchement; & des accidens qui accompagnent
ou suivent les accouchemens.

D. Pourquoi un Accoucheur doit-il
tirer son prognostic de la nature même
des accouchemens?

R. C'est parce que s'il peut promettre
quelques bonnes suites des accouchemens naturels & aisés , il doit, au contraire, tout craindre pour les meres &
pour les enfans dans les accouchemens
difficiles & contre nature.

D. Pourquoi un Accoucheur doit-il
avoir égard à la situation de la matrice,

dans le prognoftic qu'il fait des accouchemens ?

R. C'eft parce que s'il peut promettre
un accouchement facile, lorfque la matrice eft dans une fituation droite, il ne
peut, au contraire, prédire qu'un accouchement long & difficile, lorfque cette
partie eft dans quelque fituation oblique.

*De la fi-
tuation de
la matrice.*

D. Pourquoi un Accoucheur doit-il
avoir égard à la fituation dans laquelle
un enfant fe préfente au paffage, pour
tirer fon prognoftic jufte d'un accouchement ?

R. C'eft parce que s'il peut affurer les
affiftans d'un accouchement heureux,
lorfque par l'attouchement il reconnoît
que l'enfant n'a point la tête trop groffe,
& qu'il a préfenté le fommet en ligne
droite, vis-à-vis l'efpace des os du baffin, il ne peut promettre, au contraire,
qu'un accouchement contre nature,
lorfque l'enfant préfente au paffage toute autre partie que la tête, ou lorfqu'il
y préfente cette partie dans une mauvaife fituation.

*De la fitua-
tion dans
laquelle
l'enfant fe
préfente au
paffage.*

D. Pourquoi un Accoucheur doit-il
obferver l'âge & le tempérament des
femmes, dans le prognoftic qu'il fait des
accouchemens.

R. C'eft parce qu'il peut faire efpérer
un accouchement plus heureux, lorf-

*De l'âge &
du tempé-*

qu'une femme est jeune & robuste, que quand elle est avancée en âge, & qu'elle se trouve d'ailleurs d'une constitution foible & languissante.

D. Pourquoi un Accoucheur doit-il avoir égard à la figure dans laquelle les eaux de l'enfant se présentent au passage, dans le prognostic qu'il peut faire des accouchemens?

R. C'est qu'il peut promettre un accouchement heureux, & assurer que l'enfant se présente favorablement, lorsqu'il rencontre, par l'attouchement de son doigt, des eaux étendues en largeur & leur membrane applatie; au contraire, si les membranes qui contiennent ces eaux, forment une espece de poche allongée dans l'ouverture de l'orifice de la matrice, & dans le vagin, il ne peut promettre qu'un accouchement laborieux & contre nature, & assurer, avec certitude, que l'enfant est dans une mauvaise situation.

D. Pourquoi un Accoucheur doit-il tirer son prognostic, dans les accouchemens, de la figure de l'espace que forment les os du bassin de l'hypogastre?

R. C'est parce que la régularité & la grandeur suffisante de cet espace doit lui donner une bonne idée du succès de son opération: au contraire, s'il se rencontre de la difformité dans l'étendue de ce détroit, il doit afsurer que l'opération fera fatale pour l'enfant, puifqu'il pourra bien y perdre la vie.

D. Pourquoi un Accoucheur doit-il avoir égard à la nature des douleurs des femmes en travail, pour tirer un prognoftic des accouchemens?

De la nature des douleurs de la malade.

R. C'eft parce que ce font ces douleurs qui lui montrent de quelle nature fera l'accouchement. Par éxemple, fi elles font expulfives, & que l'orifice de la matrice refte toujours dilaté dans leurs intervalles, il peut afsurer un accouchement prompt; mais fi, au contraire, les douleurs ne tendent point à l'évacuation de ce qui eft dans la matrice, & que fon orifice fe refserre à la fin de chacune, il ne pourra promettre qu'un accouchement long & difficile.

D. Pourquoi enfin un Accoucheur doit-il avoir égard aux accidens qui accompagnent les accouchemens, pour en tirer un jufte prognoftic?

Des accidens qui accompagnent les accouchemens.

R. C'eft parce qu'il doit tout craindre, pour la mere & pour l'enfant, dans les accouchemens accompagnés de fiévres malignes & aigues, & dans ceux qui font occafionnés par des pertes de fang confidérables; car la mort eft, le plus fouvent, le terme de ces accidens.

CHAPITRE II.

DES MALADIES DES FEMMES
en général.

Dem. OMBIEN un Accoucheur doit-il reconnoître d'efpéces de maladies des femmes en général ?

Rép. Il doit en reconnoître de trois efpéces : fçavoir, celles qui peuvent attaquer les filles, & les femmes qui ne font point enceintes ; celles qui arrivent le plus ordinairement aux femmes après qu'elles ont conçû ; & celles qui leur furviennent après qu'elles font accouchées. Trois efpéces de maladies des femmes en général.

D. Eft-il abfolument néceffaire qu'un Accoucheur ait une parfaite connoiffance de toutes ces maladies ?

R. Oüi, parce qu'il fe trouve tous les jours obligé de répondre aux queftions qui lui font propofées à ce fujet, non-feulement pour en expliquer les caufes, mais auffi pour en déclarer le prognoftic jufte, & donner les moyens de les guérir ; attendu d'ailleurs qu'il n'a pas toujours, avec commodité, l'affiftance de Mrs les Médecins, pour l'aider de Un Accoucheur doit connoître toutes ces maladies.

leurs sages conseils dans les maladies qui sont les plus pressantes, & dont les symptômes fâcheux font périr très-souvent les femmes, dans quelque état qu'elles puissent être.

D. Que doit sçavoir en général un Accoucheur, pour traiter méthodiquement les maladies des femmes ?

R. Six choses : 1°. Il doit les connoître & les bien définir ; 2°. Il doit être convaincu de leur nature & de leur caractere, par leurs signes diagnostics propres ; 3°. Il doit bien les différencier les unes des autres ; 4°. En bien examiner les causes ; 5°. En tirer le prognostic juste ; 6°. Enfin y appliquer les remedes convenables pour les guérir.

D. Que doit entendre un Accoucheur, par la définition d'une maladie ?

R. Il doit entendre un discours court, clair & intelligible, qui en démontre la nature & l'essence, par son genre le plus prochain, & par sa différence la plus propre. Comme, par exemple, dans l'hémorrhagie, quand on dit *c'est un écoulement de sang*, l'écoulement est le genre de cette maladie, & le sang fait différer, par une différence propre, cette même maladie des autres écoulemens qui se font, soit d'urine, soit d'eaux, ou de sanie, &c.

Un Accoucheur doit sçavoir six choses, pour bien traiter les maladies des femmes.

Ce qu'il faut entendre par la définition d'une maladie.

D. Que faut-il entendre par les signes propres & diagnostics d'une maladie?

R. Il faut entendre tout ce qui se présente aux yeux d'un Médecin, ou d'un Accoucheur, & qui leur fait connoître la nature de la maladie, & l'état présent de leur malade; comme, par exemple, la tumeur que produit le vagin des femmes, à l'endroit de son orifice, dans le relâchement contre nature de ce conduit; l'écoulement de sanie qui se fait par cette partie, dans les fleurs-blanches; le desir excessif du coït, dans la fureur utérine, &c.

D. En quoi doit consister la différence qu'il faut faire entre les maladies des femmes?

R. Elle doit consister à ne pas prendre une maladie pour l'autre; comme à ne pas prendre un flux immodéré de menstrues pour une perte de sang, qui annonce un accouchement avancé.

D. Que doit entendre un Accoucheur, par la cause d'une maladie?

R. Il doit entendre tout ce qui est capable de la produire; comme un air infecté, qui occasionne des fiévres malignes & aigues; un travail pénible & déréglé, qui produit des pertes de sang & des accouchemens avancés; des mauvaises nourritures, qui causent des indigestions;

des fiévres intermittentes; des cours de ventre, &c. En un mot, le déréglement de toutes les choses non-naturelles, est la principale cause de toutes les maladies.

D. Que doit observer un Accoucheur pour tirer un prognostic juste d'une maladie?

R. Plusieurs choses: 1°. Il doit observer la nature de la maladie; parce qu'une légere perte de sang n'est pas si dangereuse que celle qui ne peut être arrêtée que par l'accouchement: 2°. Les causes qui ont occasionné la maladie, attendu qu'un cours de ventre qui est causé par une légere indisposition de l'estomac, n'est pas si dangereux à une femme grosse, que celui qui est occasionné par un flux de quelque humeur catarrhale: 3°. L'âge & le tempérament des malades; puisque l'on remarque tous les jours, qu'une femme grosse avancée en âge, ou qui est d'un tempérament foible & languissant, laquelle se trouve attaquée d'une maladie aigue, a bien plus de peine à se tirer d'affaire, & à éviter la mort, que celle qui est jeune, forte & vigoureuse. 4°. Enfin, il faut qu'un Accoucheur ait aussi égard aux accidens qui compliquent une maladie, pour en tirer un prognostic certain; puisque l'on voit qu'il arrive très-fouvent, que lorf-qu'un cours de ventre & une perte de fang attaquent enfemble une femme grofffe, ces accidens la conduifent à l'ex-ttrémié.

D. Comment un Accoucheur doit-il divifer la cure des maladies des femmes?

R. Il doit la divifer, comme on fait celle des autres maladies ; fçavoir, en cure générale, & en cure particuliere : & il agira toujours bien lorfqu'il fera confifter la cure générale des maladies propres aux femmes, dans l'étroite ob-fervance des chofes non-naturelles; comme de bien régler leurs alimens ; de pla-cer les malades dans une température d'air convenable à leurs maladies ; de faire en-forte que la rétention & l'éva-cuation de leurs excrémens fe faffent fuivant l'ordre naturel ; & que leurs exercices & leurs paffions foient mo-dérés & convenables à leur état, à leur difpofition, & à leur tempéra-ment. A l'égard de la cure particuliere, elle doit confifter dans la connoiffance, dans le choix, & dans l'application des remedes que chaque maladie demande pour fa curation.

Comment on doit di-vifer la cu-re des ma-ladies.

CHAPITRE III.

Des Maladies qui attaquent les filles,
& les femmes qui ne font pas en-
ceintes.

Dem.  Uelles font les maladies,
dont les filles, & les fem-
mes qui ne font point en-
ceintes, peuvent être attaquées, & dont
un Accoucheur doit avoir une parfaite
connoiffance ?

Maladies qui peuvent attaquer les filles & les femmes qui ne font pas enceintes.

Rép. Ce font l'union contre-nature des
caroncules myrtiformes ; les relâchemens ou chûtes du vagin; les hémorrhoïdes de cette partie ; les flux utérins
ou fleurs-blanches; la fureur utérine ;
l'arrêt ou fuppreffion des menftrues ;
leur cours immodéré ; les skirrhes &
les cancers à la matrice ; & les hydro-
pifies de cette partie.

A R T I C L E Ier.

De l'union contre-nature des Ca-
roncules Myrtiformes.

D. Ue faut-il entendre par l'union
contre-nature des caroncules
myrtiformes des filles ?

R. Il faut entendre un état dans lequel ces parties se trouvent jointes & unies ensemble, de maniere qu'il ne paroît point d'ouverture entr'elles, capable de permettre l'introduction de quoi que ce soit dans le vagin.

Ce que c'est que l'union contre-nature des caroncules myrtiformes.

D. Lorsqu'un Chirurgien est consulté par une fille qui se trouve dans cet état, que doit-il lui proposer?

R. Rien autre chose que la désunion de ce qui peut lier ces petites parties les unes avec les autres; puisqu'il n'y a point d'autre moyen pour guérir cette maladie.

Ce que doit faire un Chirurgien lorsqu'il est appellé pour cette maladie.

D. Comment faut-il faire la désunion de ces petites parties?

R. Il faut la faire ainsi. Ayant fait coucher la malade, le dos sur le travers d'un lit, les fesses plus élevées que la tête, les talons contre les fesses, & les cuisses écartées l'une de l'autre, il faut lui écarter les lévres & les nymphes de la partie honteuse, avec le pouce & le doigt indice de la main gauche, & de la main droite couper, à une ou plusieurs reprises, ce qui unit ces petites parties contre l'ordre naturel, soit avec un bistouri droit, s'il ne s'y trouve point d'ouverture, ou avec des ciseaux à double bouton, pour peu que l'on puisse les introduire; en observant que les divisions

La maniere d'opérer.

qu'il convient faire , repréfentent enfemble la lettre X.

D. L'opération finie, que refte-t-il à
faire ?

Ce qu'il faut faire après l'o-pération.

R. Il refte à introduire, pour la premiere fois feulement, dans l'entrée du
vagin , une groffe tente de linge fin ,
chaperonnée,& trempée dans une légere
eau ftyptique , afin d'arrêter l'hémorrhagie , s'il en arrive , & empêcher que
ces petites divifions ne fe réüniffent ;
après quoi on fe contentera de baffiner
cette partie avec un peu de vin rouge
tiéde : l'appareil ne doit confifter qu'en
unē compreffe , que l'on maintiendra
deffus avec un bandage en double T,
foutenu d'un fcapulaire.

D. Quelles régles faut-il obferver,
dans l'application de l'appareil , après
la divifion des caroncules myrtiformes
des filles ?

Ce qu'il faut obfer-ver dans l'applica-tion de l'ap-pareil.

R. Il faut obferver celles qui fuivent :
1°. de placer le fcapulaire fur les épaules de la perfonne fur laquelle on a opéré , de-forte que le chef le plus large
foit par-derriere le dos, & les deux plus
étroits par-devant la poitrine, pour les
y faire croifer entre les deux mammelles : 2°. d'appliquer la ceinture du double T, de maniere que fes deux chefs
inférieurs fe trouvent fur la région des
lombes :

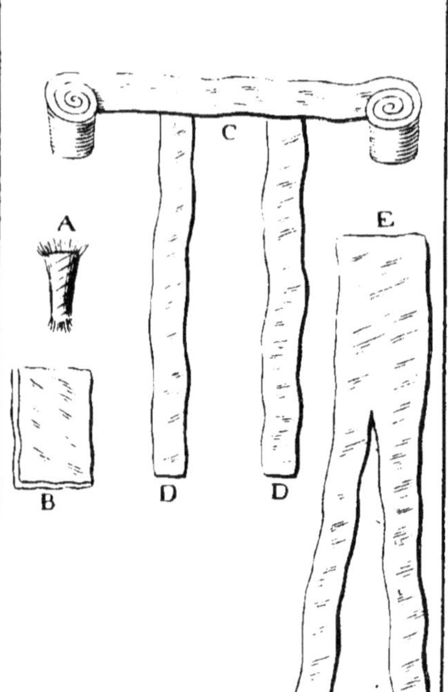

Explication.

A. La Tente chaperonnée.

B. Compresse pour mettre sur la partie.

C. La Ceinture du bandage en double T.

D.D. Les jambes ou les chefs inférieurs du bandage, que l'on doit faire croiser sur l'appareil.

E. Un Scapulaire, dont le chef le plus large doit être attaché, par-derrière le dos, à la ceinture du bandage.

F. Les chefs du Scapulaire, qui doivent être attachés par dev.t à la ceinture du bandage.

lombes : 3°. que les deux bouts de la ceinture du bandage se trouvent attachés ensemble sur la partie supérieure de la région épigastrique de la malade : 4°. d'introduire ensuite la tente chaperonnée dans l'entrée du vagin, & placer la compresse par - dessus : 5°. de faire croiser les jambes du bandage sur la compresse, pour les attacher à la ceinture : 6°. enfin d'attacher le scapulaire à la ceinture du bandage, tant par-devant que par-derriere, pour soutenir le tout.

ARTICLE II.

Des Relâchemens ou Chûtes du Vagin.

D. QUest-ce que la chûte du vagin ?
R. C'est un état dans lequel les fibres droites du vagin se trouvent allongées jusqu'au point de permettre à la partie ou extrémité postérieure de ce conduit, de se renverser par-dessus l'antérieure, pour sortir au-dehors de son orifice.

Ce que c'est que la chûte du vagin des femmes.

D. Qu'est-ce qui peut être la cause des chûtes du vagin des filles, & des femmes qui n'ont point eu d'enfans ?

Caufes des chûtes du vagin des filles & des femmes.

R. Ce ne peut être qu'une paralyfie des fibres droites de ce conduit, occafionnée, foit pour y avoir trop fouffert de froid, ou par la fluxion de quelque humeur pituiteufe, laquelle ayant trop abbreuvé les fibres de cette partie, a empêché que les efprits animaux ne s'y foient portés dans une quantité fuffifante & capable d'entretenir l'action tonique de ces mêmes fibres, qui maintient ce conduit dans fon état, & dans fa fituation naturelle.

D. Quel prognoftic un Accoucheur peut-il faire des chûtes du vagin?

Le prognoftic que l'on peut faire de cette incommodité.

R. Ce qu'il en peut promettre, doit confifter à dire, que fi la maladie eft nouvelle & de caufe interne, comme une abondance d'humidités qui fe feront déchargées peu à peu fur cette partie, il pourra en entreprendre la guérifon ; mais fi, au contraire, elle eft ancienne & occafionnée par des chofes externes, comme par des coups, ou des chûtes violentes, il doit faire connoître que cette maladie eft incurable. Ainfi lorfqu'un Accoucheur eft confulté pour ces fortes de maladies, il doit toujours commencer par s'informer fi le relâchement eft ancien, ou nouveau, & des caufes qui l'ont pû occafionner ; cependant il fera fon poffible, avant toutes chofes, pour

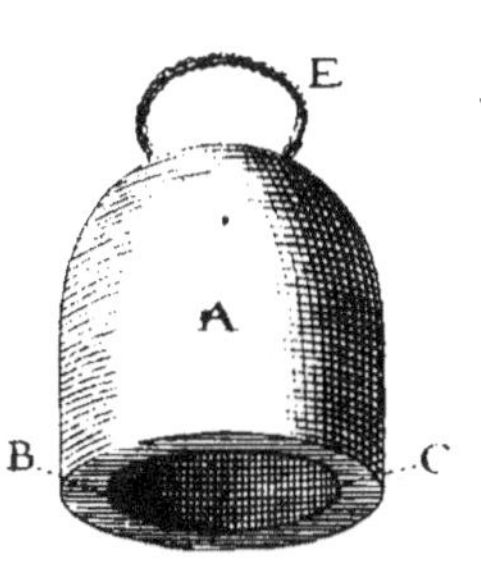

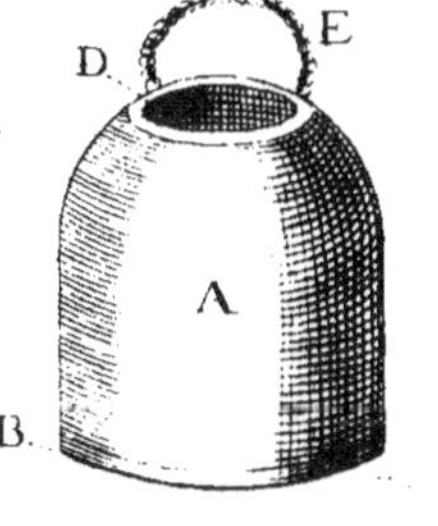

Explication.

A. A. Deux Pessaires, dont l'un fait voir l'ouverture inférieure, et l'autre la supérieure.

B. B. La base de ces Pessaires.

C. L'ouverture inférieure du Pessaire.

D. L'ouverture supérieure du Pessaire.

E. E. Les anses des Pessaires, qui doivent servir à les retirer du Vagin lorsque la nécessité le requiert.

réduire cette partie dans son lieu naturel, & fera porter un pessaire à la malade.

D. Qu'est-ce qu'un pessaire?

R. C'est un instrument fait en forme de boule, un peu applati par sa base, percé d'un trou dans son milieu, & proportionné dans son diametre à la grandeur de l'entrée du vagin.

D. De quoi doit-on faire les pessaires?

R. On doit les faire avec du liége le plus fin que l'on puisse trouver, que l'on garnit, après lui avoir donné une figure convenable, ou avec du linge fin, ou de l'étoffe de soye, ou avec de la cire blanche : cette derniere garniture doit être préferée aux deux autres ; parce que quoique cet instrument devienne un peu plus pesant à porter, il se conserve aussi bien mieux que les autres, & ne devient pas si-tôt puant, attendu que la cire empêche que le liége ne s'imbibe des humidités qui exudent continuellement du vagin, & de l'orifice de la matrice.

D. Comment garnit-on un pessaire avec de la cire?

R. Cela se fait de cette maniere : on prend une quantité de cire blanche proportionnée au pessaire que l'on veut garnir ; on fait fondre la cire, & lorsqu'elle est boüillante, on trempe le pessaire de-

Ce que c'est qu'un pessaire.

Voyez Pl. VIII.

Maniere de faire des pessaires.

dans à plusieurs reprises, & il se trouve couvert proprement.

D. De quelle maniere un Accoucheur doit-il faire la reduction du vagin, lorsque ce conduit se trouve relâché?

Maniere de faire la réduction du vagin.

R. Il doit le réduire de cette maniere: après avoir fait uriner la malade, il la fera coucher le dos, sur le travers d'un lit, les fesses plus élevées que la tête, les cuisses écartées, & les talons contre les fesses ; puis il prendra un morceau de linge sec & fin, avec lequel il s'enveloppera la main allongée, & l'introduira par le bout des doigts, dans le milieu du vestige d'ouverture qui paroît toujours au milieu du bourlet que forme cette partie relâchée, à la partie inférieure de son orifice : par ce moyen, il fera rentrer le vagin dans son lieu naturel.

D. De quelle maniere un Accoucheur doit-il introduire un pessaire au fond du vagin d'une fille, ou d'une femme, lorsque cette partie se trouve remise dans sa situation naturelle?

Maniere d'introduire un pessaire dans le vagin d'une femme.

R. Il doit l'introduire de cette maniere: la malade étant dans la même situation où elle a été mise pour lui réduire ce conduit, il doit écarter la partie inférieure des lévres de son orifice, avec le pouce, le doigt indice, & celui du mi-

lieu de fa main gauche ; & de fa droite,
il doit prendre le peſſaire, frotté de
beurre frais, de maniere qu'il ait le doigt
du milieu de cette même main dans l'ouverture ſupérieure de cet inſtrument,
afin d'avoir plus de facilité à l'introduire, par fa baſe, dans le vagin de la malade, & de le conduire de cette façon
juſques contre l'orifice de fa matrice,
pour le ſoutenir, & contenir ce conduit
dans fa ſituation naturelle.

D. La réduction du vagin étant faite,
& le peſſaire placé, que reſte-t-il à faire?

R. Il reſte à chercher les moyens de
délivrer la malade de cette triſte incommodité ; &, pour le faire avec ſûreté, il
faut avoir recours aux cauſes qui l'ont
pû produire.

D. Lorſqu'un relâchement du vagin
a pour cauſe une abondance d'humidités, que faut-il faire à la malade?

R. Il faut lui faire obſerver un grand
repos au lit, & la purger ſouvent avec
une potion compoſée de deux gros de
ſenné, d'un gros d'agaric trochiſqué,
d'autant de méchoacan, & d'un demi-
gros de ſel polychreſte, que l'on fera infufer, ou boüillir un moment, dans une
verrée de décoction de feüilles de bétoi-
ne & de ſcolopendre, où l'on fera fondre enſuite deux onces de manne ; &,

Cure de la
réduction
du vagin.

D iij

après avoir coulé le tout, on y ajoutera une once & demie de fyrop de rofes-pâles ; pour une feule prife.

D. Ces purgatifs font-ils feuls fuffi-fans pour guérir cette maladie ?

R. Non ; car il faut les aider de remedes qui ayent la vertu de ranimer les efprits animaux, & de fortifier les fibres relâchées de ce conduit ; tels que font les tifanes fudorifiques, & les injections refferrantes & fortifiantes.

D. De quoi fera-t-on les tifanes fudorifiques ?

R. On les fera avec deux onces de gayac rapé ou haché ; de la fquine & de la falfe-pareille, de chacune une once ; du faffafras & des hermodactes, de chacun demi-once, & un peu de réglifſe ; avec quatre pintes d'eau commune, que l'on fera boüillir enfemble jufqu'à la diminution de la troifiéme partie : la malade fera fa boiffon ordinaire de cette tifane.

D. Et les injections, de quoi pourra-t-on les faire ?

R. On pourra les faire avec parties égales de vin rouge, & d'eau de la forge des Maréchaux, dans lefquelles on fera légérement boüillir un peu de rofes de Provins, des écorces de grenades, des balauftes, des noix de cyprès, de la terre

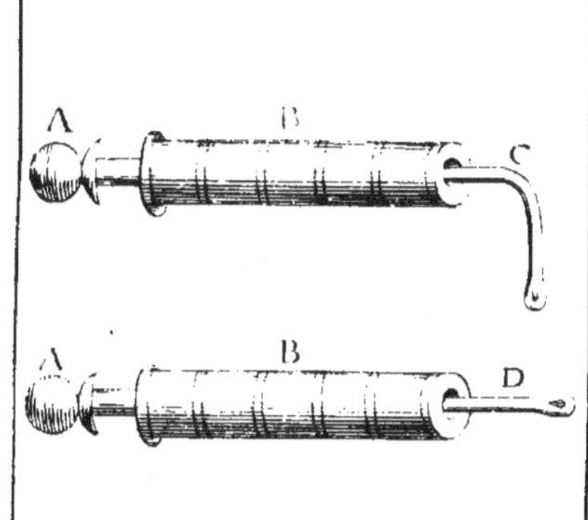

Explication.

A. A. Les bâtons des Seringues.

B. B. Les corps des Seringues.

C. Une canule courbée.

D. Une canule droite.

ſigillée, de l'alun de roche, des fruits de ſumach, & de la poudre de tan, parties égales; c'eſt-à-dire, deux gros de chaque drogue, ſur deux pintes de vin & d'eau de forge des Maréchaux. Il faut obſerver de ne pas retirer le peſſaire lorſqu'on voudra faire les injections dans le vagin, & de faire toujours chauffer un peu la liqueur avant que de la mettre dans la ſeringue : il faut auſſi obſerver de ſuſpendre l'uſage de ces injections, lorſque les menſtrues feront prêts à couler, & pendant leur cours, de crainte d'en occaſionner la ſuppreſſion, ou tout au moins le retardement.

Voyez Pl. IX.

D. Lorſque le relâchement du vagin a pour cauſe une paralyſie occaſionnée par un excès de froid, que faut-il faire à la malade ?

R. Il faut auſſi lui faire obſerver un grand repos au lit, & lui faire des injections dans ce conduit, deux fois par jour, avec du vin rouge, dans lequel on aura fait boüillir des boutons de roſes de jardin, du romarin, du calament de montagne, de la petite ſauge, de la marjolaine, du thym, & des feüilles de laurier, afin de réchauffer & fortifier les fibres relâchées de cette partie; &, pendant l'uſage de ces injections, on purgera la malade, de quatre en quatre jours, avec la

D iiij

potion qui eſt ci-devant propoſée ; & on finira la cure par l'uſage des tiſanes ſudorifiques, & par celui des injections reſſerrantes ci-deſſus décrites. L'uſage du coït eſt contraire à la guériſon de cette maladie.

ARTICLE III.

Des Hémorrhoïdes ou Tumeurs variqueuſes du Vagin.

D. QUe doit-on entendre par les hémorrhoïdes du vagin ?

Ce que c'eſt que les hémorrhoïdes du vagin.

R. On doit entendre des tumeurs variqueuſes & douloureuſes, formées, dans ce conduit, par la dilatation des rameaux d'une partie des vaiſſeaux hypogaſtriques, qui ſont parſemés dans ſa membrane interne.

D. Quelle peut être la cauſe des hémorrhoïdes du vagin ?

Cauſe de ces tumeurs.

R. Ce ne peut être qu'une partie du ſang, qui s'eſt épaiſſie & devenue d'une conſiſtence ſi maſſive, qu'il ne peut plus circuler dans les veines de ce conduit ; de-ſorte que ce ſang coagulé, venant à être preſſé par de nouveau ſang que les arteres y apportent continuellement, il oblige les vénules qui le contiennent, à se dilater, & à former tous ces petits sacs variqueux que l'on appelle *hémorrhoïdes*.

D. Que doit faire un Accoucheur, lorsqu'il est consulté par une femme attaquée de ces sortes de tumeurs ?

R. Il doit lui demander, si ces tumeurs sont anciennes, ou nouvelles ; c'est-à-dire, si c'est la premiere fois qu'elle a ressenti cette incommodité, ou si c'est une récidive.

D. Lorsque la maladie est nouvelle, que faut-il faire pour soulager la malade?

R. Il faut lui faire quelques saignées aux bras, pour dégager l'obstruction des vaisseaux du vagin , & tâcher de faire faire une dérivation à l'humeur qui cause la maladie, en facilitant la circulation du sang ; & faire en-même-tems des injections dans ce conduit, avec du lait doux un peu tiéde , dans lequel on aura fait bouillir de la molène, de la morelle, de la linaire, des fleurs de camomille & de mélilot, des feuilles de guimauve , de violette , & de pariétaire, quelques tranches de racine de nenuphar , & une pincée de graine de lin.

D. Mais si la maladie est ancienne, que doit faire un Accoucheur en pareil cas ?

R. Il doit proposer, s'il est possible,

l'ouverture de ces petites tumeurs ; & particuliérement si la malade n'a point eu de soulagement des remedes que l'on vient de proposer, & que la douleur & la tension soient considérables.

D. S'il est possible de faire l'ouverture de ces petits sacs variqueux, comment faut-il y procéder?

R. Il faut faire situer la malade, le dos sur le travers d'un lit, les reins plus élevés que la tête, les cuisses écartées, & les talons contre les fesses, & la faire tenir ferme dans cette situation ; ensuite lui dilater le vagin avec un *speculum matricis* ; puis, avec une lancette à abscès, ou un bistouri droit, armé & assujetti avec une petite bande de linge, ouvrir ces tumeurs.

D. Ces petits sacs étant ouverts, & le sang évacué, que faut-il faire ensuite?

R. Il faut faire des injections dans le vagin, avec le vin astringent qui a été proposé pour le relâchement de ce conduit : ce vin produira deux bons effets ; car en lavant ces sacs variqueux, il en resserrera les parties, & en cicatrisera les bords.

D. Cela suffit-il pour parvenir à la guérison radicale de cette maladie?

R. Non ; il faut encore faire observer à la malade la régle des choses non-naturelles, & qu'elle évite fur-tout la compagnie de fon mari pendant la cure, & quelque tems même après la guérifon; & elle fera encore bien de fe faire faigner au bras de-tems-en-tems, afin de prévenir la récidive de cette incommodité.

ARTICLE IV.

DU FLUX UTÉRIN,
ou des Fleurs-blanches.

D. QU'eft-ce que le flux utérin des filles & des femmes?

R. C'eft un écoulement ou une diftillation continuelle d'une efpece de fanie, qui fort des parties de leur matrice, & qui varie tant en couleur qu'en confiftence, fuivant le tempérament des malades.

Ce que c'eft que le flux utérin des filles & des femmes.

D. Quelles peuvent être les caufes des fleurs-blanches des femmes & des filles?

R. La plus générale & la plus ordinaire, eft le mauvais ufage qu'elles font des chofes non-naturelles, qui caufe un dérangement dans toutes les liqueurs de leur corps, & particuliérement dans les femmes dont la matrice eft naturellement trop abbreuvée de la liqueur que les anciens Anatomiftes regardoient com-

Caufes de cette maladie.

me la femence des femmes ; de-forte que, lorfqu'il furvient une foibleffe dans l'embouchure des tuyaux qui contiennent cette humeur, ou une dépravation de la liqueur même, foit par le gránd âge, foit par l'excès des boiffons trop fpiritueufes, ou par la lubricité & le trop fréquent ufage du coït, toutes les humeurs du corps de ces fortes de perfonnes s'écoulent, pour ainfi dire, par la voye de leur matrice, & forment ce que l'on appelle des *fleurs-blanches.*

D. Quel prognoftic un Accoucheur peut-il faire de l'écoulement des fleurs-blanches ?

Le prognoftic que l'on peut faire du flux utérin.

R. Il peut affurer que cette maladie ne doit point être négligée ; puifque, lorfqu'elle eft de durée, il peut en arriver d'autres plus confidérables, comme un abbattement des forces, une atrophie univerfelle, la phthifie, la cachéxie, l'hydropifie, ou des ulceres à l'orifice de la matrice & le long du vagin, ou enfin un relâchement de ce conduit, particuliérement aux femmes qui font avancées en âge.

D. A quoi faut-il avoir égard pour traiter méthodiquement une femme attaquée de fleurs-blanches ?

Il faut avoir égard

R. Il faut avoir égard à la nature de la matiere qui découle de fa matrice ;

attendu que cette fanie fe trouve toujours différente, tant en couleur qu'en confiftence, fuivant le tempérament des malades. Par exemple, la matiere de ce flux eft rouſlâtre aux femmes qui font d'une conftitution fanguine; celles qui font bilieufes rendent une matiere jaunâtre & fort âcre; enfin les pituiteufes ont leurs fleurs-blanches toujours féreufes & blanchâtres.

à la nature de la matière de ce flux, avant que d'en entreprendre la cure.

D. Quelle regle faut-il tenir pour traiter une femme fanguine, lorfqu'elle fe trouve attaquée de fleurs-blanches?

R. Il faut commencer par examiner quelle a pû être la caufe primitive de cet écoulement. Par exemple, fi cette maladie tire fon principe d'un excès de l'ufage des liqueurs trop fpiritueufes, on commencera par le retrancher, & l'on fera ufer à la malade, d'alimens humectans, nourriſſans, & rafraîchiſſans: on fera la même chofe, fi cet écoulement a pour caufe le trop fréquent ufage du coït. Mais fi la caufe de ces fleurs confifte dans une diminution ou une fuppreſſion totale des menftrues, on commencera la cure par quelques faignées aux bras & aux pieds, fuivant les forces des malades, & on leur donnera des lavemens faits avec la décoction de calament, d'origan, de mélifle,

Cure des fleurs-blanches.

de fleurs de camomille, de mélilot, d’hy-
pericum, de femences de cumin & d’anis;
dans laquelle on mettra, fur chaque lavement, une demi-once de bénédicte
laxative, & deux onces de miel rofat.

D. Que faut-il faire enfuite à la malade?

R. Il faut la purger, de quatre en
quatre jours, jufqu’à une parfaite guérifon, avec un verre de décoction de
feüilles de chicorée fauvage, de bourrache & de buglofe; dans laquelle on dif-
foudra demi-once de catholicon-dou-
ble, deux gros d’électuaire de fuc de
rofes pâles, & une once de fyrop de fleurs
de pêcher: on pourra auffi faire ufer à
la malade, dans l’intervalle de ces purgatifs, de quelques prifes d’un julep compofé avec les eaux diftilées d’abfynthe,
de bourrache & de buglofe, de chacune
deux onces, dans lefquelles on incor-
porera des fyrops de rofes féches & de
capillaires, de chacun une once. Les
eaux minérales rafraîchiffantes conviennent très-bien aux femmes d’un tempérament fanguin, à la fin de la guérifon de leurs fleurs-blanches.

D. Lorfqu’une femme d’un tempéra-
rament bilieux fe trouve attaquée de
fleurs-blanches, comment faut-il la traiter?

R. Il faut lui faire obferver l'ufage des alimens doux & tempérans ; parce que ceux qui font âcres & acides lui feroient très-contraires : & ne lui faire ufer pour boiffon ordinaire, pendant toute la cure, que d'une tifane faite avec les capillaires, les quatre femences-froides mondées, les trois fleurs cordiales, quelques tranches de citron, & la régliffe.

D. Ne doit-on pas purger la malade dans cette indifpofition ?

R. Oüi ; & même très-fouvent, avec une potion compofée d'un grand verre de décoction de feüilles de bourra che, de chicorée fauvage, de fcolopendre, d'endive, & de pourpier ; dans laquelle on fera infufer une once de myrabolans, un gros de rhubarbe, & autant de fel d'abfynthe ; & où l'on ajoutera, après avoir coulé le tout, deux gros d'électuaire de citron, & une once de fyrop de chicorée compofé.

D. Ces remedes fuffiront-ils pour foulager la malade ?

R. Ils la foulageront confidérablement ; cependant ils deviendront plus efficaces, s'ils font fecondés, dans l'intervalle des purgatifs, par quelques verres d'un apozème compofé avec la décoction d'endive, de chicorée fauvage, de cuſcute & d'adianthum, demi-poignée de chaque ; de demi-once des quatre ſemences froides majeures mondées, & de trois pincées des fleurs cordiales; dans laquelle décoction on ajoutera, ſur chaque livre, après l'avoir coulée, des ſyrops de violette & de limon, de chacun deux onces. La malade pourra prendre auſſi, tous les matins à jeun, & le ſoir en ſe mettant au lit, un demi-gros d'un opiat compoſé de deux onces de conſerve ancienne de roſes ſéches, d'une once de celle de chicorée, de deux gros de poudre des trois ſantaux, & d'un gros & demi de corail rouge préparé. Enfin, ſi la matiere de cette eſpece de fleurs-blanches porte beaucoup d'âcreté, l'uſage des bains fera un très-bon effet ; de-même que les injections tiédes, que l'on pourra faire dans le vagin, avec l'eau d'orge & le lait de vache nouveau tiré ; &, après avoir obtenu la guériſon, & avoir purgé la malade pour la derniere fois, on lui fera prendre, le matin à jeun, & le ſoir à l'heure du coucher, pendant quinze jours conſécutifs, une écuellée de lait de vache, pour lui rétablir & adoucir le ſang.

D. Comment enfin faut-il traiter une femme d'un tempérament pituiteux, lorſqu'elle ſe trouve attaquée de fleurs-blanches ?　　　　　*R.* Il

R. Il faut , comme dans les autres tempéramens, lui faire obferver le bon ufage des chofes non-naturelles ; & commencer la cure par la voye des purgatifs émétiques , qui eft la plus convenable dans cette efpece de fleurs-blanches, lorfque les malades peuvent en fupporter l'opération.

D. En quoi le régime de la malade doit-il ici confifter ?

R. Il doit confifter dans l'ufage des alimens defféchans ; comme les viandes roties , le pain bien cuit , &c. des tifanes fudorifiques & diurétiques, compofées avec deux onces de gayac haché ; la fquine & la falfe-pareille, de chacune une once ; les racines d'ache , d'angelique , de bardane, de fenouil & d'arrête-bœuf, de chacune deux onces ; fur quatre pintes d'eau , que l'on fait boüillir enfemble pendant une demi-heure ; & où l'on ajoute à la fin demi-once de régliffe effilée. Cette tifane doit être la boiffon ordinaire de la malade jufqu'à fa parfaite guérifon.

D. Peut-on purger plufieurs fois la malade pendant ce régime ?

R. Oüi, & même tous les huit jours, jufqu'à fa parfaite guérifon, avec une verrée de fa tifane , dans laquelle quantité on fera infufer deux gros de follicules de fenné, un gros de rhubarbe, autant d'agaric trochifqué, & demi-gros de fel polychrefte ; &, après y avoir fait fondre deux onces de manne, & coulé le tout, on y ajoûtera une once de fyrop de rofes pâles.

ARTICLE V.

De la Fureur Utérine.

Ce que c'est que la fureur utérine.

D. QU'eft-ce que la fureur utérine ? R. C'eft un defir exceffif du coït, qui porte les filles & les femmes jufqu'à la folie ; puifque cette intempérie leur ôte la honte de parler des chofes fales, & leur fait faire des actions extravagantes.

D. Quelle peut être la principale caufe de la fureur utérine ?

Caufe de cette maladie.

R. Ce n'eft que l'acrimonie de la liqueur gluante & oléagincufe qui fe filtre, tant dans les glandes proftates des femmes, que dans celles qui font parfemées dans les membranes de leur vagin & de l'orifice de leur matrice, & qui irrite fi confidérablement ces parties, que les femmes qui fe trouvent attaquées de cette honteufe maladie, s'expoferoient volontiers à fouffrir les approches de cent hommes de fuite, fuppofé qu'elles les rencontraffent à leur difpofition.

D. Quel prognoſtic peut-on faire de cette maladie?

R. On peut aſſûrer que ſi les attaques ont des intervalles conſidérables en-tr’elles, & que l’on y remédie de bonne heure, la maladie ne ſera pas difficile à guérir; au contraire, ſi cette intempérie a été négligée, & que les ardeurs preſ-ſent toujours, on peut la regarder com-me incurable; puiſque la malade pourra devenir folle?

D. Que faut-il faire aux femmes atta-quées de la fureur utérine?

R. Il faut leur faire obſerver un ré-gime de vivre bien humectant & rafraî-chiſſant;&,dans les intervalles de l’écou-lement de leurs menſtrues, leur déſem-plir les vaiſſeaux ſanguins, ſi on y re-marque de la réplétion: on ne leur don-nera pour boiſſon ordinaire, que d’une tiſane faite avec les racines d’oſeille, de chicorée ſauvage, de fraiſier, de né-nuphar, & de régliſſe: on leur fera pren-dre auſſi, chaque jour, une pinte d’une émulſion faite avec les quatre ſemences froides majeures mondées, une once de chaque, demi-once de graine de pavot blanc, & une ſuffiſante quantité de dé-coction de régliſſe & de nénuphar. En-fin on peut joindre à l’uſage de ces re-medes, celui des bains & des eaux mi-

Le prog-noſtic que l’on en peut faire.

Ce qu’il faut faire aux fem-mes atta-quées de fureur uté-rine.

E ij

nérales rafraîchiſſantes ; puiſqu'il ne s'agit, pour guérir cette maladie, que d'adoucir & calmer le mouvement trop impétueux des humeurs.

ARTICLE VI.

De la Suppreſſion des Menſtrues.

D. QU'eſt-ce que le ſang menſtruel des filles & des femmes ?

Ce que c'eſt que le ſang menſtruel.

R. C'eſt une partie de leur ſang artériel, qui eſt apporté à leur matrice par les arteres ſpermatiques & hypogaſtriques ; & qui s'écoule de cette partie périodiquement tous les mois, lorſqu'elles ne ſont pas groſſes, depuis l'âge de doûze, quatorze, ſeize, dix-huit, & vingt ans, juſqu'à celui de quarante, cinquante, & ſoixante.

D. La quantité & la durée du tems de l'écoulement des menſtrues, peuvent-elles être déterminées ?

La quantité & la durée de l'écoulement de ce ſang, ne peuvent point être déterminées.

R. Non ; parce que cela dépend entierement de l'âge, du tempérament & de l'habitude du corps des femmes, des ſaiſons, de leur régime de vivre, & de l'exercice qu'elles font ; puiſqu'on obſerve tous les jours, qu'une fille jeune, d'un bon tempérament, & d'une ſanté parfaite, a plus long-tems, & avec plus d'abondance , fes menftrues , que celle qui eft avancée en âge, d'un tempérament languiſſant,& d'une habitude cacochyme : de-même une femme , dans l'été, qui eſt nourrie d'alimens ſucculens & remplis de parties volatiles & ſpiritueuſes, & dont les exercices ſont modérés, doit évacuer de ce ſang ſurnuméraire, plus long-tems, & avec plus d'abondance , que celles qui vivent dans une extrême frugalité, & qui ſont d'ailleurs épuiſées par des rudes travaux, & particuliérement dans les ſaiſons froides.

D. Pourquoi cet écoulement périodique de ſang, eſt-il regardé comme une évacuation excrémenteuſe du corps des filles & des femmes?

R. C'eſt parce que lorſqu'il ne ſe fait pas ſelon les régles ordinaires, ou qu'il ſe trouve ſupprimé, il leur occaſionne le plus ſouvent un grand nombre de maladies très-fâcheuſes.

D. Quelles ſont les cauſes les plus ordinaires de la ſuppreſſion des menſtrues?

R. C'eſt 1°. une obſtruction dans les vaiſſeaux ſanguins de la matrice, occaſionnée le plus ſouvent par des humeurs craſſes & viſqueuſes, qui viennent, ou du mauvais régime de vivre, ou de la conſtitution dépravée des viſceres du

Cauſes de la ſuppreſſion des menſtrues.

bas-ventre, ou de la difpofition cacochyme de tout le corps : 2°. une groffeffe,
foit d'enfant, ou de faux-germe.

D. En quoi les fymptômes de la fuppreffion des menftrues, occafionnée par
l'obftruction des vaiffeaux fanguins de
la matrice, different-ils de ceux qui arrivent aux filles & aux femmes qui ont
conçû, foit d'enfant, ou de faux-germe ?

R. Ils different en plufieurs chofes :
1°. La pâleur qui arrive aux filles & aux
femmes dans le commencement de leur
groffeffe d'enfant, diminue peu à peu ;
au-lieu que cette pâleur augmente dans
celles qui font véritablement malades
par la fuppreffion de leurs menftrues.
2°. Le ventre des filles & des femmes
qui deviennent groffes d'enfant, diminue confidérablement dans les premiers
tems que leurs menftrues ont ceffé de
couler ; au contraire, celles qui font malades par la fuppreffion de ces fortes d'é-
vacuations, fe trouvent le ventre tout
plein d'obftructions, & reffentent de-plus
des laffitudes dans les cuiffes & dans les
jambes, avec des douleurs dans la région des lombes, & autour de la matrice,
dans le tems que leurs menftrues devroient couler. Enfin, fi la fuppreffion
des menftrues eft caufée par une groffeffe d'enfant, on reconnoît, par l'attou-

Différences
des fymp-
tômes de la
fuppreffion
des menf-
trues, occa-
fionnée
par une ob-
ftruction
des vaif-
feaux de la
matrice, de
cette fup-
preffion
caufée par
une grof-
feffe d'en-
fant.

chement du doigt , que l'orifice de la matrice eft étroitement fermé , fans aucune dureté ; au contraire, on trouve cet orifice ouvert, fi la fuppreſſion eft véritablement une maladie ; ou, fi on le trouve un peu fermé , on le rencontre auſſi très-dur : ce qui marque la véritable obſtruction de la matrice & de fes vaiſſeaux.

D. Quel prognoſtic peut-on faire de la fuppreſſion des menſtrues ?

R. On doit regarder cette maladie comme une des plus triſtes d'entre celles qui peuvent attaquer les filles & les femmes ; puiſqu'elle peut être fuivie de tumeurs , d'ulceres & d'inflammations à la matrice, de fuffocations , de pâles-couleurs, de fiévres chroniques, d'hydropiſie , de perte d'appétit, de vomiſſement de fang, de lipothymie, de difficulté de reſpirer, de toux opiniâtre, de douleurs de tête, de manie , de goutte, & quelquefois de la mort.

D. Que faut-il faire à une fille ou à une femme , lorſqu'elle fe trouve attaquée d'une véritable fuppreſſion des menſtrues ?

R. Il faut lui faire obſerver un régime de vivre émollient & relâchant ; & comme il y a toujours dans cette maladie une obſtruction dans les vaiſſeaux de la ma-

Prognoſtic que l'on peut faire de la fuppreſſion des menſtrues.

Ce qu'il faut faire à une fille ou à une femme attaquée

trice, il faut saigner la malade aux bras
& aux pieds, & la purger ensuite avec
un verre de décoction de racines de
scorsonère, de valériane majeure, &
de pivoine mâle; de feüilles de scordium,
d'armoise, de matricaire & de mélisse;
de semences de nielle, de rue & de pivoine; & de fleurs de petite centaurée
& de chévre-feüille; dans laquelle quantité on fera infuser trois gros de senné,
un gros de sel d'absynthe, avec un peu
d'écorces de citron & d'orange aigre; &
lorsque l'on aura à traiter une femme
d'un tempérament robuste, on ajoutera
à la médecine, après l'avoir coulée, &
quand elle sera froide, un scrupule de
poudre *de tribus*. On purgera la malade
de cette façon, plusieurs fois de suite, en
observant que ce soit dans le tems que
ses menstrues devroient couler.

D. Si la malade ne se trouve pas sou-
lagée après l'usage de ces remedes, que
faudra-t-il faire?

R. Il faudra lui faire user de bains,
faits avec la décoction des plantes qui
viennent d'être proposées pour la médecine; &, pendant leur usage, purger de-
tems-en-tems la malade, avec un bol
composé d'une drachme de poudre de
senné, de dix grains de sel de scordium,
de matricaire, d'armoise, ou de petite

centaurée, & de dix à douze grains de scammonée préparée avec le soufre ; le tout incorporé dans une suffisante quantité de conserve de roses liquide. Le vin blanc dans lequel on aura fait infuser les plantes que j'ai proposées ci-dessus, avec l'écorce de citron, ou d'orange aigre, est encore un fort bon remede contre cette maladie, en le donnant à la quantité d'un petit verre, le soir & le matin, dans le tems que les menstrues devroient couler : Les lavemens faits avec la décoction des feüilles d'armoise, de matricaire, de mercuriale, & le miel de pariétaire, peuvent trouver ici place. Enfin, on peut aussi mettre en usage les eaux minérales rafraîchissantes, lorsque la rétention des menstrues a pour cause l'effet d'une trop grande chaleur dans les visceres du bas-ventre.

D. N'y a-t-il pas encore d'autres remedes dont on peut faire usage dans la suppression des menstrues?

R. Oüi; il y en a un très-grand nombre que la Chymie nous fournit : sçavoir, le saffran de mars aperitif, depuis quinze grains jusqu'à un gros, donné dans du boüillon, ou en bol : le sel de mars produit aussi le même effet, étant pris dans du boüillon, depuis quatre grains jusqu'à douze : la teinture de mars eſt encore propre au même uſage, étant donnée depuis un gros juſqu'à une once, dans un verre de décoction d'armoiſe. On vante auſſi le ſel de nicotiane pour la ſuppreſſion des menſtrues, en le donnant au poids de quinze grains, dans un verre d'eau d'armoiſe, ou de ſabine ; la teinture d'antimoine, depuis quatre goutesjuſqu'à vingt ; le ſel armoniac, depuis ſix grains juſqu'à vingt-quatre ; le ſel huileux-aromatique-armoniac, depuis quatre grains juſqu'à quinze ; & l'eſprit volatil-aromatique-armoniac, depuis ſix gouttes juſqu'à vingt. Tous ces remedes produiſent de bons effets dans cette maladie, étant pris ſéparément dans du boüillon. Enfin l'elixir de propriété eſt encore très-excellent dans ce cas, étant pris depuis ſix gouttes juſqu'à ſeize, dans un verre d'eau d'armoiſe.

ARTICLE VII.

DU FLUX EXTRAORDINAIRE des Menſtrues.

D. QUe doit-on entendre par le flux extraordinaire des menſtrues ?

R. On doit entendre un écoulement

ſi conſidérable de ce ſang, que les filles & les femmes qui s'en trouvent attaquées, en mourroient ſi elles n'étoient promptement ſecourues.

D. D'où peut venir la cauſe du flux extraordinaire des menſtrues?

R. De pluſieurs choſes : ce flux a quelquefois pour cauſe la trop grande réplétion des vaiſſeaux ſanguins : ou bien il eſt occaſionné par la trop grande fonte du ſang : enfin, ce flux extraordinaire eſt encore produit par la trop grande âcreté du même ſang.

D. D'où doit-on tirer ſon prognoſtic dans le flux extraordinaire des menſtrues?

R. De trois choſes; de ce flux même; des cauſes qui le produiſent; & des accidens qui l'accompagnent.

D. Pourquoi de ce flux même?

R. Parce que plus il eſt conſidérable & de durée, plus les malades ſont en danger.

D. Pourquoi faut-il avoir égard aux cauſes du flux extraordinaire des menſtrues, pour en tirer un juſte prognoſtic?

R. C'eſt parce que ce flux immodéré eſt plus facile à arrêter, & moins dangéreux pour les malades, lorſqu'il eſt occaſionné par la réplétion des vaiſſeaux ſanguins, que lorſqu'il a pour cauſe l'a-

Ce que c'eſt que le flux extraordinaire des menſtrues.

Cauſes de ce flux extraordinaire.

D'où il faut tirer le prognoſtic de ce flux.

crimonie ou la fonte de toute la maſſe du ſang.

D. Pourquoi enfin faut - il tirer ſon prognoſtic des accidens qui accompagnent le flux immodéré des menſtrues ?

R. C'eſt parce qu'une fille ou une femme ne doit attendre que la mort, lorſque pendant un flux immodéré des menſtrues, elle ſe trouve attaquée de défaillances fréquentes de ſes forces, ou de ſyncopes, d'enflures aux extrémités, d'atrophie, de cachéxie, ou d'hydropiſie.

D. Que faut-il obſerver, pour traiter méthodiquement une fille ou une femme attaquée d'un flux immodéré des menſtrues ?

R. Il faut obſerver, avec grand ſoin, quelle peut être la véritable cauſe de cette eſpece de flux menſtruel. Par exemple, on connoîtra que cette maladie a pour cauſe la trop grande réplétion des vaiſſeaux ſanguins, par la dureté du pouls, & par la couleur vermeille de la peau & de la langue de la malade. On obſervera, tout au contraire, que ce flux immodéré a pour cauſe une fonte de la maſſe du ſang, par la teinture pâle que ce liquide donne au linge qui s'en trouve taché, & par la molleſſe du pouls, de la langue, & de la peau. On connoîtra enfin que cette eſpece de flux menſtruel a pour cauſe une acrimonie du ſang, par le mouvement convulſif & intermittent du pouls, par la chaleur acrimonieuſe que cette liqueur occaſionne à toutes les parties du corps, & principalement au col de la matrice & au vagin, par l'amaigriſſement de la malade, & par les inſomnies dont elle ſe trouve attaquée.

D. Que faut-il faire à une fille ou à une femme, dont le flux immodéré des menſtrues a pour cauſe une trop grande réplétion des vaiſſeaux ſanguins?

R. Il faut mettre en uſage les ſaignées aux bras, que l'on réïtérera ſuivant la néceſſité; & on fera prendre à la malade des bouillons faits de bœuf & de veau, dans leſquels on mettra de-tems-en-tems, ſur chaque bouillon, un demi-gros ſoit de rapure de corne de cerf, ou de crâne humain; parce que cela diminue conſidérablement ces ſortes de flux menſtruels immodérés.

D. Lorſqu'un flux extraordinaire des menſtrues a pour cauſe la trop grande fonte du ſang, que faut-il faire aux malades?

R. Il faut leur faire uſer d'alimens de bon ſuc, & d'une facile digeſtion. On leur donnera, pour boiſſon ordinaire, une tiſane faite avec les racines de

grande confoude, de biſtorte, de tormentille, de plantain, & d'ortie piquante;
les fruits de ſumac, ou de berberis, avec
la régliſſe, & une ſuffiſante quantité
d'eau commune. Enfin, on appliquera
ſur les reins de la malade, des compreſſes trempées dans un oxycrat compoſé de deux parties d'eau de plantain,
ou de centinode, & d'une partie de vinaigre de vin; ou bien un cataplaſme
fait avec les poudres de bol d'Armé-
nie, & de ſang-de-dragon, & une ſuffiſante quantité de blancs-d'œufs battus
enſemble. Les fomentations faites ſur
le ventre de la malade, avec le vin
rouge, dans lequel on aura fait bouillir
des racines de biſtorte & de tormentille,
des fruits de ſumac, & des fleurs de roſes
de Provins, & quelques noix de cyprès,
peuvent être miſes en uſage. Enfin, une
potion compoſée avec les eaux diſtilées
de centinode, de bourſe-à-paſteur, de
plantain, & de pourpier, de chacune
deux onces, dans leſquelles on délaye
un gros de confection d'hyacinthe,
quinze grains de corail rouge préparé,
& où l'on ajoute dix gouttes de teinture
anodyne, & une once de ſyrop de berberis, ou de grande confoude, produit
de très-bons effets dans cette maladie.

D. La Chymie ne nous fournit-elle

pas des remedes particuliers contre ce flux immodéré des menſtrues ?

R. Elle nous en fournit d'excellens, & dont le propre eſt de corriger l'intempérie du ſang, d'en raſſembler les parties, & de fortifier les fibres des vaiſſeaux dans leſquels il eſt contenu : ces remedes ſont le ſafran de mars aſtringent, donné depuis dix grains juſqu'à un gros, dans la conſerve de coing, ou de conſoude : le ſel de Saturne, depuis deux grains juſqu'à quatre, dans un verre d'eau de plantain, ou de centinode : & les préparations du corail ; ſçavoir, de ſa poudre, depuis dix grains juſqu'à un gros ; de ſa diſſolution, depuis dix gouttes juſqu'à vingt ; de ſon magiſtere, depuis dix grains juſqu'à une demi-drachme ; ou de ſon ſel, depuis cinq grains juſqu'à quinze ; l'un ou l'autre pris dans un verre d'eau de centinode.

D. Comment enfin faut-il traiter une femme ou une fille attaquée d'un flux extraordinaire des menſtrues, qui a pour cauſe la trop grande âcreté du ſang ?

R. Il faut mettre la malade dans l'uſage des bouillons faits avec le veau, la jeune volaille, & les écreviſſes de riviere ; dans leſquels on ajoûtera, ſur chaque, dix grains de poudre de crâne humain, ou de celle de karabé, depuis dix grains

jufqu'à demi-drachme: & on lui donnera
une tifane faite avec deux onces de fquine,
autant de falfe-pareille, & un bâton de
réglifte, fur deux pintes d'eau commune,
après avoir fait bouillir le tout enfemble pendant un quart-d'heure, pour fa
boiffon ordinaire. On faignera auffi légerement la malade au bras ; enfuite elle
prendra, pendant quelque tems, le matin
à jeun, une écuellée de lait de vache, récemment tiré, & dans lequel on aura fait
éteindre plufieurs fois un morceau de fer
ou d'acier rougi au feu : ce remede eft
bon non-feulement pour adoucir le
fang, & calmer l'impétuofité des humeurs ; mais il eft encore propre pour
raffermir les fibres & les embouchures
des vaiffeaux, par où fe fait cet écoulement immodéré des menftrues. Enfin,
la malade ayant reçu du foulagement
de l'ufage de ces remedes, on la purgera de-tems-en-tems avec un verre
de décoction de fcolopendre & de po-
lypode de chêne, dans laquelle quantité
on aura fait boüillir, un inftant, une once
& demie de caffe récemment mondée,
avec un gros de rhubarbe, & où l'on
aura ajouté, après la colature, une once
de fyrop de rofes pâles.

Article

ARTICLE VIII.

Du Skirrhe de la Matrice.

D. QUe faut-il entendre par un skirrhe?

R. Il faut entendre une tumeur contre-nature, dure, sans douleur, sans sentiment & sans inflammation; qui arrive
indifféremment, tant aux parties internes, qu'aux externes du corps humain.

D. Quelles sont les causes des skirrhes
qui surviennent à la matrice des filles,
& des femmes?

R. Elles sont externes, & internes. Les
externes sont ordinairement l'applica-
tion des médicamens trop froids, ou trop
astringens, sur la région hypogastrique
des filles, ou des femmes nouvellement
accouchées, lorsqu'il leur arrive une inflammation à la matrice; ou des chagrins continuels; ou l'usage ordinaire
des alimens trop grossiers & remplis de
parties terrestres. Et les internes sont la
suppression, soit des menstrues des filles,
& des femmes qui ne sont point enceintes, ou de leurs lochies, lorsqu'elles sont
nouvellement accouchées, dont les sou-
fres terrestres & grossiers s'embarrassent

F

dans le tissu des glandes & des vaisseaux
de la matrice; lesquels joints aux acides
fixes qui s'y rencontrent, se coagulent, &
forment cette tumeur contre-nature.

D. Comment connoît-on que la matrice d'une fille, ou d'une femme, est
attaquée d'un skirrhe?

R. On le connoît par la grosseur, &
par la dureté de la matrice, que l'on ressent, en touchant avec la main la région
hypogastrique de la malade; ou avec le
doigt, lorsqu'on l'introduit dans le vagin, pour reconnoître l'orifice de la matrice, que l'on trouve pour lors plus
gros, plus dur, plus inégal, & plus court
qu'à l'ordinaire : d'ailleurs, une femme
ou une fille qui a le corps de la matrice
skirrheux, ressent des lassitudes par tout
le corps, & une grande pesanteur au bas-
ventre; elle a de la douleur aux reins,
aux aînes, & aux cuisses, avec une envie
fréquente d'uriner, & ses douleurs augmentent quand elle veut rendre ses autres excrémens.

D. Quel prognostic peut-on faire du
skirrhe de la matrice?

R. On peut assurer que cette tumeur
est incurable, si elle est ancienne & in-
dolente; & l'on peut, au contraire,
en tenter la cure, si elle est nouvelle &
susceptible de quelque sentiment de
douleur.

D. Que doit faire un Accoucheur, pour tenter la guérifon radicale d’un skirrhe à la matrice?

R. Il doit commencer par faire ob-ferver à la malade l’ufage régulier des chofes non-naturelles : c’eſt-à-dire, de ne lui faire ufer que d’alimens de bon fuc, & d’une facile digeſtion ; de lui te-nir le ventre libre ; de lui infpirer de la joie par l’efpérance d’une parfaite guéri-fon ; de lui régler le fommeil & la veille ; & de lui défendre l’ufage du coït, pen-dant celui des remedes qui conviennent à fa guérifon: il faut enfuite qu’il ait égard à la caufe de l’épaiffiffement des liqueurs arrêtées dans les glandes & dans le tiffu de la matrice ; &, pour cet effet, qu’il mette en ufage des remedes dont les par-ticules foient affez pénétrantes pour paf-fer au-travers de ces corps glanduleux & le long de leurs vaiffeaux, & y diffoudre la matiere tartareufe qui s’y trouve em-barraffée.

D. Dans quelle efpece de remedes trouvera-t-on ces qualités?

R. On les trouvera dans les prépara-tions du tartre, du mars, & de l’anti-moine. Par exemple, prenez une demi-livre de vitriol de mars, & de tartre cal-ciné en blancheur ; faites boüillir le tout dans trois pintes d’eau ; remuez la ma-

F ij

tiere jufqu'à ce qu'elle ait acquis une
confiftence de miel ; verfez deffus une
pinte d'efprit-de-vin, ou de bonne eau-
de-vie. Cela étant fait, vous verferez la
liqueur par inclination : vous en ferez
évaporer le tiers, & vous ajouterez à ce
qui reftera, deux gros de canelle en poudre. On donnera de cette teinture, depuis quinze gouttes jufqu'à vingt, dans
un verre de vin d'Efpagne, ou dans quelque eau fudorifique, comme de char-
don-bénit, ou de méliffe, ou de matricaire ; car c'eft un grand fecret d'exciter
la fueur, & de lever les obftructions des
vifceres du bas-ventre, pour guérir le
skirrhe de la matrice : &, par la même
raifon, on peut auffi mettre en ufage,
pour la guérifon de cette maladie, l'antimoine diaphorétique, depuis fix grains
jufqu'à vingt, pour chaque prife, dans
le boüillon ordinaire de la malade ; le
fafran de mars apéritif, depuis quatre
grains jufqu'à douze ; la teinture de ce
métal, depuis un gros jufqu'à demi-
once, l'un ou l'autre dans un boüillon ;
ou fon extrait, depuis dix grains jufqu'à un fcrupule ; ou bien le mars diaphorétique, depuis dix grains jufqu'à
vingt, l'un ou l'autre en bol, ou délayé
dans quelque liqueur hyftérique. On
peut enfin mettre en ufage, en pareil

tas, le cryftal de tartre martial, depuis quinze grains jufqu'à deux fcrupules, dans un bouillon ; l'efprit de tartre, depuis une drachme jufqu'à trois, dans une liqueur hyftérique ; la teinture de tartre, depuis dix gouttes jufqu'à vingt ; ou fon fel volatil, depuis dix grains jufqu'à feize, dans une liqueur convenable : le tout en obfervant d'avoir faigné la malade au bras, & de l'avoir purgée plufieurs fois, avant que de la mettre dans l'ufage de ces remedes, afin que leur efficacité fe fafle plus facilement reconnoître.

ARTICLE IX.

Du Cancer de la Matrice.

D. COmment doit-on regarder le cancer de la matrice?

R. On doit le regarder comme un ulcere rongeant, d'où il découle une matiere très-âcre & très-corrofive. *Ce que c'eft qu'un cancer.*

D. Quelles font les caufes des cancers de la matrice?

R. Ce font le plus fouvent des fleurs-blanches malignes, ou de vieilles gonorrhées ; & cela par l'érofion que ces vilains écoulemens font aux parties de la matrice. La fuppreffion des menftrues *Caufes du cancer de la matrice.*

peut encore occafionner un cancer à la
matrice; parce que les vaiffeaux fanguins
de cette partie, fe rempliffant de ce fang
vicié, ce même fang ne manque pas
d'y croupir & d'y fermenter : ce qui lui
donne un degré d'âcreté fi confidérable, qu'il ronge les vaiffeaux qui le contiennent, & forme des ulceres qui dégé-
nerent en cancers. Enfin, il peut arriver
des cancers à la matrice, par des apo-
ftèmes dégénérés après des inflammations à cette partie, qui ont été occafionnées par des accouchemens laborieux.

D. Quels font les fignes qui font connoître les cancers de la matrice?

Signes des
cancers de
la matrice.

R. Ce font des douleurs piquantes &
pefantes, que la malade reffent dans toute la région hypogaftrique, qui font fouvent accompagnées d'une difficulté d'u-
riner, & d'une grande laffitude dans
toutes les parties du corps ; il s'écoule
de la matrice une fanie féreufe, viru-
lente, fétide & noirâtre ; & quelquefois
il fort du fang en liqueur, & d'autres
fois en caillots, par le vagin de la matrice.

D. Quel prognoftic peut-on faire d'un
cancer à la matrice?

Prognoftic
que l'on

R. On doit regarder cette maladie
comme incurable : auffi n'y faut-il ap-

porter qu'une cure palliative, qui ne tende feulement qu'à tenir le mouve-ment des humeurs de fa caufe, comme en fufpens.

D. En quoi cette cure palliative doit-elle confifter?

R. Elle doit confifter dans l'obfer-vance d'un régime de vivre humeétant; comme de prendre des bouillons faits avec le bœuf, le veau & la jeune vo-laille, où l'on ajoutera quelquefois de-mi-once de femences-froides mondées : on pourra auffi, de tems-en-tems, faire cuire dans ces bouillons une vipere, ou des écreviffes ; parce que ces animaux abondent en fels volatils-alkalins, qui adouciffent & temperent l'acrimonie des humeurs. Et, pour boiffon ordinaire, la malade n'ufera que d'une tifane faite avec la rapure de corne-de-cerf & celle d'yvoire, la racine de fcorfonère, & un peu de canelle ; & l'on ajoutera de-tems-en-tems, fur chaque verre de cette ti-fane, une cuillerée de bon vin vieux. On peut auffi mettre en ufage une opiate, faite avec les confeétions d'hya-cinthe & d'alkermès, de chacune deux gros ; le corail préparé, demi-gros ; les yeux d'écreviffes & la poudre de vipere, de chacun un gros ; & une fuffifante quantité de fyrop d'œillets. On fera

F iiij

peut faire du cancer de la ma-trice.

Cure pal-liativede ce cancer.

prendre un gros de cette opiate à la malade, le matin à jeun ; ou bien on lui donnera, à la place de cette opiate, un gros de thériaque, ou d'opiate de Salomon, & quelquefois un grain de *laudanum*, ou quatre, six, ou huit grains de pilules de Starkey, lorsque les douleurs seront grandes. Il ne faut pas négliger de saigner au bras de-tems-en-tems la malade, afin d'empêcher que le sang ne se porte avec trop d'abondance vers la partie affectée. Les apéritifs, les diurétiques, & les forts purgatifs doivent être absolument bannis de cette cure palliative ; car ils ne manqueroient pas d'augmenter le mal, en augmentant le mouvement des liqueurs : il faut seulement se contenter de l'usage de la casse, de la rhubarbe, & du syrop de fleurs de pêcher.

ARTICLE X.

De l'Hydropisie de la Matrice.

D. QUe faut-il entendre par le mot d'*hydropisie* ?

Ce que c'est qu'une hydropisie.

R. Il faut entendre un amas contre-nature d'eaux, qui se forme indifféremment, soit dans toute l'habitude du corps humain, ou dans quelques-unes de ſes parties.

D. Eſt-il néceſſaire qu'un Accoucheur ait une parfaite connoiſſance de l'hydropiſie de la matrice?

R. Oui; & cela afin de ne pas ſe tromper dans les différences qu'il doit faire de cette maladie d'avec les skirrhes de la matrice, d'avec la groſſeſſe occaſionnée par un enfant qui peut être contenu dans cette partie.

Un Accoucheur doit connoitre l'hydropiſie de la matrice.

D. Quels ſont les ſignes diagnoſtics propres de l'hydropiſie de la matrice?

R. Ils ſont trois en général: ſçavoir, 1°. La tumeur du ventre, qui ne s'éleve pas en pointe à l'endroit de l'ombilic, comme dans la groſſeſſe: 2°. La malade ne reſſent point tant de peſanteur dans la région hypogaſtrique, que quand il y a un enfant dans ſa matrice; de-plus, ſes mammelles deviennent molles, pendantes & toutes flétries: 3°. Les eaux ſe font ſentir par leur fluctuation, lorſque l'on touche le ventre de la malade; ou bien elles s'écoulent quelquefois par l'orifice du vagin.

Signes diagnoſtics propres de cette hydropiſie.

D. Lorſqu'une femme eſt attaquée d'une hydropiſie de matrice, les eaux ſont-elles toujours renfermées dans la cavité de cette partie?

R. Non; au contraire, elles ſont aſſez

souvent contenues dans l'interſtice des membranes de la matrice, ou dans des poches particulieres que l'on nomme *kyſtes*.

D. Comment un Accoucheur peut-il connoître ſi les eaux ſont contenues dans la cavité de la matrice?

R. Il peut le connoître par l'attouchement du doigt, en l'introduiſant dans le vagin de la malade ; parce que, lorſque les eaux ſont renfermées immédiatement dans la cavité du corps de la matrice, l'Accoucheur remarque, outre la fluctuation des eaux, que l'orifice de la matrice eſt étroitement fermé : au-lieu qu'il le trouve toujours ouvert, quand les eaux ſont contenues dans l'interſtice des membranes de ce viſcere, à-moins que cette hydropiſie n'accompagne une véritable groſſeſſe d'enfant.

D. Quel prognoſtic un Accoucheur doit-il faire de l'hydropiſie qui ſurvient à la matrice?

Le prognoſtic que l'on doit faire de l'hydropiſie de la matrice.

R. Il doit regarder cette maladie comme peu dangereuſe, lorſqu'elle ne fait que commencer, ou quand les eaux étant renfermées dans la propre cavité de la matrice, s'écoulent d'elles-mêmes par ſon orifice & le long du vagin ; parce qu'elles ne croupiſſent pas long-tems, & ne deviennent point par-conſéquent âcres ni corrofives : au contraire, il doit défefperer de guérir une femme attaquée d'une ancienne hydropifie de matrice, particulierement de celle où les eaux font contenues dans l'interftice des membranes, ou dans des kyftes; car leur croupiffement dans ces endroits, les fait changer de nature, & elles deviennent fi âcres & fi corrofives,qu'elles caufentde la putréfaction aux parties dans lefquelles elles font contenues.

D. Que peut faire un Accoucheur, pour tenter la guérifon d'une hydropifie de matrice?

R. Il peut faire obferver à la malade un régime convenable,dans les fix chofes non-naturelles : il ne lui fera ufer que d'alimens defféchans & de bon fuc, comme des viandes rôties, & du pain blanc bien cuit : &, pour boiffon ordinaire, du vin clairet, ou d'une tifane fudorifique & apéritive, compofée de deux onces de gayac haché; de la fquine & de la falfe-pareille, de chacune une once; du faffafras & des hermodactes, de chacun demi-once; des racines d'afperges, de petit-houx, d'arrête-bœuf, de chardon-roland, de fraifier, & de fougère mâle, une poignée de chaque : on fera boüillir le tout dans quatre pots d'eau commune, pendant trois quarts-

Ce que l'on peut faire pour tenter la guérifon de cette maladie.

d'heure; & lorfqu'on fera prêt de retirer la tifane de deffus le feu, on y ajoutera une once de réglifſe effilée.

D. Faut-il purger une femme ou une fille attaquée de cette hydropifie?

R. Oui; & même il faut le faire très-fréquemment, avec une potion compofée d'un grand verre de décoction de moyenne écorce de fureau, & de racines d'iris *noftras* & de fouchet; dans laquelle quantité on fera infufer, ou boüillir un moment, deux gros de fenné, & un demi-gros de fel de tartre; & l'on y ajoutera deux onces de manne, avec une demi-once de fyrop de noirprun. On peut encore purger la malade, de quatre en quatre jours, jufqu'à parfaite guérifon, avec la poudre de jalap, depuis quinze jufqu'à trente grains; ou avec fa réfine, depuis fix jufqu'à douze grains; ou bien avec la fcammonée, depuis huit jufqu'à quinze grains, en bol, dans la conferve d'aunée. Il faut ici obferver, que comme ces purgatifs font un peu violens, on ne doit les donner qu'en moyennes dofes. Enfin, il faut faire enforte de procurer à la malade le plus de gayeté qu'il fera poffible.

CHAPITRE IV.

De la Conception des Femmes ; &
de ce qu'il eſt à propos de leur
faire après qu'elles ont conçû.

Dem. QUE faut-il entendre par
la conception des fem-
mes ?

Rép. Il faut entendre
un ou pluſieurs œufs de leurs ovaires, rendus prolifiques & féconds, par les eſprits de la ſemence de l'homme, & deſcendus, par la voye des trompes de la matrice, dans le fond de la cavité du corps de cette partie, pour y reſter, y être nourris, & y prendre l'accroiſſement ordonné par l'Auteur de la Nature. Ce que c'eſt que la conceptiᴏn des femmes.

D. La génération de l'homme ſe fait donc par le moyen des œufs contenus dans les ovaires des femmes ?

R. Oüi, & pluſieurs faits empêchent d'en douter : d'ailleurs ce ſyſtême paroît très-naturel, & très-conforme à la ſtructure des parties de la femme qui ſervent à la génération. Cependant, pour expliquer comme cela ſe peut faire, il faut penſer tout autrement que les Au Idée d'un nouveau ſyſtême ſur la génération de l'homme par le moyen des œufs.

teurs de ce fentiment, touchant la maniere dont les œufs de la femme font
rendus féconds par l'efprit féminal de
l'homme.

D. En quoi ces Auteurs fe font-ils
écartés dans leurs conjectures au fujet
de la fécondité des œufs de la femme?

R. Ils fe font écartés , en ce qu'ils
n'ont point fait attention qu'il eft impoffible , fuivant la ftructure & la fituation des trompes de la matrice des femmes, que ces deux tuyaux puiffent faire
deux fonctions prefque dans le même
moment ; fçavoir, de porter l'efprit féminal de l'homme de dedans la matrice
aux ovaires, & de rapporter fucceffive-
ment les œufs féconds, des ovaires dans
la matrice.

D. Surquoi faut-il fe fonder pour rejetter les préjugés de ces Anatomiftes ,
touchant l'ufage qu'ils attribuent aux
trompes de la matrice des femmes?

R. Il faut fe fonder fur ce qu'ils n'ont
point fait attention à quatre chofes :
1°. Que le corps de la matrice s'approche toujours de fon col dans le tems de
la copulation : 2°. Que les trompes, qui
prennent leur origine des côtés de la
matrice, fe trouvent obligées pour lors
de fuivre les mouvemens de cette partie : 3°. Que les ovaires font ftables dans

leur situation : 4° Que le pavillon des trompes n'embrasse pas étroitement les ovaires.

D. Que faut-il conclure de cela?

R. Il faut conclure qu'il est impossible que l'esprit séminal de l'homme soit porté, par les trompes, aux ovaires des femmes, pour en féconder les œufs.

D. De quelle maniere donc les œufs de la femme sont-ils rendus féconds par l'esprit séminal de l'homme?

R. Pour bien concevoir la chose, il faut considérer la matrice d'une femme, lors de la copulation, comme une terre dont les pores s'écartent quand le soleil, par l'activité de ses rayons, en frappe avec trop d'ardeur la superficie ; & se resserrent ensuite lorsque, par une petite pluye douce, elle se trouve arrosée. Ainsi l'on peut dire que, lors de la copulation, les parties de la matrice de la femme venant à s'échauffer, par les mouvemens amoureux qui s'y font pour lors ressentir, ses pores intérieurs se dilatent, & se resserrent aussi-tôt que la semence de l'homme s'y trouve versée, & ils pompent en-même-tems les parties les plus subtiles de cette même semence, que l'on appelle l'*esprit séminal.*

D. Que devient l'esprit séminal de l'homme, après qu'il est pompé par les pores intérieurs de la matrice de la femme?

R. Il entre dans les veines de cette partie, pour se mêler avec le sang qu'elles contiennent.

D. Il faut donc que le sang d'une femme soit rendu fécond par l'esprit séminal de l'homme, pour procurer la génération d'un fœtus?

R. Oüi, & on n'en doit certainement point douter.

D. Surquoi faut-il se fonder pour soutenir ce sentiment?

R. Il faut se fonder sur l'impossibilité qu'il y a de faire passer l'esprit séminal de l'homme, par la voye des trompes de la matrice, jusques dans le centre des vésicules qui forment les ovaires; puisque l'origine & l'insertion de ces deux tuyaux répugnent à cet usage: ainsi l'on doit avoir lieu de croire, que le sang de la femme étant rendu fécond par les esprits séminaux de l'homme, ces mêmes esprits se trouvant contenus dans ce véhicule, sont bien plus facilement portés dans le centre de toutes les vésicules qui composent les ovaires, par la voye des arteres spermatiques, suivant les loix de la circulation.

D. Que deviennent ces œufs, après qu'ils ont reçû ce principe de fécondité?
R. Ils

R. Ils fe détachent des ovaires , & font conduits, par le moyen des trompes, jufques dans la cavité de la matrice.

D. Comment cela fe peut-il faire?

R. Pour le bien entendre, il faut faire attention à trois chofes: 1°. A la configuration des œufs contenus dans les ovaires, & à la maniere qu'ils y font attachés: 2°. A la délicateffe de la membrane commune qui contient tous ces petits œufs , rangés les uns à côté des autres: 3°. A la façon dont le pavillon des trompes fe trouve attaché à cette membrane celluleufe;

D. Que réfulte-t-il de cela?

R. Il en réfulte des raifons qui font voir, que lorfque quelqu'un de ces œufs a reçû fon principe de fécondité, il ne manque pas de fe gonfler par la raréfaction de la liqueur animée qu'il contient; de-forte que venant ainfi à fe gonfler, il oblige la membrane extérieure de l'ovaire , qui eft très-déliée , à lui livrer paffage : & comme ce paffage ne fe peut faire fans caufer une efpece de petit tiraillement dans les fibres délicates de cette membrane, qui l'oblige à fe contracter pour aider à la fortie de ce petit œuf, il faut croire que comme les filets membraneux qui forment le morceau

G

déchiré des trompes, y font adhérens, il eſt impoſſible qu'ils ne ſuivent ce mê-me mouvement de contraction ; ainſi ces filets venant à ſe raccourcir, il arrive que le pavillon de la trompe s'approche de la circonférence de l'ovaire, & re-çoit dans ſa cavité l'œuf fécond, qui ſe trouve enſuite conduit le long de cette cavité, juſques dans celle du corps de la matrice.

D. Qu'arrive-t-il enſuite ?

Il arrive que ce petit œuf n'eſt pas plus tôt deſcendu dans la cavité de la matrice, que l'embouchure des petits vaiſſeaux qu'il a tirés des arteres & vei-nes ſpermatiques en partant de l'ovaire, s'attache & s'abouche dans les pores in-térieurs du fond de la matrice, pour y former le *placenta* & le cordon ombilical de l'enfant, par où ſe fait la circulation mutuelle du ſang & des autres liqueurs nourricieres de ſa mere avec lui, & de lui avec ſa mere.

D. Tous les œufs qui deſcendent dans la matrice, ſont-ils toujours dans un état parfait de fécondité ?

R. Non ; & c'eſt la raiſon pour la-quelle il y a des femmes qui ſont ſi ſu-jettes à ne faire que des faux-germes.

D. D'où peut-on tirer la cauſe de cela ?

R. On ne peut la tirer que du feul tempérament des femmes ; les unes , pour avoir la matrice trop remplie d'humidités , qui émouffent la vîtefſe du mouvement des eſprits féminaux de l'homme ; les autres, par la viſcofité de leur ſang, en embarraſſant trop ces mêmes eſprits ; les autres, par la trop grande agitation de leur ſang, qui cauſe non-ſeulement la diſſipation des eſprits de ce liquide , mais auſſi de l'eſprit féminal de l'homme, qui s'y étoit inſinué; & les autres enfin , par la diſpoſition non-naturelle des véſicules des ovaires, & de celle de la liqueur qui y eſt contenue.

D. Peut-on reconnoître des ſignes certains de conception, dans le commencement de la groſſeſſe des femmes ?

R. Non, quoique nombre d'Auteurs en ayent propoſé pluſieurs ; car ce qu'ils nous en ont dit , eſt très-équivoque : & pour preuve de cela , c'eſt que les dégoûts, les vomiſſemens , les friſſons chatoüillans des mammelles , du mammelon, & du col de la matrice, & l'elevation du ventre & du nombril, que ces Auteurs propoſent pour ſignes de la conception , ſont tous des ſymptômes qui arrivent même aux jeunes filles lorſque leurs menſtrues ſont retardées, ou ſupprimées. On ne peut point encore prendre

pour figne certain d'une véritable groffefle, la fuppreffion des menftrues ; puifqu'il y a des femmes qui deviennent groffes, fans jamais avoir eu cette forte d'é-
vacuation ; & d'autres qui font réglées
dans l'ecoulement de ce fang, jufqu'au
quatriéme, cinquiéme, fixieme & feptiéme mois de leur groffeffe.

D. Que doit-on conclure de ces ob-
fervations ?

R. On doit conclure qu'il n'y a point
abfolument de fignes certains de la conception des femmes dans le commencement de leur groffeffe ; puifque l'on ne
peut pas même établir, à ce fujet, aucune conjecture certaine fur l'augmentation de leur ventre, ni fur les mouvemens que quelques-unes reffentent
dans la région de la matrice, après même quatre mois de prétendue groffeffe ;
car leur ventre peut groffir par des humeurs fuperflues, & d'ailleurs la matrice
eft naturellement fufceptible de mouvemens convulfifs.

D. Combien doit-on reconnoître en
général d'efpeces de groffeffe des femmes ?

On doit
reconnoître
deux efpe-
ces de grof-
feffe des
femmes.

R. On doit en reconnoître de deux
efpeces ; la groffeffe naturelle, ou celle
dans laquelle une femme eft groffe d'un
ou de plufieurs enfans ; & la groffeffe

non-naturelle, qui eſt celle où la nature, au-lieu d'engendrer ſon ſemblable, dégénère, & produit des choſes informes; comme un faux-germe, une mole, des vents, des eaux, ou d'autres corps étrangers.

D. En quoi les ſignes de ces deux eſpeces de groſſeſſe, different-ils entr'eux?

R. Ils different, en ce que dans la véritable groſſeſſe, le ventre des femmes s'applatit auſſi-tôt que leurs menſtrues ſe trouvent ſupprimées, ſuppoſé qu'elles les ayent eues, & qu'elles ſe ſuppriment; & cela dure de cette façon, juſques vers la fin du deuxiéme mois, qui eſt le tems où leur ventre commence de jour en jour à groſſir & à augmenter: &, au contraire, dans la groſſeſſe non-naturelle, leur ventre groſſit auſſi-tôt que leurs menſtrues ſe trouvent ſupprimées, & dès le commencement qu'elles ſe croyent groſſes, & il augmente toujours juſqu'à la fin du troiſiéme mois, qui eſt aſſez ordinairement le tems où la nature ne manque guéres de ſe délivrer de ce qui peut y avoir d'étranger dans leur matrice.

Différence des ſignes de ces deux eſpeces de groſſeſſe.

D. Dans quel tems peut-on certainement reconnoître ſi une femme eſt groſſe?

R. Ce ne peut être que vers le tems du quatriéme mois & demi, parce qu'a-

Tems dans lequel on peut recon-

vant ce tems-là, on n'en peut rien dire
de positif ; car ce qui peut être enfermé
dans la matrice, avant ce tems, soit enfant, faux-germe, ou mole, est si petit,
qu'on ne peut en juger que par conjecture.

D. Lorsqu'une femme est parvenue au
terme de quatre à cinq mois de suppression de ses menstrues, par quels moyens
peut-on reconnoître si sa grossesse est naturelle ?

R. Par deux moyens ; par le mouvement sensible de l'enfant ; & par l'introduction du doigt dans le vagin, pour reconnoître l'état de l'orifice de la matrice.

D. Dans quelle situation un Accoucheur doit-il faire mettre une femme,
pour bien reconnoître les mouvemens
sensibles de son enfant ?

R. Il doit la faire coucher, le dos sur
le travers d'un lit, les genoux élevés, &
les talons contre les fesses ; & lorsqu'elle
est dans cette situation, il faut qu'il examine si la région hypogastrique de son
ventre, ne se trouve pas plus dure & plus
tendue que l'épigastrique : il faut ensuite
qu'il prenne le ventre de la femme, par
les deux côtés, avec ses deux mains applaties, & qu'il lui donne quelques petites secousses de côté & d'autre ; & dans
le même moment qu'il pose une de ses

mains applatie fur l'endroit le plus dur & le plus tendu de cette capacité, s'il y a un enfant, il ne manquera pas de fe faire fentir par des mouvemens fenfibles & diftincts, à-moins qu'il ne fût très-foible.

D. N'arrive-t-il pas des mouvemens à la matrice lorfqu'elle eft remplie, foit d'u-ne mole, d'un faux-germe, ou de quelqu'autre corps étranger ?

R. Oui; mais ces mouvemens font dif-férens de ceux que fait un enfant, en ce que les mouvemens que ces corps étran-gers caufent à la matrice, ne font que des mouvemens convulfifs, & de la totalité de ce vifcère; au-lieu que ceux d'un en-fant fe font fentir diftinctement, & par des parties différentes, qui fe remuent les unes après les autres.

D. Dans quelle fituation un Accou-cheur doit-il faire mettre une femme, pour reconnoître, par la difpofition de l'orifice de fa matrice, fi elle eft vérita-blement groffe ?

R. Il doit la faire placer un peu ac-croupie, comme fi elle vouloit aller à la felle; &, dans cette fituation, il faut qu'il introduife le doigt du milieu d'une de fes mains, dans le vagin, en le faifant couler le long de la partie poftérieure de ce conduit, jufqu'à la partie moyen-ne de l'os *facrum*, pour reconnoître l'é-

Situation dans la-quelle il faut faire mettre une femme, pour recon-noître, par la difpofi-tion de l'o-rifice de fa tat où ſe trouve l'orifice de la matrice?

D. Pourquoi faut-il avoir égard à l'é-
tat dans lequel ſe trouve l'orifice de la
matrice d'une femme, pour juger du
tems de ſa groſſeſſe?

R. C'eſt parce que cet orifice change
de figure, ſuivant la dilatation plus ou
moins grande que ſouffre la matrice :
par exemple, lorſqu'une femme ſe croit
groſſe d'environ quatre à cinq mois, on
trouve l'orifice de cette partie fort fer-
ré & très-court, & ſon corps plein &
très-tendu; & vers la fin de la groſſeſſe
cet orifice ſe trouve comme confondu,
par ſon élargiſſement, avec ce même
corps, & ils ne font enſemble qu'un
globe régulier.

D. Lorſqu'une femme ſe reconnoît
véritablement groſſe, que doit-elle obſerver?

R. Elle doit obſerver, le mieux & le
plus réguliérement qui lui ſera poſſible,
la bonne regle des choſes non-naturelles : C'eſt-à-dire, 1°. qu'elle évitera un
air trop chaud, ou trop froid, de-peur
de s'attirer des rhûmes & des toux violentes : 2°. Elle mangera peu & ſouvent,
& uſera des meilleurs alimens, qu'elle
pourra avoir, en évitant, autant qu'il lui
ſera poſſible, tous les fruits cruds & les
ſalades, afin de ne point être attaquée

de cours-de-ventre violens; elle évitera aussi l'excès des boissons trop apéritives & fondantes, telles que sont les vins blancs, soit de Canarie, ou de Champagne, l'eau-de-vie, & toutes les liqueurs capables d'augmenter avec excès le mouvement du sang; parce que toutes ces choses sont propres à occasionner des pertes-de-sang très-dangereuses : 3°. Elle observera encore le repos que demande le tems de la nuit : 4°. Elle évitera, pendant le jour, tous les exercices violens : 5°. Elle ne négligera point de faire usage de quelques remedes généraux, lorsqu'ils lui seront nécessaires & sagement ordonnés : 6°. Enfin elle fera en-sorte d'éviter tout ce qui peut être capable de lui faire peur, & de lui frapper fortement l'imagination; elle ne doit pas non-plus se mettre en colere, ni se chagriner de son état : au-contraire, il faut qu'elle se réjoüisse un peu de tems-en-tems. En observant toutes ces choses, elle conduira plus heureusement sa grossesse jusqu'au terme de son accouchement.

D. Quels sont les remedes généraux dont les femmes-grosses peuvent faire usage?

R. Ce sont des lavemens, des saignées, & des potions purgatives.

femmes-groffes peuvent faire ufage.

D. Les lavemens font donc utiles aux femmes-groffes?

R. Oui, & particuliérement à celles qui font attaquées de vapeurs, de fuffo-cations, de naufées, de douleurs de coliques, ou de quelques autres accidens de la groffeffe. Il faut approprier chaque lavement à chacun de ces accidens en particulier, & à la compléxion des femmes qui font dans l'état de groffeffe.

Des lavemens.

D. On peut donc faire ufer de plufieurs efpeces de lavemens aux femmes-groffes?

R. Oui; l'on peut mettre en ufage les lavemens purgatifs, pour celles qui font d'un fort tempérament, dont le ventre eft conftipé, & quand les lavemens les plus fimples ne leur ont produit aucun effet; les lavemens déterfifs conviennent aux moins fortes; & les anodyns font propres à celles qui fe trouvent attaquées, foit de coliques, ou de dyffenterie, pour appaifer ces accidens, ou pour rafraîchir & humecter feulement les inteftins.

D. De quoi peut-on faire un lavement purgatif, propre à une femme groffe?

Lavement purgatif, propre aux femmes-groffes.

R. On peut le compofer avec une fuffifante quantité de décoction émolliente, faite avec les feüilles de mauve, de

guimauve, de bouillon-blanc, de pariétaire, de mercuriale, & de féneçon;
dans laquelle on diſſoudra deux onces
de miel de fumeterre, ou de violettes,
ou une once de lénitif ſimple, ou pareille quantité de catholicon double de
rhubarbe.

D. De quoi faut-il ſe ſervir pour faire
un lavement déterſif propre aux femmes-groſſes?

R. Il faut ſe ſervir d'une ſuffiſante
quantité de décoction faite avec le
bouillon-blanc, l'aigremoine, les fleurs
de roſes, de camomille, & de mélilot;
à quoi l'on ajoutera deux onces de miel
roſat, ou violat, pour chaque lavement.

D. Quels ſont les lavemens anodyns,
dont les femmes-groſſes peuvent faire
uſage?

R. Ce ſont ceux que l'on fait avec le
boüillon de tripes, ou de tête de mouton
avec ſon poil, & la graine de lin. Enfin,
on en peut encore faire qui tiennent le
milieu entre ceux dont on vient de donner la deſcription; & cela avec une ſimple décoction de ſon de froment lavé,
ou le petit-lait, ou même l'eau de riviere,
ſans aucune addition. Souvent ces ſimples lavemens ſont ceux dont on tire les
plus prompts ſoulagemens, qui font le
plus de bien aux femmes-groſſes, & cela
ſans crainte.

D. Eſt-ce une bonne pratique de ſaigner les femmes pendant qu'elles ſont
groſſes ?

De la ſai-
gnée faite
aux fem-
mes groſ-
ſes.

R. Oui , particuliérement celles qui
ſont d'une conſtitution fort pléthorique,
dont les enfans ſe font ſentir forts & vigoureux , & qui ne ſe trouvent pas ordinairement affoiblies par la ſaignée : on
peut auſſi ſaigner celles qui , dans le
commencement de leur groſſeſſe , ne
peuvent uſer que de mauvais alimens,
& qui ſouffrent un dégoût général pour
tous ceux qui ſont capables de leur produire un bon ſuc. Enfin , on doit ſaigner
celles qui ſe trouvent attaquées de laſ-
ſitudes , d'envies-de-vomir, de vomiſſemens , de foibleſſes, ou de légeres pertes-
de-ſang, qui ſont des marques d'une
ſurcharge évidente d'humeurs , dont un
enfant trop délicat ne peut conſumer
qu'une partie : ce qui fait que la nature
a beſoin d'une évacuation, qui ne ſe peut
faire plus commodément & plus promptement que par la ſaignée. Mais quand,
au contraire , une femme-groſſe ſe porte
bien, & qu'elle n'a aucun des accidens
dont je viens de parler, il ne faut point
ſeulement regarder la ſaignée comme
inutile , mais encore comme très-préju-
diciable ; parce que le ſang fourniſſant la
nourriture de l'enfant, une ſaignée faite

mal-à-propos eft capable de faire avancer l'accouchement.

D. Peut-on purger les femmes pendant qu'elles font groffes d'enfant?

R. Oui, particuliérement celles chez qui la faignée (qui eft le meilleur remede pour calmer les accidens de leur état) n'a point de lieu, pour les raifons que je viens de rapporter ; de-forte que c'eft une néceffité abfolue de leur faire quelques remedes, afin d'éviter le danger d'un accouchement prématuré : il faut pour lors chercher ce fecours dans les purgatifs, en obfervant de commencer par les plus fimples, pour venir enfuite à l'ufage de plus compofés , fuppofé que les fimples ne réüffiffent pas.

D. Qu'eft-ce que les purgatifs ont de particulier, au-deffus de la faignée, pour les femmes-groffes?

R. Ce qu'ils ont de particulier confifte, en ce que dans la faignée, on évacue les bonnes humeurs avec les mauvaifes ; mais , au contraire, l'on ne vuide que les mauvaifes, en faifant paffer un purgatif le long de l'œfophage , de l'eftomac , & du canal inteftinal, qui font des parties affez remplies de fuperfluités : cependant on doit toujours réfléchir fur l'état préfent d'une femme-groffe , avant que de la mettre dans l'ufage de ces remedes.

On peut purger les femmes-groffes.

Ce que les purgatifs ont au deffus de la faignée, pour les femmes-groffes.

D. Quels font les purgatifs qui conviennent le mieux aux femmes-groffes ?

Purgatifs
propres aux
femmes-
groffes.

R. Ce font les folicules de fenné, la rhubarbe, le fel végétal, la manne, la caffe, le catholicon double de rhubarbe, le lénitif fin, les fyrops de fleurs de pêcher, de rofes pâles, de chicorée fimple, & compofé, & celui de pommes laxatif ; parce que ces remedes ne peuvent caufer aucun défordre.

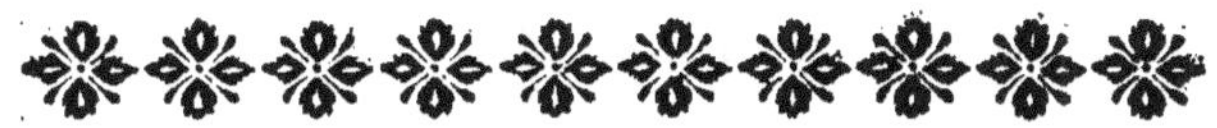

CHAPITRE V.

Des Maladies qui peuvent attaquer les Femmes après qu'elles ont conçû.

Dem. UELLES font les maladies qui peuvent attaquer les femmes après qu'elles ont conçû, & qui doivent être connues d'un parfait Accoucheur ?

Maladies
qui peu-
vent atta-
quer les
femmes a-
près qu'el-
les ont
conçû.

Rép. Ce font le vomiffement ; des douleurs dans les mammelles ; la toux, l'oppreffion & la difficulté de refpirer ; des douleurs dans les lombes, dans les aînes & dans toute la région hypogaftrique ; la difficulté d'uriner ; des enflûres œdé-

mateufes qui furviennent aux jambes,
aux cuiffes, & aux lévres de l'orifice du
vagin; des flux de ventre; un flux menftruel; des pertes-de-fang; des hemorrhoïdes à l'anus; la goutte-crampe; des
tumeurs variqueufes & douloureufes aux
cuiffes & aux jambes; & la vérole.

ARTICLE Ier.

Du Vomiffement qui arrive aux Femmes-groffes.

D. QU'eft-ce que le vomiffement?

R. C'eft une affection contre-nature, qui confifte dans une irritation convulfive de toutes les fibres de l'efto-mac, lefquelles venant à fe contracter, refferrent fi violemment les parois de ce vifcere, qu'il eft obligé de fe décharger de tout ce qu'il contient.

D. Qu'eft-ce qui peut caufer le vomiffement aux femmes-groffes?

R. Plufieurs chofes. Cet accident eft quelquefois caufé par une trop grande réplétion des vaiffeaux fanguins; ou bien il eft occafionné par la trop grande extenfion que fouffrent, pendant la groffeffe, les filets nerveux de la matrice; lefquels, par le moyen du nerf

intercoſtal, communiquent leur irritation aux pléxus nerveux de l'eſtomac.
Enfin, le vomiſſement des femmes-groſſes arrive encore aſſez ſouvent par des
digeſtions viciees, que leur cauſent des
flux d'humeurs catarrhales, qui ſe jettent
avec trop d'abondance dans leur eſtomac.

D. Quel prognoſtic un Accoucheur
peut-il faire du vomiſſement qui arrive
aux femmes-groſſes?

Le prog-
noſtic que
l'on peut
faire de ce
vomiſſe-
ment.

R. Il doit regarder cet accident comme de peu de conſéquence, lorſqu'il ne
dure que peu de jours, & ſans d'autre
complication; au contraire, il doit craindre un accouchement avancé, lorſque
ce vomiſſement continue plus long-
tems, & qu'il eſt accompagné du hoquet.

D. Quelle regle faut-il tenir, pour
traiter une femme-groſſe attaquée de
vomiſſement?

Régle qu'il
faut tenir,
pour traiter
une fem-
me-groſſe
attaquée de
vomiſſe-
ment.

R. La meilleure & la plus ſûre eſt
de bien examiner ſes forces & ſon tempérament; de chercher à reconnoître la
véritable cauſe de cet accident; & d'ordonner à la malade, dans le tems qu'elle
le pourra faire, l'uſage des alimens capables de produire une bonne nourriture.

D. Eſt-il toujours au pouvoir d'un
Accoucheur

Accoucheur, de faire pratiquer à une femme-grosse, ce qui lui est ordonné pour ses alimens, lorsqu'elle est attaquée de vomissement?

R. Non; & cela est si vrai, que quiconque voudroit forcer une femme-grosse, de prendre ce qui n'est pas de son goût, feroit considérablement augmenter son mal; de-sorte que c'est beaucoup faire, en pareil cas, de l'empêcher d'user des choses absolument mauvaises.

D. Pourquoi faut-il qu'un Accoucheur ait égard au tempérament & aux forces d'une femme-grosse, pour la traiter avec méthode, lorsqu'elle est attaquée de vomissement?

R. C'est afin de lui administrer, avec plus de regle & de justesse, les médicamens qui conviennent à sa guérison : par exemple, si une femme-grosse est d'un tempérament sanguin, ce qui se connoît par la force de son pouls, & en lui demandant, si avant sa grossesse, elle avoit ses régles avec abondance, alors le remede qui est le plus efficace pour elle, est la saignée au bras, qu'il faut réïtérer suivant les forces de la malade; parce qu'en diminuant la masse de son sang, on diminue en-même-tems la tension que peuvent souffrir, dans ce cas, les vaiſſeaux ſanguins de ſon eſtomac.

D. Lorſque le vomiſſement qui atta-que une femme-groſſe, n'a pour cauſe que le ſeul changement de l'habitude de ſon eſtomac, occaſionné par celui de ſa matrice, que faut-il lui faire?

R. Il faut lui faire obſerver un grand repos; &, ſi elle eſt ordinairement conſtipée, on lui fera recevoir des lave-mens compoſés avec le lait doux, ſans miel; ou bien avec la décoction de ſon lavé, dans laquelle on mettra, pour cha-que lavement, deux onces de miel vio-lat. Elle pourra recevoir de ces reme-des, de trois en trois jours, dans le tems du vomiſſement.

D. Comment enfin un Accoucheur doit-il traiter une femme-groſſe, dont le vomiſſement a pour cauſe des digeſ-tions viciées par le flux de quelques hu-meurs catarrhales, qui ſe jettent avec trop d'abondance dans ſon eſtomac?

R. Le meilleur parti qu'il doit pren-dre, dans ce cas, eſt de mettre la ma-lade dans l'uſage des legers purgatifs; comme de la teinture de rhubarbe, un peu ſucrée, dont elle prendra, trois jours de ſuite, un ou deux petits verres, le ma-tin à jeun: & ſi la rhubarbe ne ſuffit pas, il fera infuſer un gros de cette dro-gue avec une once de manne, dans un verre d'eau, où il ajoûtera, après avoir coulé son infusion, une once de syrop de pommes laxatif : ou bien il prendra quatre gros de moëlle de casse récemment mondée, qu'il fera boüillir un instant dans deux verres d'eau, avec une once de manne, & où il mêlera, après avoir coulé le tout, une once de syrop de pommes composé. Il donnera ce petit purgatif en deux prises, à deux heures l'une de l'autre, en observant de faire prendre à la malade un boüillon de viande, dans l'intervalle de chaque prise de ce remede.

ARTICLE II.

Des Douleurs que les Femmes-grosses ressentent dans les Mammelles.

D. Qu'est-ce qui peut être la cause des douleurs dans les mammelles, que ressentent les femmes dans les premiers tems de leur grossesse ?

R. Ce ne peut être que la plénitude de leurs vaisseaux sanguins, par rapport à la suppression de leurs menstrues ; parce qu'un enfant contenu pour lors dans la matrice, n'est point encore en état de recevoir autant de sang, & d'autres sucs nourriciers, pour son accroissement, qu'une femme a coûtume de perdre de sang, chaque mois, avant que de venir grosse.

D. Que faut-il faire observer aux femmes-grosses, lorsqu'elles se trouvent attaquées de ces sortes de douleurs?

R. Il faut leur faire observer de ne pas trop se contraindre dans leurs habits, de-peur de se meurtrir les mammelles, qui sont très-sensibles en cette occasion; de-plus, on aura soin de leur frotter ces parties avec de l'onguent *populeum*, & d'appliquer dessus des linges trempés dans du lait de vache nouvellement tiré & un peu chauffé. Enfin, si ces remedes ne suffisent pas pour calmer ces sortes d'accidens, on mettra en usage de legeres saignées au bras, des lavemens émolliens & rafraîchissans, & des nourritures rafraîchissantes & peu nourrissantes.

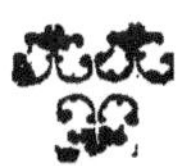

ARTICLE III.

De la Toux, de l'Oppression, & de la Difficulté de respirer des Femmes-grosses.

D. QU'est-ce que la toux ?

R. C'est une convulsion qui se fait ressentir dans toute l'étendue de la membrane qui tapisse intérieurement, tant le *larynx*, que toute la trachée-artere, & les bronches du poûmon ; & qui ne cesse point jusqu'à ce que la cause qui l'a excitée, soit chassée hors de ces parties.

D. Quelles sont les causes en général de la toux qui attaque les femmes-grosses ?

R. Elles sont trois ; la primitive, l'antécédente, & la conjointe.

D. Quelle est la primitive ?

R. C'est ordinairement un grand froid ; & quelquefois aussi le sang de la malade, qui se trouve naturellement bilieux, & qui est devenu âcre, par le dérangement de son état, & par le mauvais usage qu'elle fait des choses non-naturelles.

D. Quelle est l'antécédente ?

R. C'est l'humeur séreuse qui se sépare

Ce que c'est que la toux.

Causes de la toux qui attaque les femmes-grosses.

Les causes primitives de cette toux.

Sa cause

H iij

dans les glandes falivaires, & dans toutes celles qui font parfemées dans la fubftance du poumon; cette humeur étant
devenue acre par le moyen des caufes
primitives que nous venons de rapporter.

D. Quelle eft la caufe conjointe?

R. C'eft cette même humeur féreufe,
qui tombe dans la cavité du *larynx*, &
qui coule dans la trachée - artere ; laquelle humeur, par fon acrimonie, irrite la membrane qui tapiffe intérieurement ce conduit; de maniere que cette
membrane, qui eft d'un fentiment très-
exquis, entre dans un mouvement con-
vulfif, qui ne ceffe point que cette humeur acre n'en foit chaffée dehors.

D. Quel prognoftic un Accoucheur
doit-il faire de la toux qui furvient aux
femmes-groffes?

R. Il doit la regarder comme un des
plus fàcheux fymptômes qui puiffe leur
arriver; puifqu'elle leur caufe très-fouvent des vomiffemens, & des pertes-de-
fang, & qu'elle avance même le tems de
leur accouchement, par les fecouffes fâ-
cheufes que fouffrent leur poitrine &
tous les vifcéres de leur bas-ventre.

D. Quelle régle un Accoucheur doit-il
tenir, pour guérir la toux qui furvient
aux femmes-groffes?

R. La meilleure & la plus sûre est de suivre les mouvemens de cette maladie & des accidens qui l'accompagnent ; & d'avoir égard en-même-tems aux causes qui l'ont pû occasionner, & au temperament de la malade.

D. Lorsque la toux a eu pour cause primitive un grand froid, que faut-il faire à la malade ?

R. Il faut la faire mettre dans un lieu où l'air soit tempéré ; & lui faire prendre, chaque soir, avant qu'elle se mette au lit, quelques cuillerées de vin rouge vieux, & cuit de la maniere suivante : Il faut prendre un demi-septier de vin, deux gros de canelle concassée, quelques clous de gérofle, & quatre onces de sucre-candi ; on mettra le tout dans une écüelle d'argent, ou de terre vernissée, sur un grand feu de charbon, & l'on fera boüillir ce mélange jusqu'à consistence de syrop : ensuite l'on coulera ce vin, & on le gardera pour l'usage.

D. Lorsque la toux a pour cause une trop grande chaleur & une acrimonie du sang, & que, par sa violence, elle occasionne des vomissemens, ou des gorgées de sang à la malade, que faut-il lui faire ?

R. Il faut promptement lui tirer deux palettes de sang ; ce qu'il faudra réïtérer

H iiij

suivant la nécessité, & lui faire user d'a-
limens humectans & rafraîchissans, comme de petites soupes mitonnées & très-
peu salées; parce que ces alimens sont
très-faciles à digérer. A l'égard de la
boisson ordinaire, la malade n'usera que
d'une tisane faite avec une once & demie
de dattes, de jujubes, de sébestes, &
deux figues, sur trois pintes d'eau, que
l'on fait boüillir ensemble pendant un
demi-quart d'heure; il faut qu'elle boive
cette tisane un peu tiéde : l'on pourra
mettre, de-tems-en-tems, sur chaque
verre de tisane, une demi-once de syrop de violettes, ou de mûres. Enfin, on
peut aussi donner à la malade des boüillons de lait de vache nouvellement tiré,
dans lesquels on mettra un peu de sucre-
candi.

D. Si dans cet état la malade se trouve
constipée, peut-on lui faire recevoir
quelques clysteres?

R. Oüi; & on lui fera ces remedes
avec une décoction émolliente, & deux
onces de miel violat: on peut aussi purger ensuite la malade avec un verre de
sa tisane ordinaire, dans laquelle quantité on aura fait infuser un gros de rhubarbe, & fondre une once de manne.
Enfin, on peut faire prendre à une femme-grosse attaquée de la toux, trois ver-

res, par jour, d'une émulſion tiéde, faite avec une ſuffiſante quantité d'eau de poulet, une once des quatre ſemences froides majeures, mondées & concaſſées, quatre amandes douces mondées & pi-lées, & un peu de régliſſe ; & l'on peut faire avaler à la malade, tous les ſoirs, une heure après ſon boüillon, une once de ſyrop de pavot rouge, dans un verre de ſa tiſane ordinaire.

D. Lorſque, dans la toux, une femme-groſſe rend des crachats épais & viſ-queux, comme il arrive dans les gros rhumes, que faut-il faire à la malade?

R. Il faut lui faire une légere ſaignée au bras, pour éviter un crachement de ſang ; & lui faire uſer enſuite, pour boiſſon ordinaire, d'un hydromel compoſé avec une poignée d'orge mondé, & une cuil-lerée de miel de Narbonne, ou de miel commun, que l'on fait boüillir dans deux pintes d'eau de riviere, pendant un quart-d'heure, & juſqu'à ce que le tout ne jette plus d'écume : on trouvera, par l'uſage de cet hydromel coulé, qu'il n'y a rien de meilleur pour bien adoucir l'humeur qui cauſe la toux ; parce qu'il déterge la matiere des crachats, de maniere que les malades les expulſent très-facile-ment hors de leur poitrine : il faut d'ail-leurs obſerver de ne pas ſouffrir de froid.

D. Que doit-on entendre par la difficulté de respirer?

R. On doit entendre un état dans lequel les personnes qui en sont attaquées, ne sçauroient faire circuler l'air dans leurs poümons qu'avec effort & douleur.

D. Qu'est-ce qui peut causer la difficulté de respirer aux femmes-grosses?

R. Plusieurs choses : souvent c'est la trop grande réplétion de leurs vaisseaux sanguins : ou bien la trop grande extension de leur matrice, par rapport à la grosseur de l'enfant & de ses eaux, qui y sont contenus. Enfin, la difficulté de respirer peut encore survenir aux femmes-grosses, par quelque vice qu'elles ont au poümon, comme celles qui sont asthmatiques.

D. Lorsque la difficulté de respirer d'une femme-grosse, a pour cause la trop grande réplétion des vaisseaux sanguins, que faut-il lui faire?

R. Il faut lui faire quelques saignées du bras, dans quelque tems de grossesse qu'elle puisse être : cela donnera la liberté à son poümon de se mouvoir plus facilement.

D. Pourquoi la trop grande extension de la matrice d'une femme-grosse, lui cause-t-elle une difficulté de respirer?

R. C'eſt parce que cette extenſion releve trop en-haut les autres viſceres du
ventre inférieur ; ce qui empêche le
mouvement libre du diaphragme , &
par-conſéquent celui des poûmons.

D. Que faut il qu'une femme-groſſe
ait ſoin d'obſerver dans cet état?

R. Il faut qu'elle obſerve de ſe tenir
au large dans ſes habits; de manger peu
& ſouvent ; de n'uſer que d'alimens de
bon ſuc & de facile digeſtion; & d'éviter
tous ceux qui ſont venteux & viſqueux,
comme ſont la plus grande partie des
légumes.

D. Lorſqu'une femme-groſſe eſt attaquée d'un aſthme , que faut-il lui faire ?

R. Il faut la purger ſouvent, avec deux
onces de manne, un gros de rhubarbe en
poudre, & autant de ſel végétal : on fait
fondre la manne & le ſel végétal dans
une demi-écuellée d'eau de veau ; on
coule enſuite le tout, & l'on y ajoûte la
poudre de rhubarbe: cela forme un purgatif très-agréable tant au goût, qu'à la
couleur. Enfin, il faut que les femmes-
groſſes, tant dans la toux , que dans la
difficulté de reſpirer , évitent, autant
qu'il leur ſera poſſible, les grandes peurs
& la triſteſſe ; car, dans ces deux paſſions , il ſe fait ordinairement des re-
tours ſi ſubits de ſang vers le cœur &

Ce qu'il
faut faire à
une femme-
groſſe atta-
quée d'un
aſthme.

dans le poûmon, que les malades pourroient en être ſuffoquées dans le moment.

ARTICLE IV.

Des Douleurs qui attaquent les Lombes & les Aînes des Femmes-groſſes.

D. QU'eſt-ce qui peut être la cauſe des douleurs que les femmes-groſſes reſſentent quelquefois dans la région des lombes, & dans les aînes ?

Cauſes des douleurs que les femmes-groſſes reſſentent quelquefois dans la région des lombes, & dans les aines.

R. Pluſieurs choſes : les exercices violens qu'elles peuvent faire, y ont quelquefois beaucoup de part ; ou la grande peſanteur de ce qui eſt pour lors contenu dans leur matrice, en occaſionnant un tiraillement aux ligamens de cette partie ; ou bien ces douleurs peuvent être cauſées par un vice des reins, ou des uretères, comme dans la gravelle.

D. D'où faut-il qu'un Accoucheur tire ſon prognoſtic à l'égard des douleurs qui attaquent les lombes & les aînes des femmes-groſſes ?

D'où il faut tirer le prognoſtic de ces douleurs.

R. De trois choſes ; de la durée de ces douleurs, de leurs cauſes, & des accidens qui les accompagnent ou qui les suivent: De la durée de ces douleurs ; parce que lorsqu'elles durent continuellement, on doit plus en craindre les suites, que quand elles ne sont que passageres : De leurs causes ; parce que celles qui sont occasionnées par des éxercices violens, ou par quelque vice des reins, ou des urétères, sont ordinairement suivies d'accidens plus funestes, que les douleurs qui ne sont produites que par la seule pesanteur de ce qui est contenu dans la matrice : Enfin, des accidens qui accompagnent ou suivent ces douleurs ; parce que ce sont les accidens, tels qu'un vomissement, ou l'écoulement d'excrétions glaireuses & sanguinolentes qui se fait par le col de la matrice, qui doivent les faire regarder comme les avant-coureurs d'un accouchement prématuré.

D. Que doit observer un Accoucheur, pour traiter avec méthode une femme-grosse attaquée de douleurs dans les lombes & dans les aînes ?

R. Il doit observer, comme dans les autres maladies, les causes de ces sortes de douleurs.

Ce qu'il faut observer, pour guérir ces douleurs.

D. Lorsque ces douleurs ont pour cause quelques éxercices trop violens, que faut-il faire à la malade ?

R. Il faut lui faire quelques saignées au bras, lui faire observer le repos au

lit, & la mettre dans l'usage des boüillons un peu nourrissans.

D. Si ces douleurs ont pour cause la
trop grande pesanteur de la matrice, que
doit faire un Accoucheur?

R. Il doit faire quelques légeres saignées du bras à la malade , pour peu
qu'il lui remarque de plénitude dans les
vaisseaux sanguins ; & lui faire garder
le repos au lit : ou bien il l'assujettira à
porter une serviette *, qui soit assez longue & assez large, pour , étant pliée en
trois & de long, lui entourer le ventre
& le reste du corps ; observant de faire
soûtenir ce bandage par le moyen d'un
scapulaire, qui doit être appliqué d'une
maniere que le chef le plus large soit attaché à la serviette par-derriere le dos
de la malade, & que les deux plus étroits
s'entrecroisent l'un sur l'autre, directement entre ses deux mammelles, pour
se terminer aussi à la serviette par-devant, aux deux côtés de son ventre.

D. Enfin, si ces douleurs ont pour
cause quelque vice des reins, ou des uré-
teres, causé par la gravelle, que doit faire
un Accoucheur, pour soulager la malade ?

R. Il faut qu'il mette en usage les saignées au bras ; car lorsqu'une femme

* Voyez la Planche ci jointe.

p. 126. & 130.

EXPLICATION DES FIGURES
DE LA Xe PLANCHE.

Page 126.

Bandage pour soûtenir le Ventre des Femmes-grosses.

A. Une Serviette roulée & pliée en trois, pour entourer le Corps d'une Femme-grosse.

B. Un Scapulaire, pour soûtenir la Serviette, tant par-derriere, que par-devant.

Page 130.

Sondes pour faire uriner les Femmes.

A. Une Sonde pour femme, armée de son Stilet.

B. Une Sonde pour femme, dont le Stilet est retiré.

C. Le Stilet de la Sonde.

groſſe a des forces ſuffiſantes , ce remède eſt le meilleur qu'on puiſſe lui faire ,
dans cet état, contre les douleurs dont
elle peut être attaquée. Il aura ſoin
d'ailleurs de lui faire obſerver le repos
au lit; & de-plus il lui fera des onctions
ſur la région des lombes & des aînes ,
avec parties égales d'huile de lys , de
celle de lavande, & de celle d'amandes
douces : Ou bien il appliquera ſur ces
parties, des linges chauds , & trempés
dans une décoction compoſée d'eau, où
il aura fait boüillir des feüilles de jou-
barbe, de pourpier , de boüillon-blanc ,
& de guimauve , & où il aura ajoûté
partie égale de lait doux : Ou bien il ſe
ſervira de cataplaſmes faits avec les
mêmes plantes.

D. Ces remèdes ſeront-ils ſuffiſans
pour calmer ces douleurs néphrétiques ?

R. Non; car il faut encore mettre en
uſage les lavemens, qui ſeront faits avec
une légere décoction de feüilles de mauve, de guimauve, de violette, de pariétaire, de fleurs de mélilot, & de graine
de lin , & dans chacun deſquels on
mettra une once d'huile d'amandes douces. Quant aux alimens liquides, on ne
doit donner à la malade, que des boüillons faits avec le bœuf, le veau & la
jeune volaille , & un bouquet de feüil-

les de laituë, de pourpier, de bourro-
che, & de pimprenelle; &, pour alimens folides, elle ufera de viandes boüil-
lies, & de pain blanc, léger & bien cuit.
Enfin, il faut que la malade ne prenne,
pour boiffon ordinaire, que d'une tila-
ne faite avec les racines de chicorée
fauvage, de guimauve, d'arrête-bœuf,
& de chiendent; les feüilles de pimprenelle, & de patience aquatique; un gros
de crême de tartre, ou de cryftal minéral, & un peu de régliffe: on fera boüillir enfémble toutes ces plantes, dans
trois pots d'eau, jufqu'à la diminution
de la troifiéme partie; &, après avoir
paffé la décoction, l'on fera fondre la
crême de tartre, ou le cryftal minéral, dans la colature toute chaude.

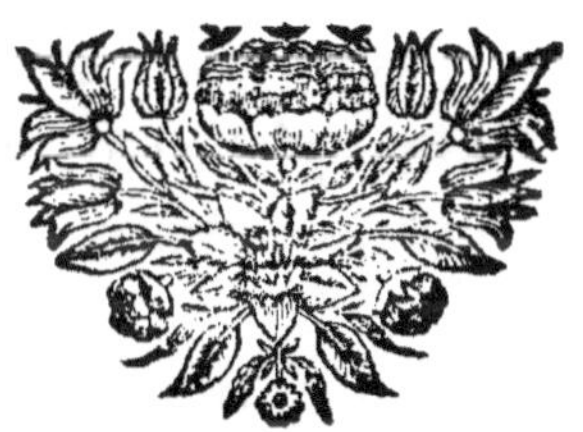

ARTICLE

ARTICLE V.

De la Difficulté d'uriner, qui attaque les Femmes-grosses.

D. QUe faut-il entendre par la difficulté d'uriner?

R. Il faut entendre un état, dans lequel tant l'homme, que la femme, ne peuvent rendre leur urine qu'avec une espece d'effort & une grande douleur.

D. Quelles peuvent être les causes de la difficulté d'uriner dans les femmes-grosses?

R. C'est le plus ordinairement la grande pesanteur de leur matrice, qui comprime trop le col de la vessie ; ou une inflammation à l'endroit du *sphincter* de cette partie, occasionnée, soit par la chaleur & l'âcreté de l'urine, soit par quelques sables, ou une pierre même, descendus par les uretères dans la cavité de la vessie. Enfin, il y a des femmes qui deviennent d'une lubricité si grande, pendant les derniers mois de leur grossesse, que leurs glandes prostates se trouvant extrémement remplies de liqueur, elles se gonflent jusqu'au point de comprimer le conduit de l'urèthre, & d'empêcher, par cette compression, que ces femmes

Ce qu'il faut entendre par la difficulté d'uriner.

Causes de cette maladie.

puiſſent uriner qu'avec beaucoup de peine & de douleur.

D. Quel prognoſtic doit-on faire d'u-
ne telle ſuppreſſion d'urine ?

R. On doit regarder cette maladie
comme mortelle, à-moins que les perſonnes qui en ſont attaquées, ne ſoient
promptement ſecourues, ſoit par la nature, ou par l'art.

D. Quelle regle un Accoucheur doit-
il tenir, pour traiter une femme-groſſe
attaquée d'une difficulté d'uriner?

R. Il faut qu'il tienne celle de chercher à bien reconnoître la véritable cauſe de cette triſte & incommode maladie : par exemple, ſi la ſuppreſſion d'u-
rine, ou la difficulté d'uriner, eſt occaſionnée par la peſanteur de ce qui eſt
contenu dans la matrice, le meilleur
remede qu'il peut propoſer à la malade, eſt qu'elle garde le repos au lit, ou
qu'elle ſe faſſe ſoûtenir le ventre avec
un bandage, tel qu'il a été propoſé dans
l'Article précédent.

D. Que faut-il faire à une femme-
groſſe, lorſque la difficulté d'uriner a
pour cauſe une inflammation au col de
la veſſie ?

R. Il faut, ſans aucun retardement,
lui faire une ſaignée du bras; & qu'on
lui donne enſuite quelques lavemens
émolliens,

émolliens, faits avec une partie de décoction de feüilles de guimauve, de boüillon-blanc, de violettes, de pariétaire, & de graine de lin, & une partie de lait doux; à quoi l'on ajoûtera, pour chaque lavement, deux onces de miel violat : &, pendant l'ufage de ces lavemens, on lui appliquera, en forme de cataplafme, le marc ou les herbes cuites de la décoction, fur toute la région hypogaftrique, & fur l'orifice du vagin. On ne fera ufer à la malade que d'alimens humectans & rafraîchiffans ; &, pour boiffon ordinaire, elle prendra une tifane faite avec les racines de guimauve, le chiendent, & la régliffe; dans laquelle on mettra de-tems-en-tems, fur la quantité d'une verrée, une once de fyrop de nénuphar, ou de celui des cinq racines apéritives : on pourra auffi lui faire prendre, le matin & le foir, un verre d'émulfion faite avec les quatre femences-froides majeures, mondées, l'eau d'orge, & le petit-lait, où l'on ajoûtera, fur chaque prife, une once de fyrop violat.

D. Si tous ces moyens deviennent inutiles, à quoi un Accoucheur doit-il avoir recours?

R. Il doit avoir recours à l'ufage de la fonde. Pour cet effet, la femme-groffe étant dans son lit, couchée sur le dos, le siége élevé par le moyen d'un oreiller, les cuisses éloignées l'une de l'autre, & les talons contre les fesses, il lui écartera les nymphes de l'orifice du vagin; & ayant découvert le conduit de l'uri-ne, par le moyen d'une bougie allumée, *Voy. Pl. X.* il y introduira, jusques dans la cavité de la vessie, une sonde garnie de son stilet; la sonde étant introduite, il en retirera le stilet, afin de faciliter la sortie de l'urine : enfin, l'urine étant entiérement évacuée, il retirera doucement la sonde de ce conduit, & continuera de cette façon à faire uriner la malade, jusqu'à ce que l'inflammation & les autres accidens soient calmés. Un Accoucheur doit encore avoir recours à ce même remede, lorsque la suppression d'urine d'une femme-grosse est causée par la présence d'une pierre dans la vessie ; & il en doit continuer l'usage jusqu'après l'accouchement. Il pourra aussi, en ce cas, faire des injections dans la vessie de la malade, avec la décoction émolliente décrite ci-dessus; parce qu'elles contribueront au relâchement du col de cette partie : il exécutera facilement cela, en adaptant la canule d'une seringue dont on se sert pour injecter les playes sinueuses, dans l'ouverture extérieure de la sonde dont on vient de parler.

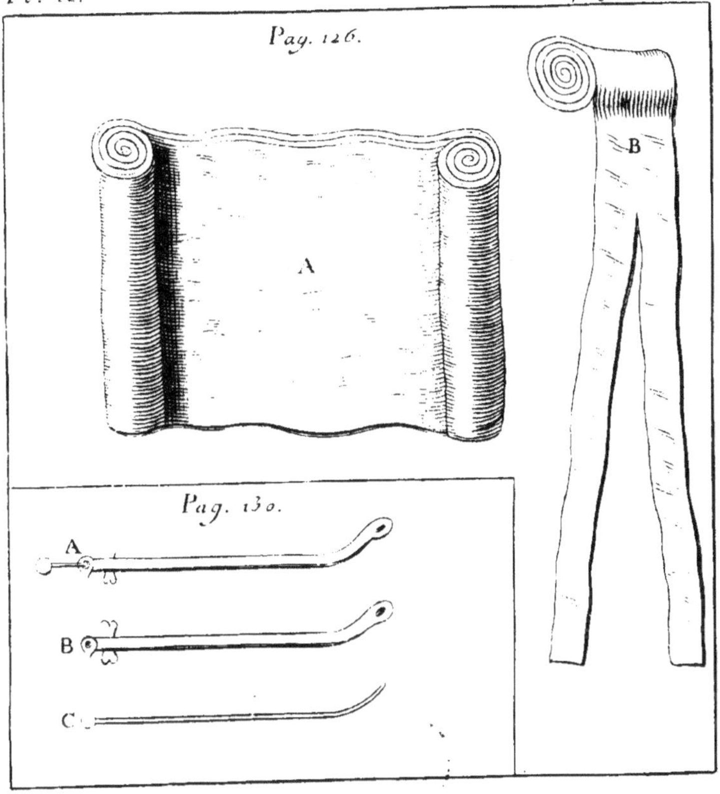

Pag. 126.
A
B
Pag. 130.
A
B
C

D. La veſſie peut-elle s'étendre conſidérablement dans la groſſeſſe, en conſéquence d'une rétention d'urine ?

R. Oüi ; elle peut s'étendre juſqu'au nombril, par la compreſſion que l'enfant fait ſur cette partie contre les os pubis ; en-ſorte que, pour donner iſſue à l'urine, il eſt alors néceſſaire d'avoir une ſonde qui ſoit preſque une fois plus longue que les ſondes ordinaires.

D. La rétention d'urine qui ſurvient dans la groſſeſſe, peut-elle donner occaſion à la veſſie de former comme deux poches, une de chaque côté, par la compreſſion de l'enfant ?

R. Oüi ; & la conſéquence qui en réſulte pour la pratique, c'eſt qu'après avoir vuidé l'une de ces deux poches, de l'urine qu'elle contient, il faut porter la ſonde dans l'autre poche ; ſans quoi la malade ne ſeroit point ſoulagée.

ARTICLE VI.

De l'Enflûre œdémateuse des Lévres du Vagin, & des Cuiſſes & Jambes des Femmes-groſſes.

Ce que c'eſt qu'un œdème.

D. QU'eſt-ce qu'un œdême ?

R. C'eſt une tumeur contre-nature, molle, blanche, ſans douleur, & qui réſiſte au toucher.

D Quelles peuvent être les cauſes de l'enflûre œdémateuſe des lèvres du vagin, & des cuiſſes & jambes des femmes-groſſes ?

Cauſes des enflûres œdémateuſes des lèvres du vagin, & des cuiſ-ſes & jambes des femmes-groſſes.

R. C'eſt ordinairement la ſuppreſſion des menſtrues, ou quelque longue maladie.

D. Pourquoi la ſuppreſſion des menſtrues peut-elle être la cauſe de cette enflûre œdémateuſe ?

R. C'eſt parce que les vaiſſeaux devenant exceſſivement pleins par cette ſuppreſſion, & ne trouvant aucunes décharges, ſoit par le vomiſſement, ſoit par la tranſpiration, ou par quelques autres voyes, les humeurs ſurabondantes ſe précipitent & tombent ſur ces parties, & s'y arrêtent, tant à cauſe de leur ſituation déclive, que parce qu'elles ſont les plus éloignées du foyer de la chaleur naturelle, & que le sang & les autres liqueurs y ont moins de force pour remonter vers les parties supérieures du corps.

D. Pourquoi les longues maladies sont-elles la cause des enflûres œdémateuses qui surviennent aux femmesgrosses ?

R. C'est parce que dans les longues maladies, il se fait toujours une trèsgrande dissipation des parties les plus spiritueuses du sang & de la lymphe, & qu'il ne reste plus, pour ainsi dire, que des viscosités terrestres dans ces deux liqueurs ; ce qui les rend comme des masses sans mouvement.

D. Quel prognostic un Accoucheur peut-il faire des enflûres œdémateuses qui arrivent aux femmes-grosses?

R. Il peut regarder ces tumeurs comme des maladies de peu de conséquence ; à-moins qu'elles ne soient la suite d'une grande perte-de-sang, ou qu'elles ne soient accompagnées de convulsions ou de quelque autre accident extraordinaire.

D. Que faut-il faire à une femmegrosse qui se trouve attaquée d'une enflûre œdémateuse, causée par la trop grande réplétion des vaisseaux sanguins?

R. Il faut la dégager de cette réplé-tion, par le moyen des saignées du bras. La nécessité de mettre ce remede en pratique se démontre d'elle-même ; car c'est l'unique moyen de faciliter la circulation des humeurs de la malade, & de calmer les douleurs de l'estomac & des lombes, & la lassitude des bras & des jambes ; accidens qui accompagnent assez souvent cette espece d'œdême.

R. Un Accoucheur peut-il toujours mettre en usage la saignée dans les œdêmes qui attaquent les femmes-grosses, quoique cette maladie ait pour cause une réplétion de toute l'habitude de leur corps ?

R. Non ; parce qu'il y a quelquefois de fortes raisons qui obligent de s'en abstenir, comme, par exemple, dans les grandes appréhensions que plusieurs de ces femmes ont de ce remede ; & cela, de-crainte que la peur ne leur causât quelque révolution.

D. Que faut-il donc faire, en pareil cas, pour soulager ces femmes ?

R. Il faut substituer à la saignée d'autres remedes, qui puissent être équivalens & remplir à-peu-près la même intention. Pour cet effet, on leur ordonnera des lavemens & des purga-

tions douces ; car l'intention que l'on
doit avoir pour appaiſer ces accidens,
eſt d'évacuer l'humeur qui les produit.
Ainſi l'on aura recours à tout ce qui
peut faire couler ces humeurs par la
voye des ſelles & des urines ; comme aux
lavemens émolliens, & aux potions diurétiques, que l'on appropriera aux forces
& au tempérament de ces malades : on
peut auſſi, en pareille occaſion , avoir
recours à tout ce qui eſt capable d'exciter la tranſpiration , comme ſont les legers ſudorifiques. Enfin , ſi les lèvres du
vagin ſe trouvent remplies d'eau , comme dans les hydrocèles , on y fera de
legeres ſcarifications avec une lancette
à ſaigner ; & l'on fera uſer aux malades,
de legers purgatifs hydragogues , & d'u-
ne tiſane compoſée de racines de chicorée ſauvage, de ſquine, de ſalſe-pa-
reille, & de chiendent, avec le cryſtal
minéral, & la régliſſe ; on pourra y joindre de-tems-en-tems, ſur chaque verre,
quelques gouttes d'eſprit de ſel dulcifié.

D. Que faut-il faire enfin à un femme-groſſe, dont les enflûres œdémateuſes ont pour cauſe une grande diſſipation
qui s'eſt faite des parties ſpiritueuſes &
balſamiques du ſang & de la lymphe ?

R. Il faut lui tranquilliſer l'eſprit, par
l'eſpérance d'une ſûre guériſon ; lui faire

I iiij

uſer d'alimens de bon ſuc & de facile
digeſtion, & lui recommander d'obſerver ſoigneuſement la bonne règle des
autres choſes non-naturelles.

ARTICLE VII.

Des Hémorrhoïdes qui ſurviennent à l'Anus des Femmes-groſſes.

D. QU'eſt-ce que les hémorrhoïdes qui ſurviennent à l'anus des femmes-groſſes?

Ce que c'eſt les hémor-rhoïdes.

R. Ce ſont, comme aux hommes, de petites tumeurs variqueuſes, qui leur arrivent à cette partie, par l'obſtruction des glandes qui ſont à l'extrémité des vaiſſeaux hémorrhoïdaux.

D. Qu'eſt-ce qui peut occaſionner les hémorrhoïdes à l'anus des femmes-groſſes?

Ce qui oc-caſionne les hémor-rhoïdes aux femmes-groſſes.

R. Pluſieurs choſes. La diſpoſition tar-tareuſe & terreſtre du ſang de ces fem-mes, & la réplétion de leurs vaiſſeaux ſanguins, y ont la plus grande part, à cauſe de la ſuppreſſion de leurs menſ-trues. Ces tumeurs peuvent auſſi arri-ver, par la compreſſion que la peſanteur de ce qui eſt contenu dans la matrice, fait aux veines hémorrhoïdales, en em-

pêchant que le fang qu'elles contiennent, ne retourne dans les méfentéri-
ques. Enfin, lorfque les gros excrémens
des femmes-groffes font retenus trop
long-tems, ils produifent auffi le même
effet que ce qui eft contenu dans leur
matrice, par les efforts qu'elles font pour
aller à la felle.

D. Que doit faire un Accoucheur,
pour procurer du foulagement à une
femme-groffe attaquée d'hémorrhoïdes
à l'anus?

R. Il doit lui faire obferver le repos
au lit; & s'il lui remarque trop de réplé
tion dans les vaiffeaux fanguins, il les
défemplira par quelques faignées aux
bras: il lui **fera enfuite** des fomentations
compofées de partie égale de décoction
de feüilles de guimauve, de boüillon-
blanc, de violettes, de cerfeuil, & de
graine de lin, & partie égale de lait doux:
il appliquera le marc de ces plantes, en
forme de cataplafme, fur la partie malade, après l'avoir fomentée avec la décoction fufdite : ou bien il frottera ces
tumeurs avec un liniment, compofé de
parties égales d'huile d'amandes douces,
de celle de pavot, & de celle de nénuphar, que l'on triturera long-tems enfemble, avec le jaune d'un œuf cuit, dans
un mortier de plomb.

Maniere de traiter ces tumeurs hémorrhoï-dales.

D. Si tous ces remedes deviennent inutiles, & que ces tumeurs soient beaucoup remplies de sang, que faudra-t-il faire pour soulager la malade?

R. Il faudra se déterminer à faire de legeres ouvertures à ces sacs variqueux, avec une lancette à saigner : lorsque le sang en sera entiérement sorti, & que l'inflammation sera calmée, l'on fomentera ces tumeurs avec de l'eau de la forge des maréchaux, dans laquelle on aura fait boüillir de la poudre de tan, des écorces de grenade, des balaustes, & des roses de Provins. Enfin, on fera observer à la malade un régime de vivre humectant & rafraîchissant; & on lui fera recevoir des lavemens, composés d'une suffisante quantité de décoction de feüilles de mauve, de guimauve, de violettes, & de quelques tranches de nénuphar, sans miel; on y ajoûtera seulement un peu de lait doux, avec deux onces d'huile d'amandes douces tirée sans feu, ou un peu de beurre frais.

Article VIII.

Des Flux de Ventre qui attaquent les Femmes-groſſes.

Que doit-on entendre par le terme de *flux de ventre* ?

R. On doit entendre une évacuation contre-nature, qui ſe fait par la voye du canal inteſtinal des perſonnes qui s'en trouvent attaquées.

Ce qu'il faut entendre par un flux de ventre.

D. Quelle eſt l'eſpece de flux de ventre qui attaque le plus ordinairement les femmes-groſſes ?

R. C'eſt la diarrhée ; car la digeſtion ne ſe fait, aſſez ſouvent, qu'imparfaitement dans les femmes qui ſont en cet état ; & cela, parce que les eſprits animaux qui doivent ſervir, tant à l'action des fibres de l'eſtomac, qu'à celle des ſucs diſſolvans de ce viſcere, ſont portés en partie vers la matrice, pour contribuer à l'accroiſſement de ce qu'elle contient. Cependant les femmes-groſſes ſont auſſi quelquefois attaquées de lientérie, de flux cœliaque, de flux méſentérique, & inteſtinal, & de la dyſſenterie.

La diarrhée arrive aſſez ſouvent aux femmes-groſſes.

D. Comment un Accoucheur peut-il

reconnoître ces différentes efpeces de flux de ventre?

Signes des différens flux de ventre.

R. Il peut les reconnoître, tant par la couleur, que par la confiftence des ex-crémens que les malades rendent par l'anus : par exemple, dans la diarrhée, les matieres excrémenteufes font hui-leufes, & mêlées d'alimens mal digérés. Dans la lienterie, caufée par la chûte d'une humeur catarrhale ou pituiteufe, ces matieres font blanchâtres, très-puan-tes, & toutes écumeufes; & lorfque cette efpece de flux eft occafionnée par l'ufage d'alimens trop gras & trop onctueux, les excrémens reffemblent à de l'huile. Si le flux eft cœliaque, les matieres qui dé-coulent par l'anus, font féreufes & jau-nâtres. Si le flux eft méfentérique, ou in-teftinal, ces matieres font féreufes, jau-nâtres & purulentes. Enfin, dans la dyf-fenterie, les excrémens font féreux, jau-nâtres, fanguinolens, & fortent du corps en caufant des douleurs très-vives dans les inteftins.

D. Quelle peut être la caufe de ces flux de ventre?

Caufes des différens flux de ventre.

R. Elle eft auffi différente qu'il s'en rencontre d'efpeces : par exemple, la diarrhée a pour caufes les plus ordinai-res, l'ufage des fruits cruds & trop fer-mentatifs, & la foibleffe des fibres de

l'eſtomac, ou celle des ſucs qui doivent
ſervir à la diſſolution des alimens.

D. Quelle peut être la cauſe principale
de la lienterie?

R. C'eſt ordinairement la chûte de
quelque humeur catarrhale; parce que
lorſque cette humeur vient à fluer abondamment ſur les fibres de l'eſtomac & des
inteſtins, elle leur occaſionne un relâchement conſidérable, & abſorbe en-
même-tems l'action des ſucs qui doivent
ſervir à la diſſolution des alimens; auſſi
obſerve-t-on que dans cette eſpece de
flux de ventre, les malades rendent ſouvent, par l'anus, les alimens tels qu'ils
les ont avalés. Les alimens trop gras &
trop onctueux peuvent auſſi occaſionner
la lienterie; parce qu'en lubrifiant avec
excès les fibres de l'eſtomac & des inteſtins, ils émouſſent en-même-tems, preſ-
qu'entiérement, l'activité des ſucs qui
doivent ſervir à la diſſolution de ces mêmes alimens.

D. A quoi peut-on attribuer la cauſe
des flux cœliaque, méſentérique, & inteſtinal?

R. On ne peut l'attribuer qu'à la trop
grande réplétion des vaiſſeaux ſanguins,
tant du foye, que du méſentère, & des
inteſtins; parce que ces vaiſſeaux étant
trop remplis, la bile, à l'égard de ceux

du foye, eſt obligée de ſe décharger des
glandes de ce viſcere dans les inteſtins,
avec trop de précipitation, & avant même qu'elle ait acquis ſon veritable degré de perfection. Il en eſt de-même, par
la même raiſon, à l'égard des glandes
tant du méſentère, que des inteſtins, qui ſe
déchargent auſſi dans le canal inteſtinal,
avec trop de précipitation, de la lymphe
qu'elles contiennent; ce qui cauſe ces
flux ſereux & bilieux, dont les matieres
ſont ſi âcres, faute d'une coction parfaite, qu'elles excorient le dedans de ce
canal, & occaſionnent le flux douloureux & ſanguinolent, que l'on appelle
dyſſenterie.

D. Quel prognoſtic un Accoucheur
peut-il faire des flux de ventre qui attaquent les femmes-groſſes?

Prognoſtic que l'on peut faire des flux de ventre qui attaquent les femmes groſſes.

R. Il doit les regarder comme des
maladies qui leur ſont très-fâcheuſes;
car ces flux de ventre peuvent leur cauſer
la mort, ou du-moins un accouchement
prématuré, pour peu qu'ils ſoient de
durée, ou épidémiques.

D. De quelle maniere un Accoucheur
doit-il procéder à la curation des flux
de ventre qui ſurviennent aux femmes-
groſſes?

Maniere de procéder à la curation

R. Il faut toujours qu'il commence,
comme dans leurs autres maladies, par

en rechercher foigneufement la véritable caufe.

D. Lorfqu'une femme-groffe eft attaquée de la diarrhée, que faut-il lui faire?

R. On doit commencer par lui faire
quitter l'ufage des fruits cruds, & celui
des autres mauvais alimens qui ont pû
lui occafionner cette maladie; & il faut
lui en faire fubftituer, à leur place, d'autres qui foient d'un meilleur fuc & d'une
plus facile digeftion.

D. Que doit-on faire enfuite?

R. Il faut purger legerement la malade, avec une potion compofée d'un
verre de décoction d'un gros de fantal
citrin, dans laquelle quantité on fera
infufer un gros de rhubarbe, & où l'on
ajoûtera, après la colature, une once de
fyrop de rofes pâles : on rëïtérera ce
remede de deux jours l'un, fuppofé que
le cours-de-ventre ne cede pas à la premiere prife ; &, pendant l'ufage de ces
purgatifs, la malade ne boira, à fon ordinaire, que d'une tifane compofée d'eau
commune, de rapure de corne de cerf,
ou de celle d'ivoire, & d'un peu de régliffe, à quoi l'on ajoûtera, fur chaque
verre, au cas qu'il n'y ait point de fiévre, une cuillerée de vieux vin rouge.
Et comme la diarrhée des femmes-groffes, a quelquefois auffi pour caufe une

foiblesse dans les fibres & dans les sucs dissolvans de l'estomac, on peut leur faire user de la conserve de coings, ou de celle de roses, après qu'elles auront été purgées ; ou bien d'un peu de vin d'Alicante, lorsqu'elles n'ont point de fiévre.

D. Que faut-il faire à une femme-grosse attaquée de lienterie, pour avoir fait usage d'alimens trop gras & trop onctueux ?

R. Il faut commencer par lui défendre ces sortes d'alimens, & la purger avec un gros de rhubarbe en poudre, & une once de syrop de roses pâles, dans un verre de décoction de feüilles d'aigremoine, en observant de réïterer plusieurs fois cette potion, si la premiere ne suffit pas. L'on ne donnera à la malade que des alimens d'une facile digestion ; comme, par exemple, du pain blanc, leger & bien cuit, du collet de mouton boüilli, ou du carré rôti, &c. Quant à la boisson ordinaire, on ne lui fera user que de la même tisane qui a été proposée pour la guérison de la diarrhée ; & l'on ajoûtera de-même, sur chaque verre de cette tisane, un peu de vin vieux, supposé qu'il n'y ait point de fiévre.

D. Si ce flux lienterique a pour cause

la

la chûte de quelque humeur catarrhale, que faudra-t-il faire?

R. On purgera une ou plusieurs fois la malade, suivant la nécessité, avec un verre de décoction de bistorte, de tormentille, & de grande consoude; dans laquelle quantité on fera infuser un gros d'agaric trochisqué, & autant de rhubarbe, & l'on y ajoûtera dix gros de manne, pour chaque prise. A l'égard des alimens, on fera user à la malade de bons consommés, faits avec le maigre de bœuf, celui de veau, & la vieille volaille: on pourra aussi lui faire user d'une boüillie faite avec le lait doux, & la farine fine de pur froment, que l'on aura bien fait sécher au four; &, pour boisson ordinaire, on ne lui donnera que d'une tisane composée avec la rapure de corne de cerf, les racines de bistorte, & de tormentille, quelques tranches de coing, & un peu de réglisse; dans laquelle tisane l'on mettra, sur chaque verre, un peu de vieux vin rouge, au cas qu'il n'y ait pas de fiévre. Enfin, la malade étant dans un état d'une parfaite guérison, on lui fera prendre, le soir & le matin, une cuillerée de vin d'Alicante, ou de vieux vin rouge, que l'on aura fait cuire, en forme de syrop, avec le sucre candi, pour fortifier les

K

fibres de l'eſtomac de la malade ; & elle aura ſoin, de ſon côté, d'obſerver un grand repos de corps & d'eſprit.

D. Que faut-il faire à une femme-groſſe, lorſqu'elle ſe trouve attaquée d'un flux, ſoit cœliaque, ou méſentérique, ou inteſtinal?

R. Il faut premiérement lui tirer du ſang aux bras, autant de fois qu'il en ſera néceſſaire, & en quelque tems qu'elle ſoit de ſa groſſeſſe : l'on doit enſuite la purger avec un verre de décoction de feüilles de ſcolopendre, & d'aigremoine ; dans laquelle quantité l'on ajoûtera un gros de rhubarbe en poudre, & une once de ſyrop de chicorée ; ou bien on délayera dans ce verre de décoction, une once de catholicon double de rhubarbe. Enfin, on fera uſer à la malade de tout ce qui a été propoſé pour la cure de la lienterie.

D. Lorſqu'une femme-groſſe eſt attaquée de la dyſſenterie, que doit lui faire un Accoucheur pour la ſoulager?

R. Il doit mettre en uſage les ſaignées aux bras, afin de calmer l'inflammation des inteſtins, & d'arrêter un peu la fougue des humeurs de la malade : enſuite il lui fera recevoir quelques lavemens faits avec de ſon boüillon, ſans ſel, ou avec le boüillon de tripes ou entrailles des animaux que tuent les bouchers; sur chacun desquels on ajoûtera une once ou deux de miel violat.

D. Peut-on purger une femme-grosse attaquée d'un flux dyssenterique?

R. Oüi, pourvû que ce soit avec des purgatifs doux, comme sont, par exemple, ceux qui ont été proposés dans la cure des flux cœliaque & mésenterique; en observant, outre cela, de faire prendre à la malade, les soirs des jours qui se trouveront entre deux purgatifs, soit un grain d'extrait-anodyn, dans un peu de conserve de roses de Provins, ou de coings, soit six grains de pilules de Starkey, ou bien un julep composé de six onces d'eaux distillées de laituë & de chicorée, & de dix gros de syrop diacode; & cela, tant pour calmer la douleur des intestins, que pour tranquillifer le mouvement trop impétueux des humeurs. Enfin, on fera observer à la malade le même régime qui a été proposé ci-dessus dans la cure du flux lienterique.

D. Le flux dyssenterique étant calmé, que reste-t-il à faire pour parvenir à l'entiere guérison de la malade?

R. Il reste à lui faire prendre, tous les matins à jeun, une écüellée de lait doux, tiré d'une vache qui ne soit ni pleine, ni en chaleur, qui se porte bien, & qui n'ait pas nouvellement fait son veau; dans laquelle quantité de lait, on ajoûtera de la poudre de gland de chêne, depuis dix grains jusqu'à quarante, ou du sel de saturne, depuis deux grains jusqu'à quatre. Il y a des Praticiens qui ordonnent, en pareil cas, de la poudre de vipère, depuis un scrupule jusqu'à un gros; de la poudre de crâne humain, ou de la poudre de foye de grenoüilles vertes, depuis un demi-gros jusqu'à un gros.

ARTICLE IX.

Du Flux Menstruel qui survient aux Femmes-grosses.

D. UNe femme-grosse peut-elle continuer d'avoir ses menstrues?

R. Oüi, & quelquefois même jusqu'au quatriéme, cinquiéme, sixiéme & septiéme mois de sa grossesse?

D. Par quelles artères les menstrues des femmes-grosses peuvent-elles s'écouler?

R. C'est par celles qui se terminent autour de l'orifice de la matrice & le long du vagin; car celles qui produisent cette évacuation dans le tems qu'une femme n'est point enceinte, portent ce sang dans l'arriere-faix de son enfant lorsqu'elle est grosse.

des femmes grosses.

D. A quelles femmes-grosses cela peut-il arriver, par rapport à leur tempérament ?

R. C'est à celles qui sont naturellement très-sanguines, d'une forte constitution, & dont les menstrues coulent avec abondance dans le tems qu'elles ne sont pas grosses. Ainsi il ne faut pas être surpris qu'il y en ait qui soient réglées pendant plusieurs mois de leur grossesse ; car il est à présumer que ces femmes fortes & sanguines devenant grosses, leurs enfans, dans les premiers mois de cet état, ne peuvent pas consommer, pour leur accroissement & pour la nourriture de leurs petites parties, autant de sang que ces mêmes femmes avoient coûtume de perdre tous les mois avant leur grossesse.

Les femmes d'un tempérament sanguin, sont sujettes à avoir leurs menstrues pendant leur grossesse.

D. Que doit faire un Accoucheur, lorsqu'il est consulté par une femme-grosse, qui se trouve attaquée de l'écoulement de ses menstrues ?

R. Il faut qu'il observe deux choses: 1°. Il doit se faire instruire par la malade, si dans le tems qu'elle n'est pas grosse, ses menstrues coulent avec abon-

Ce que doit faire un Accoucheur, lorsqu'il est

consulté
par une
femme-
grosse, atta-
quée d'un
écoulement
des menf-
trues.

dance, & si cette évacuation lui dure ordinairement plusieurs jours de suite : 2°. Si dans le tems que cet écoulement lui arrive, dans sa grossesse, le sang sort abondamment, ou doucement ; & si cet accident lui vient dans le tems que ses règles avoient coûtume de couler.

D. Suffit-il qu'un Accoucheur observe ces deux choses, pour juger solidement de l'état d'une femme, à laquelle le sang coule par le vagin ?

R. Non ; parce qu'il faut, après l'avoir bien interrogée, qu'il lui touche, avec le doigt, l'orifice de la matrice, pour être plus certain si c'est un véritable écoulement simple des menstrues, ou si c'est une perte-de-sang dangereuse.

D. Par quels signes un Accoucheur peut-il connoître, si c'est un écoulement simple des menstrues, ou une perte-de-sang dangereuse, dont la femme qui le consulte, se trouve attaquée ?

Signes par
lesquels on
peut con-
noître la
différence
qu'il y a
d'un écou-
lement
menstruel,
d'avec une
perte-de-

R. Il ne le peut connoître qu'en touchant, avec son doigt, l'orifice de la matrice de cette femme : car alors, s'il trouve cet orifice ouvert, si le sang sort avec abondance par l'orifice du vagin, avec douleur, & sans interruption, & si cet écoulement cause des foiblesses à la personne malade, il doit être assuré que ce

fang fort du fond de la matrice, & que fang dan-gereufe.
cette évacuation a pour caufe le déta-
chement d'une portion de l'arriere-faix,
ou de quelque corps étranger contenu
dans cette partie ; au contraire, lorfque
l'Accoucheur trouve fermé l'orifice de
la matrice, & que le fang coule doucement & fans affoiblir la malade , il ne
doit regarder cette hémorrhagie que
comme l'effet d'une réplétion des vaiffeaux fanguins & extérieurs de la matrice, dont la nature cherche à fe décharger, comme d'un fardeau qui l'incommode.

D. Que faut-il faire obferver à une
femme-groffe, lorfqu'elle fe trouve attaquée d'un écoulement menftruel ?

R. Il faut lui faire obferver de garder
le repos au lit, pendant la durée de cette
évacuation ; outre cela, d'éviter la compagnie de fon mari, de ne fe point mettre en colere, & de n'ufer que d'alimens
rafraîchiffans & d'une facile digeftion,
comme de boüillons faits avec la jeune
volaille, le collet ou le manche d'épaule
de mouton, le jarret de veau, & les herbes rafraîchiffantes, telles que la laitue,
le pourpier, &c. On peut encore lui faire
faire ufage de quelques œufs frais, &
joindre aux boüillons dont on vient de
parler, quelques potages au ris ; parce

K iiij

que tous ces alimens font très-propres
à foûtenir les forces des femmes-groffes
attaquées de cet accident. Quant à la
boiffon ordinaire, on ne leur donnera
que de l'eau ferrée, dans laquelle on
mettra, fur chaque verre, une demi-
once de fyrop de limons, ou de coings.
Enfin, on aura foin de tirer à ces femmes deux palettes de fang au bras, dans
l'intervalle de leurs écoulemens men-
ftruels.

ARTICLE X.

DES PERTES-DE-SANG, qui arrivent aux Femmes pen-dant leur Groffeffe.

D. QUe faut-il entendre par les pertes-de-fang, qui arrivent aux
femmes-groffes?

Ce qu'il faut enten-dre par les pertes-de-fang, qui arrivent aux fem-mes-grof-fes.

R. Il faut entendre un écoulement
contre-nature de fang, qui fort immédiatement du fond du corps de la matrice, qui en découle abondamment &
fans interruption, & qui affoiblit confidérablement les femmes qui en font attaquées.

D. Quelles font les caufes des pertes-
de-fang, qui furviennent aux femmes
pendant leur groffeffe?

R. Ce font des chûtes ou des coups reçûs fur le ventre ; quelques grandes peurs ; quelques fortes coleres ; ou de grandes joyes ; ou des circonvolutions du cordon ombilical de l'enfant autour de fon col, ou de quelqu'autre partie de fon corps ; ou enfin quelques faux-germes, particuliérement ceux que les femmes peuvent rendre dans les premiers tems de leur groffeffe.

D, Comment les chûtes ou les coups peuvent-ils caufer des pertes-de-fang aux femmes-grofles ?

R. C'eft parce que ces accidens produifent un ébranlement, qui donne occafion à l'arriere-faix de fe détacher de la face intérieure de la matrice.

D. Pourquoi une grande peur peut-elle caufer une perte-de-fang à une femme-grofle ?

R. C'eft parce que dans cette paffion, il arrive une fuppreffion entiere du mouvement du fang & des efprits animaux, laquelle produit une tenfion fi confidérable dans les vaiffeaux du *placenta*, qui en font toujours affez remplis pendant le tems de la groffeffe, qu'ils font obligés de fe rompre, en fe détachant des embouchures des pores intérieurs de la matrice.

D. Pourquoi les grandes joyes, ou les

fortes coleres, peuvent-elles occafionner des pertes-de-fang aux femmes-
groffes?

R. C'eft parce que dans ces deux paffions, le fang & les efprits animaux fe
meuvent d'une rapidité fi grande, qu'il
eft impoffible que les vaiffeaux de l'arriere-faix, qui ne font, pour ainfi dire,
qu'embouchés dans les pores intérieurs
de la matrice, puiffent réfifter à ce mouvement impétueux, fans que quelques-
uns s'en détachent; d'où s'enfuit la perte-
de-fang.

D. Pourquoi les circonvolutions du
cordon ombilical autour du col, ou des
autres parties de l'enfant, peuvent-elles
occafionner des pertes-de-fang à une
femme-groffe?

R. C'eft parce que, par ces circonvolutions, ce cordon devient quelquefois
fi court, que pour peu fortement que
l'enfant fe remue, dans cet état, il caufe
un tiraillement à l'arriere-faix, qui le
fait détacher du fond de la matrice, foit
en tout, ou en partie, & occafionne une
perte-de-fang, qui ne peut être arrêtée
que par l'accouchement.

D. N'y a-t-il que les détachemens de
l'arriere-faix, des moles, & des faux-
germes, qui occafionnent des pertes-de-
fang aux femmes dans les premiers mois
qu'elles fe croyent groffes?

R. Il y a encore la suppreſſion des menſtrues, laquelle cauſe une perte-de-ſang, qui n'exempte ni l'âge, ni l'état du ſexe féminin ; car les jeunes femmes, auſſi-bien que celles qui ſont avancées en âge, n'en ſont point exemptes, non-plus que les jeunes & vieilles filles : & ce qu'il y a de ſingulier dans cette ſorte de perte-de-ſang, c'eſt qu'il ſe trouve des femmes chez qui elle eſt annoncée par des douleurs qui ſe font ſentir dans la région des lombes, & qui leur répondent dans les parties de la matrice, avec des épreintes & des vomiſſemens, comme ſi elles alloient accoucher ; & chez d'autres, cette décharge ſe fait tout-à-coup, & quelquefois avec tant d'abondance, quelles périroient, ſi elles n'étoient pas promptement ſecourues par le repos au lit, par un régime rafraîchiſſant, par de légeres ſaignées aux bras, &c.

D. Que doit faire un Accoucheur, pour ne pas prendre le change & ne pas ſe tromper, par rapport aux accidens qui annoncent quelquefois cette perte-de-ſang ?

R. Il faut qu'il touche, avec ſon doigt, l'orifice de la matrice ; parce que s'il le trouve allongé & exactement fermé, il ſera aſſuré qu'il n'y a rien à ſortir de dedans la matrice, & que la perte-de-fang n'a pour caufe que la feule fuppreſſion des menſtrues.

D. D'où un Accoucheur doit-il tirer fon prognoſtic, dans les pertes-de-fang qui arrivent aux femmes lorſqu'elles ſe croyent groſſes?

R. Il doit le tirer de deux choſes; du tems de la groſſeſſe; & de la nature de la perte-de-fang.

D. Pourquoi faut-il avoir égard au tems de la groſſeſſe des femmes, pour tirer fon prognoſtic des pertes-de-fang dont elles ſe trouvent attaquées?

R. C'eſt parce qu'on doit regarder les pertes-de-fang qui leur arrivent dans les trois premiers mois de leur groſſeſſe, comme des décharges que la nature fait pour mettre dehors ce qui lui eſt nuiſible, & par conſéquent qui font moins dangereuſes que celles qui les attaquent depuis le quatriéme mois juſqu'au neuviéme : car, dans ces premiers tems, une femme en eſt quitte pour l'évacuation de quelques caillots de fang, ou celle d'un faux-germe, qui eſt une maſſe informe & fans arriere-faix ; & fuppofé même, dans ces premiers tems, que ce fût un enfant, il ſe trouve ſi petit, de-même que fon *placenta*, que les femmes s'en déchargent très-facilement, fans

D'où il faut tirer ſon prognoſtic, dans les pertesde-fang qui furviennent aux femmesgroſſes.

qu'il leur arrive aucun accident, puifqu'elles en font ordinairement quittes
pour garder un peu de repos.

D. Pourquoi faut-il qu'un Accoucheur
tire fon prognoftic de la nature des pertes-de-fang qui attaquent les femmes-
groffes?

R. C'eft parce qu'il doit regarder celles qui font grandes, & de durée, comme l'accident le plus à craindre & le plus
funefte de tous ceux qui peuvent arriver
aux femmes pendant leur groffeffe; car
une telle perte-de-fang peut leur caufer
la mort, & à leur enfant, fi elles ne font
promptement fecourues & délivrées
de ce qui peut être contenu dans leur
matrice.

D. Que doit faire un Accoucheur à
une femme-groffe, lorfqu'elle fe trouve
attaquée d'une perte-de-fang?

R. Il doit, dans le moment, la faire
mettre dans fon lit pour y garder un
grand repos; & faire en-forte de lui tranquillifer l'efprit & toutes fes paffions,
par l'efpérance d'une prompte & parfaite guérifon : il éxaminera enfuite, fi la
perte-de-fang eft confidérable, ou légc-
re, & s'il y a long-tems qu'elle dure;
puis il lui touchera l'orifice de la matrice, pour fçavoir dans quel état il eft,
s'il eft fermé, ou entr'ouvert, ou beau-

Ce qu'il faut faire à une femme-groffe, lorf-qu'elle fe trouve atta-quée d'une perte de-fang.

coup dilaté , afin de reconnoître fi le
fang vient du dedans du corps de la matrice.

D. Lorfque la perte-de-fang ne fait
que commencer , qu'elle eft légere , &
que l'orifice de la matrice eft très - peu
ouvert, que doit faire un Accoucheur en
pareil cas ?

R. Il doit abandonner le tout au foin
de la nature ; & après avoir mis la malade
dans fon lit, il lui tirera une palette de
fang du bras, par reprifes, afin d'occafionner par-là une efpece de révulfion
au fang : enfuite il appliquera fur la région hypogaftrique & fur l'orifice du vagin de la malade, une ferviette trempée
dans un oxycrat, compofé de deux parties d'eaux de centinode&de plantain, &
d'une partie de bon vinaigre : il lui fera
prendre auffi , de deux en deux heures,
une cuillerée d'un julep , fait avec les
eaux diftillées de plantain & de centinode , de chacune deux onces, dans lefquelles il mêlera une once de fyrop de
grande confoude, fix gouttes de teinture-anodyne, vingt grains de corail préparé , & un gros de confection d'hyacinthe. Quant au régime , il n'ordonnera à
la malade que des boüillons faits avec le
maigre de bœuf, le veau , & la jeune
volaille ; enfin il ne lui fera boire que de

l'eau ferrée, dans laquelle il fera mettre, fur chaque verre, une demi-once de fyrop de coings, ou de limons.

D. Si, au contraire, la perte-de-fang eft confidérable, & que l'orifice de la matrice foit beaucoup dilaté, que doit faire un Accoucheur?

R. Il doit, fans délai, propofer l'accouchement, comme étant le feul & unique remede qui puiffe fauver la vie à la malade. Pour cet effet, il la mettra en fituation convenable, ou fur le travers de fon lit ordinaire, ou fur un autre petit lit de repos, la tête un peu plus baffe que les lombes, les cuiffes écartées, les genoux élevés, & les talons contre les feffes; enfuite il introduira fa main dans le vagin, il dilatera l'orifice de la matrice avec plufieurs de fes doigts, il percera la membrane qui contient les eaux de l'enfant, & tirera dehors tout ce qu'il trouvera contenu dans la matrice.

D. Quoique l'accouchement foit l'unique remede pour tirer une femme-groffe du danger où l'expofe une violente perte-de-fang, eft-il toujours poffible à un Accoucheur d'exécuter cette opération?

R. Non, & cela pour quatre raifons: 1°. Quand un enfant eft à terme, & qu'il vient la tête devant ; parce que, si elle est trop grosse , si elle remplit exacte- ment le détroit des os de l'hypogastre de la femme, & si l'Accoucheur n'est pas appellé de bonne heure, il ne sçau- roit passer la main dans la matrice pour en tirer l'enfant par les pieds : 2°. Lorsque la malade , par un entêtement in- surmontable , ne veut point se rendre aux raisons de l'Accoucheur, ni à celles de ses amis, & qu'elle préfére la mort au remede qu'on lui propose , qui est l'accouchement : 3°. Lorsque la malade, aidée de toute sa raison, se rend volon- tiers & consent à tout ce qui est possible pour la soulager ; mais que des difficul- tés que l'Accoucheur ne peut vaincre, rendent son dessein sans effet & l'accou- chement impossible ; comme, par exem- ple, quand il y a des défauts de confor- mation dans la figure que doivent na- turellement avoir les os qui forment le détroit de la partie inférieure du bassin de l'hypogastre : 4°. Lorsque la perte- de-sang ne vient ni du détachement de l'arriere-faix, ni de la rupture du cor- don ombilical de l'enfant, mais par l'ou- verture de quelques autres vaisseaux , comme, par exemple , de ceux qui four- nissent à l'écoulement qu'ont quelques femmes qui paroissent réglées de leurs

menstrues

menftrues pendant le deuxiéme, le troifiéme & le quatriéme mois de leur groffefle, & quelquefois même jufqu’au feptiéme.

D. Que doit faire un Accoucheur en
pareilles occafions?

R. Il doit faire ce qui fuit : Dans le
premier cas, il faut qu’il attende tout
de la nature pour la fortie de l’enfant;
mais, pour peu cependant qu’il puifle
en faire rétrograder la tête, il faut, fans
perdre de tems, qu’il le tire hors de la
matrice par les pieds; ou bien, s’il ne
peut faire rétrograder la tête, il la tirera dehors avec les tenettes en cuillere, de la maniere qu’il a été enfeigné
en fon lieu. Dans le fecond cas, il faut
qu’il abandonne la malade à fon mauvais fort, & qu’il fafle fur le champ,
devant les affiftans, le prognoftic de fon
état fâcheux; &, lorfque la malade fera
attaquée de foiblefle, il doit faifir ce
moment favorable, & tirer l’enfant par
les pieds hors de la matrice, en obfervant de mettre la femme dans une fituation convenable, & de la faire tenir
ferme par des perfonnes fortes & intel-
ligentes. Dans le troifiéme cas, il faut
qu’il obferve de bien reconnoître de
quelle nature eft l’obftacle qui lui empêche de terminer l’accouchement; qu’il

L

fasse bien remarquer aux personnes présentes, le danger éminent où se trouve
une femme-grosse dans un cas aussi pressant qu'est une perte-de-sang ; & qu'il
cherche en-même-tems les moyens de
lever les difficultés qui l'empêchent de
terminer son opération : par exemple,
si c'est la dureté de l'orifice de la matrice qui ôte à l'Accoucheur la liberté
de le dilater suffisamment, il doit faire
coucher la malade dans son lit, la saigner au bras, si elle n'est point trop
épuisée de forces, lui faire recevoir quelques lavemens émolliens, & lui appliquer, sur l'orifice du vagin & sur toute
la région hypogastrique, des compresses
trempées dans la même décoction émolliente un peu chauffée, afin de contribuer à ce relâchement si nécessaire : mais
si toutes ces choses deviennent inutiles,
il faut qu'un Accoucheur attende, malgré lui, l'heureux moment de la nature ; car elle change la disposition des
parties, dans le tems qu'on y pense le
moins ; & quand ce moment favorable
est arrivé, il doit, sans perdre de tems,
tirer de la matrice l'enfant par les pieds.
Enfin, dans le quatriéme cas, un Accoucheur doit se contenter de faire garder le lit à la malade, pour son plus
grand repos, & lui défendre de s'expo-

fer à aucunes paſſions violentes, dans le
tems de ces accidens ; mais ſi néanmoins
cette perte-de-ſang continuoit juſqu'au
point de cauſer des foibleſſes, il ne faut
avoir aucun autre but que l'accouchement.

D. Lorſqu'à l'occaſion d'une grande
perte-de-ſang, on a été obligé d'accoucher une femme, & qu'elle ſe trouve
bien affoiblie, que doit-on lui faire?

R. Il faut la tenir chaudement, &
bien tranquille dans ſon lit; lui donner
de-tems-en-tems quelques cuillerées de
vin vieux, cuit avec du ſucre, ou bien
un peu de vin d'Alicante, ou un gros
de confection d'hyacinthe, avec quelques gouttes de teinture-anodyne, dans
un peu de vin vieux & d'eau ſucrée, en
forme de julep ; & on ne lui donnera,
pour tous alimens, juſqu'à ce qu'elle ait
repris ſes forces, que de la gelée de
viande, & des forts conſommés ; &, pour
ſa boiſſon ordinaire, que de l'eau bouil-
lie avec du ſucre-candi. On lui fera auſſi
ſentir, dans le tems de ſes foibleſſes, un
linge trempé dans de bon vinaigre, ou
dans de l'eau de la Reine d'Hongrie.

ARTICLE XI.

De la Goutte-Crampe qui attaque les Femmes-groſſes.

Ce qu'il faut entendre par la goutte-crampe.

D. QUe doit-on entendre par le terme de *goutte-crampe ?*

R. On doit entendre une ſorte de convulſion qui attaque les muſcles, ſoit des bras, des avant-bras & des mains, ou des cuiſſes, des jambes & des pieds.

D. Quelle peut être la cauſe de cette eſpece de convulſion dans les femmes-groſſes ?

Cauſe de la goutte-crampe.

R. Ce ne peut être que la trop grande réplétion de leurs vaiſſeaux ſanguins, & leur ſang-même qui, par ſon défaut de circulation, eſt devenu âcre & trop épais, & qui, par ſa mauvaiſe qualité, irrite les filets nerveux des parties où il ſe trouve arrêté ; ce qui y cauſe une criſpation, & le tiraillement douloureux que l'on appelle *goutte-crampe.*

D. Que faut-il faire pour ſoulager une femme-groſſe attaquée de la goutte-crampe ?

Ce qu'il faut faire à une femme groſſe attaquée de cette goutte.

R. Il faut lui tirer du ſang au bras, dans quelque tems qu'elle puiſſe être de ſa groſſeſſe, & lui faire recevoir des lavemens compoſés avec le petit - lait,

ou la décoction de fon, & le miel violat : de - plus on lui donnera, le foir &
le matin, une écüellée de boüillon émul-
fionné, fait avec une livre de maigre de
veau, & un poulet, dans le corps duquel
on aura mis une once des quatre femences-froides majeures, mondées & écra-
fées, que l'on fera légerement cuire dans
deux pintes d'eau : ce boüillon doit être
coulé, & pris un peu chaud. On ne donnera à la malade, pour nourritures folides, pendant ces douleurs convulfives,
que des foupes mitonnées, faites avec le
boüillon à la viande & le pain blanc
bien cuit, afin de lui tempérer, rafraîchir & adoucir le fang; &, pour boiffon
ordinaire, elle n'ufera que d'une tifane
compofée de racines de chicorée fauvage, de fraifier, de chiendent & de régliffe, dans laquelle on pourra mettre
de-tems-en-tems, fur chaque verre, quelques cuillerées de vieux vin rouge. Enfin, on frottera les endroits douloureux
avec un peu de favon d'Alicante, fondu
dans une petite quantité d'eau de morelle, ou bien on fe fervira de l'onguent
martiatum ou du *populeum* ; en obfervant,
après ces frictions, d'envelopper les
parties avec des linges chauds.

ARTICLE XII.

Des Tumeurs variqueuses & douloureuses, qui surviennent aux Cuisses & aux Jambes des Femmes-grosses.

D. QUe faut-il entendre par des tumeurs variqueuses ?

Ce qu'il faut entendre par des tumeurs variqueuses.

R. Il faut entendre des dilatations de veines en quelque partie du corps que ce soit.

D. Qu'est-ce qui peut être la cause des tumeurs variqueuses & douloureuses, qui surviennent aux extrémités inférieures des femmes-grosses ?

Causes des varices, qui surviennent aux cuisses & aux jambes de femmes-grosses.

R. Ce n'est que la réplétion de leurs vaisseaux sanguins, jointe à la grosseur & à la pesanteur de leur matrice, qui comprimant alors trop fortement les veines iliaques, empêche que le sang qu'elles contiennent, ne remonte avec la facilité requise, des extrémités inférieures du corps, vers le cœur : ce qui fait que les veines de ces mêmes extrémités se trouvant engorgées par ce sang, (qui y devient dans un état comme de masse, sans mouvement de circulation) outre le nouveau sang que ces arteres y apportent continuellement ; cela, dis-je, fait que ces veines font obligées, malgré la force de leurs membranes, de fe dilater, pour former ces tumeurs veineufes que l'on appelle des *varices*, lefquelles deviennent plus ou moins douloureufes, fuivant la quantité & la qualité du fang qu'elles contiennent.

D. Quel prognoftic peut-on faire de ces tumeurs variqueufes ?

R. On doit les regarder comme des tumeurs plus défagréables & incommodes que dangereufes, à-moins que, par quelque accident, elles ne s'ouvrent : car pour lors elles deviennent d'une très-grande conféquence ; parce que, par la perte du fang confidérable qui en arrive, une femme-groffe peut mourir, ou du-moins tomber dans le danger d'accoucher prématurément.

Le prognoftic que l'on peut faire de ces varices.

D. Quel eft le remede efficace pour empêcher l'ouverture de ces varices ?

R. C'eft la faignée aux bras, qu'il faut réïtérer autant de fois que le cas le requiert, c'eft-à-dire, toutes les fois que ces fortes de tumeurs deviennent douloureufes ; mais on doit obferver de faire les faignées très-légeres. On peut auffi, dans ce tems-là, joindre l'ufage des lavemens à celui des faignées, & faire garder le repos autant qu'il eft poffible.

Cure de ces fortes de tumeurs variqueufes.

L iiij

ARTICLE XIII.

De la Vérole des Femmes-grosses.

QU'est-ce que la vérole ou le mal vénérien ?

Ce que c'est que la vérole.

R. C'est une maladie contagieuse, qui
consiste dans un changement général &
entier de toutes les liqueurs du corps
des personnes qui en sont attaquées,
comme du sang, de la lymphe, & des
esprits animaux, lesquelles liqueurs deviennent d'une acidité des plus corro-
sives.

D. Comment la vérole se communi-
que-t-elle d'un corps à un autre ?

La vérole se commu- nique d'un corps à un autre ; & comment cela se fait.

R. C'est par le moyen des approches
amoureuses impures ; & ce moyen doit
être regardé comme le plus ordinaire,
cependant cette triste & honteuse maladie, peut aussi attaquer les personnes
les plus chastes ; & cela, pour s'être servi
des linges qui auront touché le corps
d'un vérolé, ou pour avoir bû dans des
vases qui lui auront servi : quelquefois
encore cette maladie est héréditaire.

D. Lorsqu'une femme-grosse se trouve
attaquée de la vérole, que faut-il observer avant que de se mettre à la traiter ?

R. Il faut éxaminer, si les accidens font preſſans ; ſi la maladie eſt anciènne, ou nouvelle ; & ſi la malade eſt prête d'accoucher, ou ſi elle eſt dans les premiers mois de ſa groſſeſſe.

D. Pourquoi faut-il obſerver toutes ces choſes?

R. C'eſt parce que ſi une femme-groſſe approche du tems de ſon accouchement, & que la vérole ſoit nouvelle, il faut ſe contenter d'une cure palliative, qui doit conſiſter dans un régime de vivre humectant & rafraîchiſſant, & dans l'uſage de legers purgatifs, qu'on lui fera prendre de-tems-en-tems, juſqu'à ce qu'elle ſoit accouchée ; car ſi une femme venoit à accoucher pendant l'effet des remedes qui conviennent à la guériſon radicale de cette maladie, elle périroit & ſon enfant auſſi : mais, ſi elle n'eſt que dans les premiers mois de ſa groſſeſſe, & ſi la vérole eſt dans ſon dernier degré & accompagnée d'accidens preſſans, l'on doit, ſans perdre de tems, traiter la malade par les règles ordinaires.

D. Que faut-il obſerver pour traiter avec méthode & guérir radicalement une femme-groſſe attaquée de la vérole?

R. Pluſieurs choſes: 1°. Il faut obſerver de ne point mettre la malade dans

Ce qu'il faut obſerver avant que de mettre une femme-groſſe dans les remedes pour la traiter.

Maniere de traiter une femmel’uſage des bains ; parce que ſa matrice ne manqueroit pas de ſe relâcher dans toutes ſes parties, ce qui occaſionneroit un accouchement prématuré : 2°. De l’humeſter ſeulement avec des tiſanes émollientes & rafraîchiſſantes, & par des boüillons de bon ſuc & autres alimens de pareille nature, afin de la préparer à lui donner le flux de bouche : 3°. De lui faire quelques ſaignées aux bras, pendant l’uſage des tiſanes & des alimens émolliens & rafraîchiſſans, afin de voir ſi ſon ſang ſe trouvera ſuffiſamment humeſté : 4°. De la purger doucement avec le ſenné, la caſſe, & la rhubarbe, dans un verre de ſa tiſane ordinaire, avant que de lui donner le flux de bouche, de-peur que le cours-de-ventre ne l’attaque dans le tems de l’effet du mercure ; car cette évacuation du ventre cauſeroit des épreintes capables de la faire accoucher : 5°. De ne lui faire des frictions mercurielles que ſur les bras : 6°. On ne doit donner à une femme-groſſe aucunes préparations mercurielles par la bouche : 7°. Il faut lui ménager doucement le flux de bouche, & continuer la cure avec la même régle qu’aux autres perſonnes attaquées de cette maladie ; excepté qu’il faut, comme on a déja dit, que les purgatifs ſoient très-

doux. En obſervant toutes ces choſes,
une femme-groſſe guérira, & portera
ſon enfant juſqu'au terme ordinaire.

DES ACCOUCHEMENS
EN PARTICULIER.

CHAPITRE VI.
De l'Accouchement naturel.

Dem. 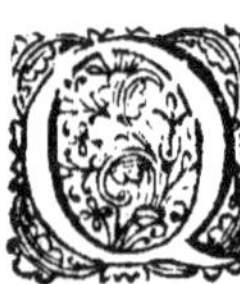UELS ſont les ſignes qui
annoncent qu'une femme
eſt malade pour accou-
cher ?

Rép. Ce ſont des douleurs qu'elle reſſent dans les lombes, qui lui répondent
dans la partie inférieure de la région hypogaſtrique ; avec des épreintes réïtérées ; une envie fréquente d'uriner ; une
dureté, une élévation & une fréquence
du pouls ; une rougeur & une inflammation au viſage ; & une évacuation d'humidités glaireuſes, qui ſe fait par le vagin. Lorſque l'accouchement approche
de ſon terme, la tumeur du ventre de la
femme deſcend & s'abbaiſſe ; ſes parties
naturelles ſe tuméfient, & ſe relâchent

& il survient à quelques femmes un vomissement, & un tremblement dans le haut des cuisses, avec une chaleur dans toutes les parties de leur corps, particuliérement dans le tems que l'enfant commence à descendre dans le passage, & que les membranes qui le contiennent sont prêtes à s'ouvrir.

D. La tumeur du ventre des femmes-grosses s'abbaisse-t-elle à toutes celles qui sont attaquées de douleurs pour accoucher?

La tumeur du ventre ne s'abbaisse pas à toutes les femmes qui sont malades pour accoucher.

R. Non; car ce signe n'arrive ordinairement qu'à celles dont la matrice est située dans un état perpendiculaire, & dont l'accouchement doit être heureux; c'est-à-dire, que la matrice alors a son fond vis-à-vis le nombril de la malade, & son orifice directement en face du milieu de la partie postérieure du vagin, & que l'enfant présente sa tête dans une figure favorable: au-contraire, cette tumeur du ventre ne s'abbaisse guéres aux femmes dont la matrice a pris une situation oblique, & lorsque l'enfant présente au passage toute autre partie que la tête.

D. L'orifice de la matrice ne se trouve donc pas toujours en face de l'extrémité postérieure du vagin, dans les travaux des femmes malades pour accoucher?

L'orifice de

R. Non; parce que, comme nous

l'avons déja observé , cette partie est susceptible de situations obliques, puisqu'il arrive souvent que lorsque son fond se porte vers les vertebres des lombes, son orifice ne peut se reconnoître que contre la symphyse des os pubis. De-même, si son fond se trouve, au-contraire, du côté de la partie antérieure, moyenne & supérieure de la région hypogastrique, son orifice ne pourra être reconnu que vers la partie supérieure & moyenne de l'os *sacrum*. Enfin, si le fond de la matrice porte son obliquité du côté droit ou du côté gauche des régions lombaires d'une femme, l'orifice de cette partie est toujours du côté opposé à son fond, soit du côté gauche ou du côté droit de l'espace que forment entr'eux les os qui composent le bassin de l'hypogastre ; de-sorte qu'il faut considérer que la matrice des femmes , dans ses situations obliques, a toujours son orifice diamétralement opposé à la situation de son fond. Cela est d'une très-grande conséquence à observer ; car toutes ces sortes de situations obliques de la matrice, réndent toujours les accouchemens longs, difficiles, & souvent laborieux, tant pour la mere, que pour l'enfant, particuliérement quand un Accoucheur n'est pas bien expérimenté.

la matrice ne se trouve pas toujours en face de la partie postérieure du vagin des femmes qui veulent accoucher.

D. Lorsqu'un Accoucheur est appellé pour une femme qui est dans les derniers tems de sa grossesse, & qui donne des marques d'un accouchement prochain, que doit-il faire ?

Ce que doit faire un Accoucheur, lorsqu'il est appellé auprès d'une femme qui est dans les douleurs pour accoucher.

R. Il doit lui demander la permission d'introduire le doigt dans son vagin, pour reconnoître dans quel état se trouve l'orifice de sa matrice ; si l'espace que forment les os du bassin de son hypogastre est régulier ; & si l'accouchement sera aisé, ou difficile, ou contre-nature.

D. Dans quelle situation un Accoucheur doit-il mettre une femme qui veut accoucher, pour lui toucher l'orifice de la matrice, & reconnoître ce que l'on vient de dire ?

Situation dans laquelle il faut faire mettre une femme, pour lui toucher l'orifice de la matrice, afin de connoitre la nature de l'accouchement qui va se faire.

R. Il doit la faire asseoir comme accroupie, sur le bord du devant d'une chaise basse, ou la coucher sur un lit, la tête un peu plus élevée que les reins, les cuisses écartées, les genoux proche des côtés du ventre, & les talons contre les fesses ; &, dans l'une ou l'autre de ces situations, il faut qu'il introduise un ou deux doigts dans son vagin, & les fasse couler, le long du boyau *rectum*, jusqu'à l'orifice de la matrice, pour en examiner l'état & celui de l'espace par où doit passer l'enfant.

D. Que faut-il entendre par un accouchement naturel & aisé?

R. Il faut entendre celui où l'enfant ayant atteint le terme de neuf mois, fort de la matrice de fa mere, fans fecours étranger & fans en avoir même befoin.

D. Le terme de neuf mois eft-il abfolument néceffaire, pour rendre un accouchement naturel & aifé?

R. Non, quoiqu'en difent prefque tous ceux qui ont écrit fur les accouchemens; car l'on remarque tous les jours qu'il y a des femmes qui accouchent fort naturellement, & dont les enfans font forts & vigoureux, avant & après ce terme qu'on regarde fi général. Ainfi, pour réfoudre cette queftion, il faut obferver qu'à proprement parler, un enfant eft à terme, dès-lors que la matrice ne peut plus s'étendre, & que la nature eft obligée de fe décharger feule d'un fardeau qui l'oppreffe; & l'on doit conclure que le terme de neuf mois n'eft pas un terme affuré, mais feulement le plus ordinaire, puifque les enfans qui font naturellement forts, fe font plus tôt jour que ceux qui font foibles.

D. Quelles font donc les chofes qui peuvent contribuer à rendre un accouchement naturel & aifé?

R. Elles ſont au nombre de ſept : 1^d. Il faut que la matrice ſoit bien placée, qu'elle ſoit bien ſaine, & bien diſpoſée à favoriſer la ſortie de l'enfant hors de ſa cavité : 2°. Que ſon orifice ſoit dans une diſpoſition à ſe dilater facilement : 3°. Que l'eſpace que les os du baſſin de l'hypogaſtre de la femme forment entre eux, n'ait point de figure irréguliere, & qu'au-contraire cet eſpace ſoit diſpoſé à permettre le libre paſſage de l'enfant : 4°. Que les eaux contenues autour de l'enfant, ſe préſentent à l'orifice de la matrice, & qu'elles s'y faſſent reconnoî-tre d'une figure platte & étendue : 5°. Que l'enfant ſoit vivant, & bien ſitué, que ſa tête & ſon corps ſe trouvent pro-portionnés à l'eſpace que forment les os du baſſin de l'hypogaſtre de ſa mere, & qu'il y paſſe promptement : 6°. Que les douleurs qui annoncent l'accouchement, ſoient expulſives, véritables & naturel-les, & qu'elles ne ſoient pas au-contrai-re équivoques, comme ſont les coli-ques venteuſes, ni excitées par aucunes choſes qui regardent les mauvaiſes ma-nœuvres des Accoucheurs ignorans & des Sages-femmes : 7°. Enfin, que l'ar-riere-faix ſuive l'enfant, ou du-moins que l'extraction s'en faſſe ſans difficulté conſidérable.

D. Dans

D. Dans quelle situation la matrice d'une femme doit-elle être, pour procurer un accouchement naturel & aisé à terminer?

R. Elle doit avoir le fond tourné du côté de l'ombilic de la femme ; parce qu'alors l'orifice de la matrice se trouve dans le milieu de l'espace que forment les os du bassin de l'hypogastre, & rien ne l'empêche de se dilater également dans toute sa circonférence, jusqu'au point de laisser passer librement un enfant bien situé, & qui se présente favorablement.

D. Comment un Accoucheur reconnoît-il que l'orifice de la matrice est dans une disposition à se dilater?

R. Il le connoît, lorsque cet orifice étant entr'ouvert, il est mol, & se dilate facilement, sans résister au mouvement du doigt qui le touche, dans le tems-même des douleurs de la malade, & qu'il ne se resserre point, avec compression, à la fin de la douleur.

D. Comment peut-on connoître, par l'attouchement, si l'espace que forment les os du bassin de l'hypogastre d'une femme, est régulier, & suffisamment grand, pour laisser passer librement un enfant?

R. On le peut connoître en tournant

M

le doigt tout autour de la circonférence de ces parties, pendant & après les douleurs expulſives de la malade.

D. Comment faut-il que les eaux de l'enfant ſe préſentent, pour qu'on ſoit aſſûré qu'un accouchement ſera naturel & aiſé à terminer?

R. Il faut qu'elles ſe préſentent, au-devant de la tête de l'enfant, larges, plattes & étendues dans toute la circonférence du fond du vagin.

D. Comment un Accoucheur connoît-il que l'enfant eſt vivant, & qu'il ſe préſente favorablement au paſſage pour venir au monde?

R. Il connoît que l'enfant eſt vivant, par la fermeté qu'il rencontre à ſa tête, & par les ſecouſſes qu'il ſent faire à cette partie, dans le tems des douleurs expulſives de la mere; & il eſt aſſûré que l'enfant ſe préſente favorablement au paſſage, lorſqu'il remarque que le ſommet de ſa tête fait entiérement face à la partie poſtérieure du vagin de ſa mere, & lorſqu'en avançant ſon doigt entre cette tête & l'os *ſacrum* de la mere, il remarque, en cet endroit, la partie cartilagineuſe de la fontanelle.

D. Comment connoît-on que les douleurs que reſſent une femme-groſſe, ſont des véritables douleurs d'accouchement?

R. On le connoît, lorſqu'en touchant l'orifice de ſa matrice, on le ſent ſe dilater & s'ouvrir pendant leur effet, ſans ſe refermer enſuite : au-contraire, dans les fauſſes douleurs, plus elles ſont fortes, plus auſſi l'orifice de la matrice ſe reſſerre. Au-reſte, l'on doit obſerver, en cette occaſion, qu'il eſt dangereux d'exciter une femme à ces dernieres ſortes de douleurs ; car c'eſt la mettre en danger de périr, elle & ſon enfant, par les épuiſemens qu'elles ſont capables de lui occaſionner.

D. Comment enfin connoît-on que l'arriere-faix eſt facile à extraire de la matrice ?

R. On le connoît, lorſqu'au moindre ébranlement du cordon ombilical, l'arriere-faix ſuit la ſortie de l'enfant ; ou lorſqu'en portant la main dans la matrice, on le trouve entiérement détaché, avec ſes membranes, du fond & des parois de cette partie.

D. Quel tems un Accoucheur doit-il prendre, pour toucher l'orifice de la matrice d'une femme qui eſt dans les douleurs pour accoucher ?

R. Il doit toujours, ſuivant le ſentiment des Praticiens, prendre le tems de la fin de la douleur : cependant on peut toucher très-doucement cet orifice dans le tems des douleurs, afin de reconnoî- tre ſeulement ſi ces douleurs ſont ex- pulſives, c'eſt-à-dire, ſi lorſqu'il prend quelques épreintes à la femme, l'orifice ſe dilate, & ſi les membranes qui con- tiennent les eaux de l'enfant, paroiſſent s'avancer vers le fond du vagin.

D. Pourquoi les Praticiens - Accou- cheurs ont-ils crû qu'il ne falloit tou- cher une femme prête d'accoucher, qu'à la fin de ſes douleurs?

R. C'eſt qu'ils ont appréhendé, avec raiſon, deux choſes : 1°. Ils ont craint qu'un Accoucheur ou une Sage-femme venant à toucher bruſquement une fem- me, pendant la force de ſes douleurs, ils pourroient occaſionner trop tôt la rup- ture des membranes qui contiennent les eaux de l'enfant, qui ſe trouvent pour lors très-tendues, & cauſer par-là un ac- cident qui en produit un grand nombre d'autres: 2°. Ils ont fait attention qu'un Accoucheur peut ſe tromper dans ces ſortes d'accouchemens ; parce qu'il eſt impoſſible de diſtinguer quelle eſt la partie que l'enfant préſente au paſſage, dans le tems de ces douleurs & de ces épreintes ; car, dans ce même tems, les muſcles du bas-ventre & les fibres du corps de la matrice ſe trouvent dans une contraction ſi violente, que les eaux qui

environnent l'enfant, sont poussées en-
bas vers l'orifice de la matrice, & empêchent de reconnoître alors ce qui se
passe dans cette partie : au-lieu que
quand on attend la fin de la douleur,
pour toucher la femme, on remarque
facilement la situation de l'enfant, &
l'on devient en état de juger si l'accouchement sera ou naturel, ou non-naturel, ou contre-nature.

D. Qu'est-ce que la membrane qui
enveloppe l'enfant dans la matrice de
sa mere?

R. Ce n'est autre chose que la membrane de l'œuf qui sert à former le fœtus : il faut observer que cette membrane est formée de deux plans de fibres,
entre lesquels il se trouve une espece
de tissu cellulaire. Les Auteurs ont appellé la partie extérieure de cette membrane *chorion*, & l'intérieure *amnios*.

Ce que c'est que la membrane qui contient l'enfant & ses eaux, dans la matrice d'une femme-grosse.

D. Cette membrane ne contient-elle
seulement que l'enfant?

R. Elle contient de-plus une certaine
quantité d'eaux, dont l'origine est encore incertaine & douteuse.

D. Quels sont les usages de ces eaux?

R. Leurs usages sont d'étendre la
membrane dont nous venons de parler,
& la matrice ; & de permettre à l'enfant, qui y est renfermé, d'y faire libre-

Usages des eaux contenues, avec l'enfant, dans

la matrice d'une femme grosse.

ment tous ses petits mouvemens, en nageant dans ces eaux comme dans une espece de bain. D'ailleurs, elles sont encore utiles pour faciliter l'accouchement ; car, plus il s'en trouve dans ce moment, plus le vagin de la femme se dilate avec facilité ; ce qui est si vrai, qu'on voit des accouchemens où ces mêmes eaux dilatent si considérablement ce conduit, que lorsqu'elles viennent à s'écouler, l'enfant les suit, comme une poutre qui se trouve entraînée par un torrent ; & de-là s'ensuit un heureux accouchement : au-contraire, lorsque ces eaux s'écoulent, soit totalement, ou en partie, dans le commencement des douleurs pour accoucher, l'accouchement devient plus ou moins pénible & fàcheux ; parce qu'il ne se trouve plus qu'une espece d'aridité dans les parties par où l'enfant doit passer ; ce qui est cause que les douleurs de la malade sont quelquefois si lentes, qu'un Accoucheur en devient inquiet, & qu'il est obligé d'avoir recours à la patience : en-vain même se donne-t-il le soin d'introduire des choses onctueuses dans le vagin, pour le lubrifier ; il est besoin du secours de la nature, & que la femme soit forte & robuste, pour que l'accouchement se termine : ainsi, lorsqu'un Accoucheur ne voit point écouler les eaux dans le commencement des douleurs du travail, il ne doit nullement s'inquieter. Ces obſervations prouvent qu'il ne faut jamais faire écouler ces eaux & rompre la membrane qui les contient, que lorſqu'elles forment une eſpece de tumeur entre les lévres de l'orifice du vagin , & que la tête de l'enfant eſt entiérement deſcendue dans la partie antérieure de ce conduit ; parce que, quelque long que ſoit le travail, les choſes alors ſe terminent toûjours heureuſement.

D. Dans quelle quantité ces eaux doivent-elles être, pour qu'elles ſoient favorables à une femme-groſſe, ſoit pendant ſa groſſeſſe , ou lors de ſon accouchement ?

R. Elles doivent être dans une quantité moyenne : car lorſqu'il s'en trouve peu, cela fait douter de la groſſeſſe des femmes ; parce que cette petite quantité n'aidant point à l'extenſion de la matrice, il arrive que les parois de ce viſcère tiennent l'enfant enveloppé dans une poſture ſi gênante , qu'à peine la mere peut-elle s'appercevoir de ſes mouvemens : cela eſt ſi vrai, qu'il eſt arrivé que nombre de femmes ſont accouchées heureuſement, ſans avoir ſenti nullement remuer leurs enfans pendant tout

La quantité dans laquelle ces eaux doivent étre.

M iiij

le tems de leur groffeffe, quoiqu'ils fuffent forts, gros & vigoureux. D'un autre côté, la quantité exceffive de ces eaux occafionne un autre inconvénient ; car elles deviennent alors d'un poids fi accablant pour une femme-groffe, qu'elle croit avoir deux enfans dans la matrice ; ce qui l'expofe même à accoucher prématurément (quelques précautions qu'elle puiffe prendre pour éviter ce malheur) par la facilité qu'a la matrice à fe dilater, & à laiffer, par ce moyen, fortir l'enfant hors de fa cavité, avant fon entiere perfection.

D. Eft-ce une bonne pratique de toucher, à tous momens, l'orifice de la matrice d'une femme qui eft en travail d'enfant ?

C'eft une très-mauvaife pratique de toucher, à tous momens, une femme qui eft en travail d'enfant.

R. Non, dans le commencement du travail ; car au-lieu d'accélerer l'accouchement, on le rend par-là très-long & difficile, parce que tous ces attouchemens meurtriffent cet orifice & le vagin, & font gonfler ces parties jufqu'au point d'empêcher leur dilatation. Mais lorfqu'un Accoucheur s'apperçoit que l'enfant qui s'avance au paffage, pouffe trop, devant fa tête, la circonférence de l'orifice de la matrice, que cet orifice eft gonflé par des humeurs, & que l'efpace que forment les os du baffin de l'hypogaftre de la mere, fe trouve trop large , il faut alors que l'Opérateur porte fa main dans le vagin, pour foûtenir cet orifice, en le dilatant & le repouffant toûjours, à chaque douleur de la mere, vers le haut & derriere la tête de l'enfant, & qu'il obferve en-même-tems de reculer le coccyx, autant qu'il lui fera poffible, & de ne point retirer fa main de ce lieu, jufqu'à ce que la tête de l'enfant foit entiérement débarraffée de ce détroit, & qu'elle foit defcendue dans la partie antérieure du vagin ; parce qu'autrement il ne manqueroit pas d'arriver à la femme ce qu'on appelle vulgairement une *defcente de matrice.*

D. Lorfqu'un Accoucheur reconnoît qu'une femme eft véritablement malade pour accoucher, que doit-il faire ?

R. Il doit obferver plufieurs chofes : 1°. Il faut qu'il ait foin que la femme foit libre dans fes habits ; 2°. Qu'il n'y ait dans la chambre où elle doit accoucher, que les perfonnes qui font de fon goût, & qu'elle a, pour ainfi-dire, choifies elle-même : 3°. De laiffer à la malade la liberté de crier, dans le tems de fes douleurs, en lui recommandant feulement de profiter de fes épreintes, & de pouffer fortement en-bas, comme fi elle vouloit aller à la felle : 4°. Enfin il doit porter

Ce que doit faire un Accoucheur lorfqu'il reconnoit qu'une femme eft malade pour accoucher.

toute son attention à l'état où se trouve cette femme ; & cela est si nécessaire, que l'on voit tous les jours arriver qu'un accouchement qui paroît le plus naturel & le plus heureux dans le commencement du travail, devient par la suite très-long & difficile à terminer.

D. Que doit faire un Accoucheur, lorsqu'il remarque que l'heure de l'accouchement est proche ?

Ce que doit faire un Accoucheur quand il remarque que l'accouchement est proche.

R. Il faut qu'il fasse préparer le linge dont on a besoin, tant pour la mere, que pour l'enfant ; & qu'en-même-tems il fasse placer un petit lit dans la chambre où est la femme, qui doit être composé d'une paillasse, d'un matelas doublé en deux, & d'un traversin : ou bien il se servira d'un lit de camp, sur lequel il fera mettre la paillasse, le matelas doublé en deux, le traversin & le reste dont il aura besoin, pour disposer ce lit d'une maniere que la malade y soit couchée les pieds à plomb sur la paillasse, les fesses sur le bord du matelas plié, & la tête sur le traversin, afin que, dans cette situation, la femme ait la tête plus haute que les épaules, & les épaules plus élevées que les fesses ; & il faut d'ailleurs qu'elle ait les cuisses écartées, & les talons proche du matelas plié & contre les fesses. L'Accoucheur doit aussi observer, que le lit

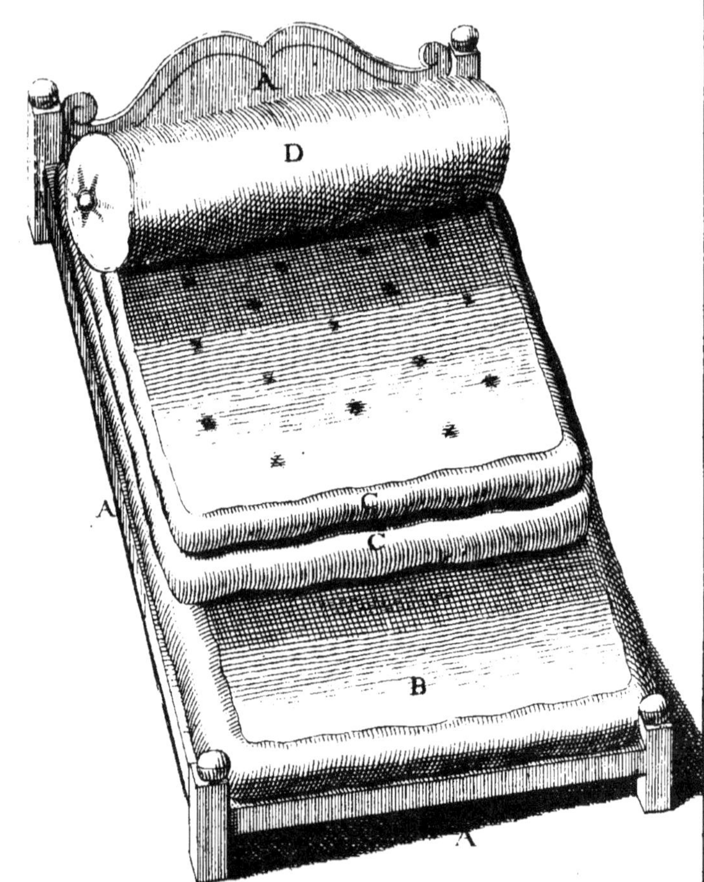

Explication.

A.A.A. Le Lit de Camp.
B. La paillasse, sur laquelle la malade doit avoir les pieds portés à plomb.
C.C. Le matelas plié en deux, pour elever le corps de la malade, depuis les fesses jusqu'aux epaules.
D. Le traversin, pour elever le corps de la malade.

où doit accoucher la femme, soit toujours placé près du feu, dans quelque saison que ce soit; & de mettre une nappe, ou chose semblable, pliée en trois & de long, sur le travers du bas du matelas plié, directement où il faut que la malade ait les reins posés, afin que cette nappe serve à la soûlever dans le tems que l'enfant vient à sortir du vagin. Enfin, il est encore à propos de garnir le bas du petit lit de quelques draps, ou de quelqu'autre chose semblable, & de couvrir le bas du corps & les jambes de la femme, pour qu'elle ne souffre point de froid, & qu'elle ne se trouve pas découverte à la vûe des assistans.

D. En quoi doit consister le linge qui convient à une femme prête d'accoucher?

R. Il doit consister en plusieurs serviettes à demi-usées, qu'il faut tenir toujours chaudes, pour les mettre alternativement, s'il en est besoin, sur le ventre & sur les parties naturelles de la malade, dans le tems de la force de ses douleurs: En un petit drap, ou chose semblable, plié en deux ou trois doubles, pour lui mettre autour des reins & dessous les fesses, afin que le sang & les autres vuidanges ne gâtent point sa chemise, ou ses juppes, ou sa robbe-de-cham-

bre, dans le tems de l'accouchement:
En une demi-chemife, avec fon porte-
fein & fon alaife: Enfin, en un apollon
de lit; un grand mouchoir, ou une ferviette, pour lui mettre fur les épaules,
auffi-tôt qu'elle eft accouchée; un petit
drap plié en plufieurs doubles, pour lui
mettre autour de la ceinture lorfqu'on
veut la changer de lit; & une ferviette,
ou chofe femblable, pliée auffi en plufieurs doubles, pour lui appliquer fur les
parties naturelles, auffi-tôt qu'elle eft
placée dans fon lit de repos.

D. Tout cela étant préparé, que doit
faire un Accoucheur?

R. Il doit s'attacher entiérement à
obferver l'état de fa malade. Pour cet
effet, 1°. il examinera fi elle n'eft point
oppreffée, & fi, avec une difficulté de
refpirer, elle n'a point de réplétion dans
les vaiffeaux fanguins; parce que, fi cela
fe rencontre, il faudra qu'il lui tire promptement deux palettes de fang du bras,
afin de lui dégager la poitrine, aider par-
conféquent à la liberté de la refpiration,
& prévenir auffi les pertes-de-fang, ou
la fiévre, qui peuvent arriver pendant &
après l'accouchement. 2°. Il s'informera
de la malade, s'il y a long-tems qu'elle
n'a été à la felle; parce qu'en ce cas, il
aura foin de lui faire recevoir un lave-

ment, qui ne peut produire alors qu'un très-bon effet, particuliérement aux femmes qui font ordinairement conftipées. 3°. Il ne touchera la malade, dans le commencement de fon travail, que pour reconnoître feulement fi l'enfant n'a point changé de fituation, fuppofé qu'il fe fût bien préfenté d'abord; & il aura en-même-tems le foin de bien couvrir à la femme les parties inférieures, afin de lui conferver une chaleur modérée, tant au ventre, qu'aux parties naturelles, dans la fituation qu'elle eft obligée de garder lors de fes douleurs. 4°. Il obfervera auffi de la faire promener, fi elle le peut, dans le lieu où elle doit accoucher; parce que, quoique l'accouchement paroiffe bien naturel, ces petites promenades favorifent la pefanteur de l'enfant & la difpofition qu'il a de fortir, & qu'elles occafionnent la fréquence des douleurs de la mere, & avancent la fin de l'accouchement. 5°. Il aura encore le foin de faire prendre de-tems-en-tems un boüillon, ou un confommé, à la malade, dans l'intervalle de fes douleurs, afin de lui conferver fes forces. Cette pratique vaut mieux que celle des Accoucheurs & des Sages-femmes, qui font prendre à leurs malades différentes liqueurs fpiritueufes & remplies d'une

très-grande quantité de parties volatiles - fulphureufes ; car les boüillons les
échauffent moins , les pertes - de - fang
font moins confidérables & moins à
craindre , & la fièvre de l'accouchement
devient moins ardente. Enfin , un Accoucheur doit dilater doucement, avec
le doigt indice & celui du milieu de fes
mains, le vagin de la femme, & lui recommander de pouffer fortement en-
bas, comme fi elle vouloit aller à la felle,
& cela dans le tems de fes plus fortes
douleurs expulfives, & lorfque l'enfant
commence à defcendre dans le vagin : il
faut auffi qu'il prenne garde, de ne pas
faire écouler les eaux avant qu'elles
foient bien formées & entiérement avancées dans l'orifice extérieur du paffage,
à-moins qu'il ne fe rencontrât des cas qui
éxigeaffent cet écoulement ; comme, par
éxemple, lorfque la tère de l'enfant eft
entiérement fortie du détroit des os du
baffin, & que les membranes qui contiennent ces eaux, fe trouvant trop épaif-
fes, empêchent de finir l'accouchement ;
ou bien lorfque l'enfant préfente, dans
ce détroit , fon cordon ombilical , ou
toute autre partie que fa tête.

D. L'écoulement prématuré des eaux
de l'enfant, annonce-t-il toujours un accouchement prochain?

R. Non ; car il arrive très-fouvent que des femmes - groffes attaquées de cet écoulement prématuré , dans un tems affez confidérable avant celui de leur accouchement, ne laiffent pas de porter leur enfant jufqu'au terme fixé par la nature , & d'accoucher très - heureufement, fans qu'il fe trouve de nouvelles eaux dans leur matrice.

D. Que faut-il conclure de cette obfervation?

R. Il faut en conclure, qu'il eft de la derniere importance pour un Accoucheur , lorfqu'un tel accident arrive à une femme-groffe, de ne pas la mettre en travail, quelques marques qu'il puiffe avoir que l'accouchement doit être prochain : au-contraire, il fera toujours bien d'attendre, en pareil cas, que la Nature fe déclare, avant que de travailler ; depeur qu'en voulant éviter un danger qui n'eft qu'apparent, il n'expofe fa malade à un péril effectif.

D. Qu'eft-ce que les glaires qui s'écoulent par le vagin des femmes, & qui annoncent un accouchement prochain?

R. Ce font des humeurs que la Nature réferve dans les glandes des parties intérieures de la matrice , & particuliérement dans celles qui font aux environs de fon orifice ; lefquelles humeurs fe déchargent dans le vagin , par les petits vaisseaux excrétoires de ces glandes , dans le tems que toutes les parties honteuses de ces femmes, se lubrifient & se relâchent pour faciliter la sortie de l'enfant.

D. D'où peut venir la cause de la couleur sanguinolente de ces glaires?

Causes de la couleur sanguinolente de ces glaires.

R. De plusieurs choses. Dans les premiers accouchemens des femmes, cette couleur est occasionnée par la rupture de quelques vaisseaux capillaires-sanguins de l'orifice de la matrice, lors de sa premiere dilatation. Cette couleur peut encore être causée dans tous les autres accouchemens, même les plus naturels, par la division d'autres vaisseaux capillaires-sanguins, qui attachent les membranes qui contiennent les eaux de l'enfant, aux parois intérieures de la matrice; & cette division arrive dans le tems que la matrice se contracte, pour expulser dehors ce qu'elle contient. Enfin, cette couleur survient encore à ces glaires, par le commencement du détachement d'une partie de l'arriere-faix, particuliérement lorsque le cordon ombilical se trouve trop court, ou qu'il fait des circonvolutions autour du col ou des autres parties de l'enfant.

D. Quelle est la cause du vomissement
&

& du tremblement qui arrivent à quelques femmes, lorſqu'elles ſont en travail
pour accoucher?

R. C'eſt l'irritation que reſſentent les
nerfs de la matrice, dans le tems de la
dilatation de ſon orifice, lorſque l'enfant
fait ſes efforts pour en ſortir ; car ces accidens n'arrivent qu'aux femmes chez
qui cet orifice ne ſe dilate pas aiſément.

Cauſes du vomiſſement qui arrive à quelques femmes dans leur travail d'accouchement.

D. Quoiqu'un accouchement paroiſſe
naturel, & que l'enfant ſoit prêt à ſortir
de l'orifice de la matrice, que doit faire
un Accoucheur pour aider à finir l'accouchement?

R. Il doit introduire le doigt indice &
celui du milieu de ſes deux mains dans
la partie inférieure du vagin de la femme, entre ſon coccyx & la tête de ſon
enfant, afin de tenir la route par où il
doit paſſer, plus droite & plus facile ;
d'ailleurs il arrive, par cette manœuvre,
que ces deux doigts de chaque main, ſe
trouvant ainſi placés, ſont tout prêts &
à portée de favoriſer la femme & ſon enfant, dans une ſeule & même douleur,
en ſaiſiſſant l'enfant par-deſſous les aiſſelles, dans le moment que ſa tête eſt
ſortie du paſſage, pour lui tirer le reſte
du corps de cet endroit.

Ce que doit faire un Ac-coucheur, quoique l'accouche-ment lui paroiſſe na-turel.

D. Lorſqu'un enfant eſt entiérement
ſorti de la matrice, dans un accouche-

ment naturel, que reste-t-il à faire par l'Accoucheur?

R. Il lui reste à délivrer la mere de son arriere-faix, & à lui couvrir & boucher l'orifice du vagin avec quelques linges chauds, pliés en plusieurs doubles, afin d'empêcher que l'air extérieur n'entre dans ce conduit : ensuite il fera prendre à la femme un boüillon, ou une écüellée de gelée de viande fondue ; & il la laissera un peu reposer, dans sa situation, sur son lit de travail, pendant qu'il fera la ligature & la section du cordon ombilical de l'enfant. Enfin, l'accouchée étant un peu reposée, il ordonnera qu'on la change de linge & de lit : pour cet effet, il lui fera mettre une chemise blanche, avec un drap plié autour de la ceinture, ou une demi-chemise avec son alaise, & un apollon de lit par-dessus, le tout un peu chauffé ; & il la fera placer dans son lit de repos, que l'on aura eu soin de bien chauffer avec une bassinoire ou autre chose semblable.

D. Qu'est-ce que l'arriere-faix ou le *placenta* d'une femme-grosse, & quel est son usage?

R. C'est une masse, d'une substance spongieuse & assez semblable, en quelque façon, à celle de la rate, qui est tissue & entrelacée d'une infinité de vei-

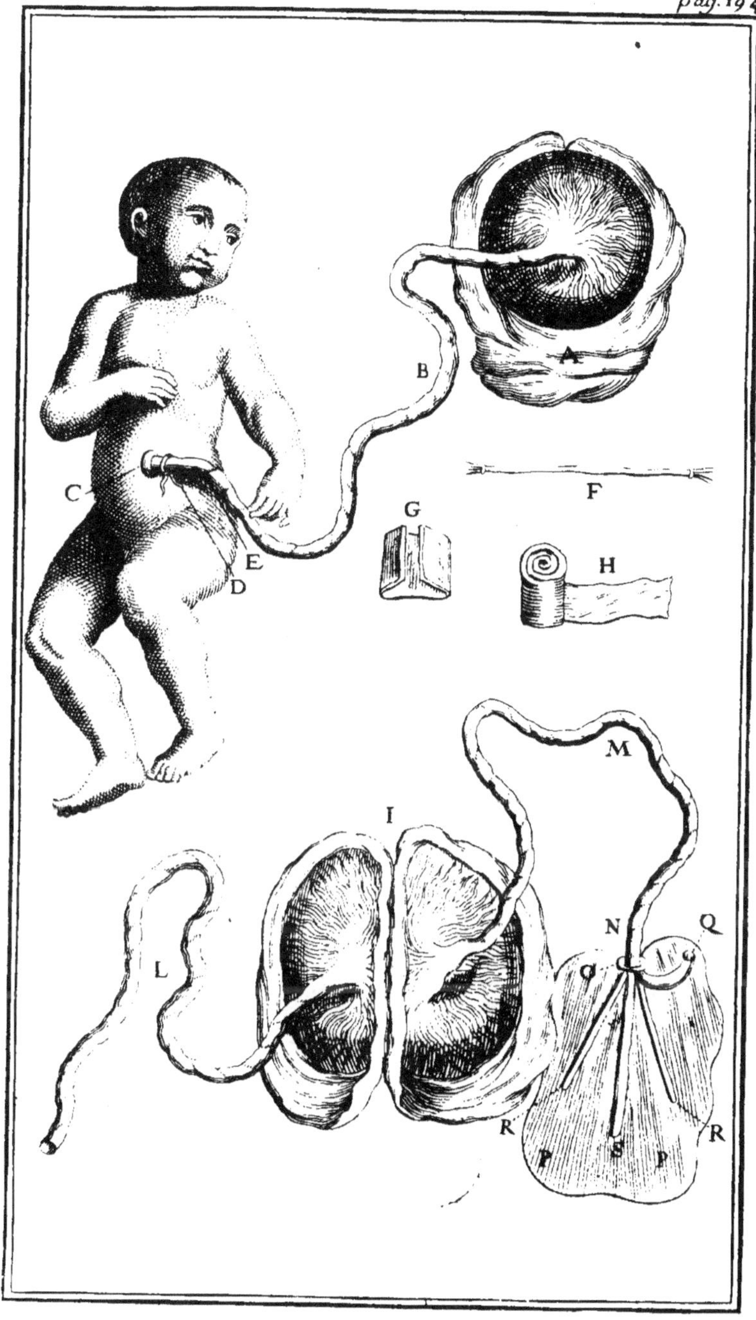
A
B
C
D
E
F
G
H
I
L
M
N
O
P
Q
R
R
S
P

EXPLICATION DE LA XIIe PLANCHE.

L'Arriére-faix, & le Cordon Ombilical de l'Enfant.

A. L'Arriére-faix, avec ſes Membranes : B. Le Cordon Ombilical, qui prend ſon origine du centre de l'Arriere-faix, & s'inſere au Nombril de l'Enfant : C. L'Ombilic ou Nombril de l'Enfant : D. L'endroit où il faut lier le Cordon Ombilical : E. Celui où l'on doit faire la ſection de ce Cordon.

F. Le Fil doublé, avec lequel il faut faire la ligature de ce Cordon : G. La Compreſſe double, dont il faut envelopper le bout du Cordon reſté à l'Ombilic de l'Enfant : H. Une Bande roulée à un chef, pour faire des circulaires autour du corps de l'Enfant, afin de ſoûtenir la Compreſſe qui enveloppe le bout du Cordon.

I. Un Arriére-faix double, avec ſes Membranes, pour deux Enfans : L. Un Cordon Ombilical ſéparé de l'Ombilic : M N. L'autre Cordon attaché au Nœud de l'Ombilic : O. Le Nœud de l'Ombilic, où ſe ſéparent les Vaiſſeaux contenus dans le Cordon Ombilical d'un Enfant : P P. Un morceau du Péritoine, dans la duplicature duquel rampent les Vaiſſeaux Ombilicaux : Q. La Veine Ombilicale : R R. Les deux Artères Ombilicales : S. L'Ouraque.

ñes, d'artères & de vaisseaux lymphatiques, & qui se trouve attachée & comme incrustée dans les pores intérieurs
du fond de la matrice d'une femme-
grosse. Son usage est de recevoir le sang
& les esprits animaux, qui doivent être
portés, par le moyen du cordon ombilical, de la femme-grosse au corps de
son enfant, & de ce même enfant à la
mere.

D. Qu'est-ce que le cordon ombilical?

R. C'est une espece de tuyau long,
qui prend son origine du centre de l'arriere-faix, & qui s'insere au milieu de la
région ombilicale de l'enfant contenu
dans la matrice de sa mere : il est composé d'une veine, de deux arteres, &
d'une substance spongieuse, blanche &
vasculaire-lymphatique, le tout enveloppé d'une membrane commune, qui
est une continuité de celle qui recouvre
l'arriere-faix & qui contient les eaux
dans lesquelles l'enfant nage tout le
tems qu'il est renfermé dans la matrice.

D. D'où la veine ombilicale tire-t-elle
son origine?

R. Elle la tire des parties de l'arriere-faix, qui s'incrustent dans les pores
intérieurs du fond de la matrice, par
une infinité de branches capillaires, qui
s'anastomosant les unes avec les autres,

N ij

Ce que c'est que le cordon ombilical.

Route de la veine om-bilicale.

dans ce corps fpongieux , forment le tronc de cette veine ; lequel , après en être forti, coule le long du cordon , & va paffer par le trou des anneaux de l'ombilic de l'enfant, pour aller s'inférer, à la faveur de la duplicature du péritoine, dans la cavité de la veine-porte.

D. D'où les artères ombilicales tirent-elles leur origine ?

R. Elles la tirent des artères iliaques, ou des hypogaftriques de l'enfant ; & paffant aux deux côtés de la veffie urinaire, elles montent entre les deux plans de fibres du péritoine, & vont au cordon ombilical , qui les conduit dans l'arriere-faix, pour s'inférer, par un nombre confidérable de vaiffeaux capillaires, dans les endroits où les racines de la veine ombilicale ont pris leur naiffance. C'eft par la veine ombilicale, & par ces artères , que fe fait la circulation mutuelle & réciproque du fang d'une femme-groffe avec celui de fon enfant, tandis qu'il eft contenu dans fes entrailles.

D. Comment cette circulation fe fait-elle ?

R. Elle fe fait ainfi : Les artères fpermatiques d'une femme-groffe , jointes à toutes les autres artères qui fe terminent à fa matrice, portent une certaine quantité de fang dans l'arriere-faix, où eſt attaché le cordon ombilical de l'enfant ; ce ſang y étant verſé, eſt reçû par les racines de la veine ombilicale du fœtus, qui y prennent leur origine ; & cette veine le conduit dans la veine-porte, pour être filtré au-travers de la ſubſtance du foye, avant que d'entrer dans la veine-cave ; de-là il eſt porté dans le ventricule droit du cœur, d'où il paſſe dans le gauche, par le trou de Botal ; & il eſt enſuite diſtribué, par l'aorte, à toutes les parties du petit corps du fœtus, pour ſa nourriture & ſon accroiſſement : le ſuperflu de ce ſang eſt repris par les deux artères ombilicales de l'enfant, qui le verſent dans l'arriere-faix, où étant répandu, il eſt repris par les embouchûres des veines de la matrice de ſa mere, contre leſquelles cette maſſe eſt attachée ; & ces veines le portent dans de plus groſſes, pour circuler comme auparavant : & tout cela continue de cette maniere, pendant tout le tems de la groſſeſſe de la femme.

D. D'où la ſubſtance blanche & vaſculaire-lymphatique, qui accompagne la veine & les artères le long du cordon ombilical, tire-t-elle ſon origine ?

R. Elle la tire des vaiſſeaux lymphatiques qui ſortent de tous les corps glo-

buleux de l'arriere-faix; &, après avoir
foûtenu & conduit cette veine & ces artères jufqu'à l'ombilic de l'enfant, elle
les abandonne, pour aller, de fon côté,
dans la duplicature du péritoine, former
le conduit appellé *ouraque*, qui s'infere
au fond de la veffie urinaire du fœtus.

D. Que peut-on penfer de l'ufage de
l'ouraque, qui eft formé par la conti-
nuation de la fubftance blanche & vaf-
culaire-lymphatique du cordon ombilical?

Ce que
l'on peut
penfer de
l'ufage de
l'ouraque
du fœtus
humain.

R. On peut penfer que ce conduit a
un autre ufage que celui de foûtenir fim-
plement le fond de la veffie urinaire, &
qu'il y a plus lieu de croire que l'unique
& véritable ufage de l'ouraque, eft de
recevoir, de cette fubftance blanche &
vafculaire, la férofité filtrée du fang que
les artères de la matrice ont apporté dans
les corps globuleux de l'arriere-faix, &
de la tranfporter, par fa cavité, dans la
veffie urinaire de l'enfant, d'où elle eft enfuite verfée, par l'urèthre, dans la membrane qui enveloppe le fœtus, afin d'y
former peu-à-peu cette quantité plus ou
moins grande d'eau qui s'y trouve, &
dans laquelle il nage pendant tout le
tems qu'il eft contenu dans la matrice
de fa mere. D'ailleurs, ce qui peut con-
firmer cet ufage, c'eft qu'on remarque

tous les jours, en pratiquant l'opération des accouchemens, que plus un arriere-faix est épais, & d'une substance souple & mollette, plus aussi le cordon ombilical de l'enfant se trouve gros, & plus il se rencontre d'eau dans la membrane qui l'enveloppe. Au-reste, cet usage n'a pas été inconnu aux anciens Auteurs Grecs; puisqu'ils ont nommé ce conduit *ouraque* (ὄυραχος); mot qu'ils ont formé du substantif ὄρον, qui veut dire *urine*, & du verbe ἔχειν, qui signifie *avoir*, ou *contenir*, comme qui diroit canal contenant de l'urine; parce qu'ils ont pris sans doute cette sérosité pour de l'urine, aussi en a-t-elle la couleur & la consistence. Enfin, les observations journalieres nous prouvent encore qu'il coule de la sérosité dans la vessie urinaire de l'enfant, pendant qu'il est renfermé dans la matrice de sa mere; puisqu'à-peine en est-il sorti, qu'il urine, même avant qu'on ait fait la ligature au cordon ombilical : & comme les deux capsules atrabilaires, aujourd'hui appellées *glandes surrénales*, n'ont point d'usage connu, suivant le rapport de tous les Anatomistes, ce ne peut être que l'ouraque qui transmette dans la vessie urinaire cette sérosité ; puisqu'il seroit d'ailleurs impossible que ces deux corps glanduleux, supposé qu'on leur

N iiij

donnât cet ufage , puiffent fournir en
un inftant cette quantité de férofité qui
fort de la veffie d'un enfant naiffant.

D. Comment faut-il qu'un Accoucheur fe comporte, pour bien délivrer
une femme de fon arriere-faix , après
un accouchement naturel?

R. Il doit faire ce qui fuit : Auffi-tôt
que l'enfant eft entiérement forti de la
matrice, il faut qu'il le place à côté de
la cuiffe de fa mere, d'une maniere que
le fang, & ce qui fort pour lors du vagin, ne l'incommode point; puis ayant
pris, de fa main gauche, le cordon ombilical, enveloppé d'un morceau de linge fec, proche le ventre de la mere,
il faut qu'il coule, à la faveur de ce
cordon, fa main droite dans la matrice,
pour embraffer, avec fes doigts, l'arriere-faix, s'il eft entiérement détaché
du fond de ce vifcere, & qu'enfuite il
l'en tire dehors fans violence, à l'aide
auffi de ce cordon, qu'il tient de fa main
gauche, & qu'il doit faire agir doucement & comme par de petites fecouffes.
Cette méthode vaut mieux que celle
des anciens Accoucheurs & des Sages-
femmes, qui fe fioient, & fe fient encore aujourd'hui, fur la force du cordon ombilical pour extraire un arriere-
faix de la matrice, & cela en tirant for-

tement, & en faisant faire en-même-tems des efforts à leurs accouchées, comme s'ils vouloient leur faire sortir les entrailles du corps : au-lieu que par la méthode qui vient d'être proposée, une femme nouvellement accouchée ne court point le danger d'être attaquée d'un renversement de la matrice, ou de ce qu'on appelle vulgairement *descente de matrice*, comme il arrive trop communement par la mauvaise manœuvre des Sages-femmes & des Accoucheurs qui travaillent sans principes.

D. La méthode de porter la main dans la matrice d'une femme dont l'enfant est nouvellement sorti, ne convient-elle que pour tirer l'arriere-faix ?

R. Elle convient encore à d'autres choses très-essentielles ; car lorsqu'un Accoucheur a ainsi sa main introduite dans la matrice, il est en état, sans fatiguer sa malade, de reconnoître, 1°. s'il n'y a pas plusieurs enfans; 2°. si l'arriere-faix est adhérent, ou non ; 3°. il se trouve à portée de bien nettoyer la matrice, soit de caillots de sang, ou de faux-germes, &c. 4°. il peut juger si son fond est bien situé, & s'il est dans une disposition à se contracter également : au-lieu que, s'il attendoit à faire cet éxamen après avoir coupé le cordon ombilical, comme font ordinairement les Sages-femmes, il lui arriveroit alors, comme à elles, que la matrice venant à se refermer brusquement, il seroit obligé d'introduire avec force sa main dans cette partie, pour reconnoître ce qui s'y passe, & en tirer l'arriere-faix, & tout ce qui peut y être contenu d'étranger.

D. Lorsqu'un Accoucheur a sa main introduite dans la matrice, & que l'arriere-faix est adhérent à son fond, soit en tout, ou en partie, que faut-il qu'il fasse?

R. Il faut que sans écarter ses doigts les uns des autres, il les replie un peu, pour former de sa main une espèce de cuillere, dont il doit porter le bout, du côté de son petit doigt, vers la partie antérieure de l'arriere-faix, entre ses membranes & la paroi du fond de la matrice, pour l'en détacher entiérement, doucement, peu-à-peu, & comme en dédolant, en observant que le dos de sa main soit toujours tourné du côté du fond de la matrice; & lorsque cette masse sera entiérement détachée, il la tirera dehors comme il a été enseigné ci-dessus.

D. Est-il toujours possible à un Accoucheur, de détacher & de tirer entiérement l'arriere-faix & ses membranes hors de la matrice?

R. Non; parce qu'il arrive des cas où il eſt obligé, malgré lui, d'en laiſſer quelques petites parties, comme, par éxemple, lorſqu'un arriere-faix ſe trouve ſec & skirrheux; car ce qui eſt alors incruſté dans les pores du fond de la matrice, s'y trouve tellement engagé, qu'il eſt d'une néceſſité abſolue d'en abandonner l'expulſion à la nature, à-moins que d'expoſer la malade (en voulant s'entêter de n'en laiſſer aucunes parties) à des accidens très-fâcheux, par l'irritation que cette manœuvre cauſeroit indubitablement à la matrice. Il en eſt de-même des membranes, leſquelles ſe trouvent quelquefois ſi adhérentes aux parois de ce viſcère, qu'elles échappent aux douces recherches d'un Accoucheur expérimenté; mais ce qu'il y a de conſolant, lorſque ces choſes arrivent, c'eſt que la femme en eſt ordinairement quitte pour quelques tranchées, & un peu d'odeur fétide qui provient de ſes vuidanges. En pareille occaſion, il faut toujours tenir le ventre de la nouvelle-accouchée dans une douce tranſpiration, par le moyen de linges chauds, & lui faire éviter, dans les premiers jours de ſa couche, l'uſage des alimens ſolides.

D. Lorſqu'une femme eſt parfaitement délivrée, comment faut-il faire la

ligature & la section du cordon ombilical de son enfant ?

R. Il faut opérer de cette maniere :
On prendra environ une aulne de long
d'un fil retors & de moyenne grosseur,
& on le pliera en quatre doubles, pour
former une ligature de la longueur d'un
pied; ensuite l'on cirera cette ligature,
& on y fera un nœud, à chaque extrémité, pour retenir ensemble les doubles
de ce fil. La ligature étant faite, il faut
prendre le cordon ombilical de l'enfant,
& le lier avec ce fil, à un travers de doigt
du nœud de son nombril, & cela de maniere qu'il y ait un nœud simple, &
moyennement serré, à chaque circulaire
de fil que l'on fait au cordon. Enfin ,
ayant ainsi fait deux ou trois tours, &
autant de nœuds, on doit faire le dernier en double, & couper ensuite le cordon ombilical, à trois travers de doigt
de la ligature ; après quoi il faut panser
& emmaillotter l'enfant.

D. En quoi doit consister le pansement d'un enfant, après qu'on lui a lié
& coupé le cordon ombilical ?

R. Il doit consister à renfermer le
bout du cordon resté à son ombilic, dans
une double compresse de linge fin, soit
séche, ou trempée dans de l'huile commune, ou frottée de beurre frais ; à ren-

verſer le bout de ce cordon enveloppé vers le haut du ventre de l'enfant ; & à faire ſoûtenir cet appareil dans ſa ſituation, avec une bande large de trois travers de doigt, roulée à un chef, & ſuffiſamment longue, pour faire quelques circulaires autour du petit corps de cet enfant.

D. Que faut-il faire obſerver à une femme, pendant le tems de ſa couche ?

R. Il faut, les huit premiers jours, lui faire obſerver un grand repos au lit, quand même ſon accouchement auroit été le plus naturel & le plus heureux ; parce qu'une femme en cet état n'eſt pas ſans danger : de-plus, on ne lui fera prendre, pour nourriture, que du boüillon fait avec le bœuf, le veau & la jeune volaille;& quelques œufs frais,ſans pain, avec un peu de gelée de viande, dans le deuxiéme, le troiſiéme & le quatriéme jour de ſa couche : & , pour boiſſon ordinaire, on ne lui donnera , pour peu qu'elle ſoit délicate & échauffée, que de la tiſane un peu tiéde , compoſée de chiendent, d'orge mondé, & de régliſſe ; ce que l'on l'on continuera juſqu'à ce que la violence du lait ſoit entiérement paſſée : au-reſte, ſi la tiſane n'eſt point de ſon goût, & ſi elle n'a point de fiévre, on lui fera boire de l'eau dans laquelle on

aura fait boüillir de la canelle qui n'aura
point été battue, & l'on rougira cette
eau avec un peu de vin vieux : mais fi, au
contraire, la nouvelle-accouchée eft
d'un tempérament robufte, & qu'elle
foit accoûtumée à faire des éxercices &
des ouvrages rudes, & à manger beaucoup, on la nourrira un peu plus fortement ; on pourra même lui permettre
d'ufer de fes alimens ordinaires, fi elle
n'a point de fiévre.

D. Que peut-on appliquer fur les
mammelles d'une femme, auffi-tôt qu'elle eft accouchée ?

R. Rien n'eft meilleur pour cela que
du linge bien doux, mollet, & auffi chaud
que l'accouchée le peut fouffrir : cela ouvre les pores de ces parties, la tranfpiration s'y fait fans peine, & le lait, au-
lieu de fe cailler, s'écoule facilement.
Ce qu'il faut obferver de-plus, c'eft de
changer chaudement de linges, toutes
les fois que les premiers feront moüillés
par le lait. On doit encore recommander à la malade, que pendant ce tems-
là, elle ne fouffre point de froid, ni aux
bras, ni aux mains, ni aux autres parties
de fon corps : car autrement fa négligence ou fon entêtement, en cette occafion, pourroit lui coûter la vie ; ce qui
n'eft pas fans exemples.

D. Si, malgré toutes ces précautions, le tranſport du lait ſe fait vers les mammelles, juſqu'au point d'incommoder la nouvelle-accouchée, que faudra-il lui faire ?

R. Il faudra lui mettre ſous les aiſſelles, en forme de cataplaſme, du cerfeüil écraſé & un peu chauffé ; & lui appliquer en-même-tems ſur les mammelles, un liniment fait d'huile d'amandes douces & de vinaigre, mêlés enſemble ; ou bien de l'onguent *populeum*, ou du cérat de Galien, étendus ſur du papier-gris, que l'on couvrira d'une étoupade de lin peigné. La grande chélidoine écraſée, & appliquée chaudement ſur les mammelles d'une nouvelle-accouchée, fait diſſiper ſon lait. Une choſe excellente pour prévenit la violence de ce lait, c'eſt de faire porter au col des femmes en couche, un collier fait de petits morceaux de liége. Enfin, il faut appliquer ſur les mammelles de ces femmes, un cataplaſme compoſé de miel commun, de farine de froment, & de lait doux, lorſque, malgré l'uſage de ce qui vient d'être propoſé, leur lait s'y eſt tranſporté avec abondance ; car ce remede empêche qu'il ne ſe caille dans ces parties. Le miel ſeul, étendu ſur du papier-gris, & appliqué chaudement ſur les mammelles, produit un pareil effet.

D. Les fueurs font-elles utiles aux femmes nouvellement accouchées?

R. Oüi; car du fuccès des fueurs, dépend ordinairement celui des couches; & l'expérience fait connoître, que toutes les femmes qui peuvent, pendant ce tems-là, fupporter cette favorable évacuation, en reçoivent toujours de bons effets: au-contraire, il arrive que celles qui ne profitent pas de ce bénéfice, lorfque la nature les en favorife, font attaquées le plus fouvent de friffons violens, & prefque toujours fuivis de fièvre continue, avec des douleurs dans les mammelles & dans les hanches, & des gonflemens dans toutes les parties du corps. Enfin, une fueur imparfaite dont n'aura pas profité une femme nouvellement accouchée, eft capable de lui occafionner des abfcès critiques, foit au ventre, ou dans les aînes, ou en d'autres parties du corps.

D. L'ufage des lavemens eft-il avantageux aux nouvelles-accouchées?

R. Oüi, particuliérement à celles qui font naturellement conftipées, & en général lorfqu'elles ont paffé deux, trois, ou quatre jours de leur couche, fans aller à la felle; parce que les matieres ftercorales venant à fe durcir dans leurs inteftins, teſtins, ces femmes ſont obligées, pour les rendre, de faire des efforts auſſi conſidérables que ſi elles vouloient mettre un ſecond enfant au monde : ce qui eſt capable de leur cauſer des déplacemens de la ſituation naturelle du corps de leur matrice, qu'elles ont quelquefois le chagrin de porter toute leur vie. On peut compoſer ces lavemens avec une partie de décoction de ſon lavé, & pareille quantité de lait doux ; & l'on y ajoutera, dans chacun, deux onces de miel violat : un pareil remede fait avec le boüillon ordinaire de la malade, produit le même ſoulagement.

D. Peut-on purger les femmes à la fin de leurs couches ?

R. Oüi, & même avant qu'elles s'expoſent à un autre air que celui de leur chambre, particuliérement celles qui ſont naturellement cacochymes, & dont les vuidanges ſe ſont arrêtées de bonne heure ; car il reſte toujours à ces ſortes de femmes, des levains qui ſont capables de leur cauſer de fâcheuſes maladies, qu'elles peuvent éviter par ce moyen.

D. De quelle nature doivent être les purgatifs qu'il faut donner aux femmes à la fin de leurs couches ?

R. Ils doivent être d'une nature con-

O

forme à leur état & à leur tempérament. Par éxemple, si c'est une femme d'un tempérament foible & délicat, on se contentera de la purger avec un gros de rhubarbe & autant de sel végétal, que l'on fait infuser dans un verre d'eau de veau, dans laquelle quantité on fait fondre deux onces de manne; &, après avoir coulé le tout, on y ajoute une once de syrop de fleurs de pêcher. Mais si la femme est robuste, on la purgera de la maniere suivante : Dans un verre de dé-coction de capillaires, on fera boüillir, un moment, deux gros de follicules de senné, une pincée d'anis, deux onces de manne, & un peu de régliffe; &, après avoir coulé le tout, on y mêlera, à froid, de la poudre *de tribus*, depuis quinze grains jusqu'à vingt-quatre, pour une seule prise.

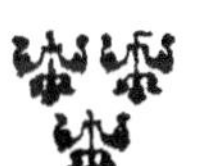

CHAPITRE VII.

Des Accouchemens longs, difficiles & non-naturels.

Dem.  UE faut-il entendre par un accouchement long, difficile & non-naturel?

Rep. Il faut entendre un accouchement, dans lequel il se rencontre des causes qui s'opposent à la disposition qu'a la nature de finir son ouvrage.

D. Quels sont les accouchemens que l'on doit ranger sous ce genre?

R. Ce sont ceux où les enfans ont la tête ou les épaules un peu plus grosses, que n'est grand l'espace que forment entr'eux les os du bassin de l'hypogastre, par où elles doivent passer : Celui dans lequel un enfant vient au monde, la face tournée du côté de l'os pubis de sa mere : Ceux où l'enfant présente sa tête au passage, dans une situation qui suit les obliquités de la matrice : Celui dans lequel l'orifice de cette partie ne se dilate que très - difficilement : Ceux qui sont

O ij

retardés par la force & la dureté des membranes qui contiennent les eaux de l'enfant : Et ceux enfin où le cordon ombilical entoure le col de l'enfant, ou quelques autres parties de son corps.

D. La cause de la longueur & de la difficulté des accouchemens, peut-elle venir de l'âge avancé, ou de la foiblesse des femmes, comme l'ont enseigné quelques Auteurs?

R. Non ; car l'on voit arriver tous les jours qu'une femme de cinquante ans, accouche aussi facilement que celles de quatorze, de quinze, de vingt, & de trente : de-même on remarque aussi, que la foiblesse des femmes & celle de leurs enfans, ne rendent pas toujours l'accouchement difficile ; parce que le plus souvent les femmes qui sont dans un état foible, & d'une constitution languissante, accouchent avec plus de facilité, que celles qui sont dans un enbonpoint & dans une santé parfaite ; à-moins qu'elles n'ayent été mises trop tôt en travail par une Sage-femme ignorante, & qui aura trop avancé l'écoulement des eaux de l'enfant ; ou qu'avec leur foiblesse naturelle, elles ne soient encore attaquées de fièvre maligne, ou d'oppression, ou de cours-de-ventre, ou de vomissement, qui les ait entiérement épuifées. Enfin, la difficulté & la longueur d'un accouchement ne viennent point de ce que les femmes n'ont pas encore eu d'enfant; car on en voit dont le premier accouchement a été très-prompt & très-naturel, & dont les suivans ont été très-longs & très-difficiles à terminer : Au-reste ce qui a pû tromper, à cet égard, les anciens Accoucheurs, c'est qu'ils ont trouvé, comme on le rencontre encore aujourd'hui, des femmes qui aussi-tôt qu'elles sentent quelques petites douleurs, sur la fin du tems de leur grossesse, se croyent en état d'accoucher ; mais elles sont obligées, par le tems, d'avoüer qu'elles se trompoient.

D. Toutes les douleurs qu'une femme-grosse ressent, dans les derniers tems de la grossesse, soit dans le ventre, ou dans les reins, & dans le fond du vagin, n'annoncent donc pas toujours un accouchement prochain ?

R. Non, quand même par l'introduction du doigt dans le vagin, l'Accoucheur trouveroit l'orifice de la matrice ouvert, & que la tête-même de l'enfant s'y feroit reconnoître ; à-moins que les douleurs ne soient expulsives, qu'elles ne soient accompagnées d'une écoulement d'humeurs glaireuses, & que les eaux contenues dans leur membrane, ne

O iij

se faffent peu ou beaucoup reconnoître au-devant de la tête de l'enfant. De-plus on remarque quelquefois, que les douleurs qui précedent de quelque tems un accouchement, se trouvent traverfées par des douleurs équivoques, que l'Accoucheur ne doit point compter; puifqu'elles retardent plutôt l'accouchement, qu'elles l'accélerent.

D. Quelles font les douleurs équivoques, dont une femme-groffe peut être attaquée avant fon accouchement?

R. Ce font celles qui ne fe font reffentir que dans le haut du ventre, dans la région des reins, & dans l'inteftin *rectum*; car elles ne font produites que par des vents, ou par des humeurs âcres qui occafionnent un ténefme, &c. ainfi ces douleurs, au-lieu d'exciter l'orifice de la matrice à une dilatation naturelle, en caufent toujours au-contraire le refferrement, par la contraction de fes fibres, qui leur eft communiquée par l'irritation du *rectum*, auquel cet orifice eft comme contigu.

D. Que doit obferver un Accoucheur en pareil cas?

R. Il doit obferver de ne pas mettre une femme en travail, dans des conjonctures femblables; au-contraire, s'il reconnoît les caufes de ces douleurs équivoques , il pourra ou faigner au bras fa malade , ou lui faire recevoir des lavemens compofés avec parties égales de décoction émolliente & de petit-lait , dans chacun defquels il ajoutera deux onces de miel violat, ou de miel de pariétaire ; & il fera obferver à la femme le repos dans fon lit, pour remettre au foin de la nature le dénouëment de l'affaire. Un Accoucheur qui prend toutes ces précautions, ne peut jamais devenir la duppe de l'état de fa malade : de-plus, fi l'accouchement fe déclare par la fuite, il en fera bien plus aifé à terminer, & ne fera point par-conféquent accompagné des accidens fâcheux, dont l'ignorance de certains Accoucheurs & des Sagesfemmes, eft la véritable caufe.

D. Quel prognoftic un Accoucheur doit-il faire d'un accouchement nonnaturel ?

R. Il doit le regarder comme l'écüeil contre lequel échoüent la fcience & l'expérience des plus habiles ; car on voit fouvent, que quoiqu'un Accoucheur poffede les plus beaux talens dans fon Art, il fe trouve fouvent obligé d'abandonner le tout à la prudence & à la difpofition de la Nature , qui , par des reffources que l'on ne peut guéres comprendre, opere des efpeces de miracles,

O iiij

dans le tems que l'on compte le moins
sur un heureux succès ; & qu'après trois,
quatre, cinq, six, & même jusqu'à sept
jours de douleurs de travail entre-cou-
pées, une femme accouche ; & qu'elle
& son enfant se portent bien, quoiqu'un
moment avant, on les regardât tous deux
comme hors d'espérance.

D. Que doit faire un Accoucheur,
lorsqu'il reconnoît que l'accouchement
devient long & difficile ?

R. Il doit chercher tous les moyens
de secourir sa malade, soit par une nourriture convenable & fortifiante, ou par
un grand repos, ou par une grande tranquillité de corps & d'esprit, ou par une
situation commode, afin de lui conserver des forces, & de faciliter la sortie
de son enfant, sans la fatiguer ; parce
que, lorsqu'après plusieurs jours de travail & de douleurs fausses, foibles &
éloignées, l'accouchement vient à se
déclarer, un Accoucheur qui sçait sa
profession, trouve, par ce moyen, assez
de tems pour prendre ses mesures, &
secourir de son mieux la mere & l'enfant.

D. Quelle règle faut-il qu'un Accoucheur observe, touchant les situations
qu'il doit prescrire à une femme, lorsqu'il reconnoît que son travail pour ac-

coucher, fera long & difficile ?

R. La plus générale & celle qu'il doit observer en pareil cas, consiste à ne pas fatiguer la malade, par aucune situation que celle où elle se trouve le plus commodément, sans l'obliger à se promener, ou à rester assise ou couchée, & sans l'engager, comme font les Sages-femmes ignorantes, à faire valoir les douleurs, avant qu'elles redoublent, qu'elles soient vrayes, que l'orifice de la matrice soit ouvert, & que les efforts de l'enfant se trouvent de la partie ; ou bien que les douleurs, quoiqu'elles ne redoublent pas, deviennent plus vives & plus piquantes, que l'enfant s'avance au passage, & que les eaux se soient écoulées. Alors il faut que l'Accoucheur, pour opérer, cherche la situation qui puisse être la plus avantageuse, tant pour la mere, que pour l'enfant, afin que tout contribue à faire avancer & terminer l'accouchement.

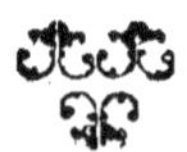

ARTICLE Ier.

De l'Accouchement où l'Enfant présente sa Tête au passage ; & où elle est un peu plus grosse, que n'est la grandeur du détroit par où il doit passer.

D. COmment un Accoucheur peut-il connoître, si c'est la tête que l'enfant présente au passage ?

Comme on peut connoître que l'enfant présente sa tête au passage.

R. Il peut le connoître par le seul attouchement de son doigt, en l'introduisant dans le vagin de la femme ; parce que si c'est la tête qui se présente, il la reconnoît par sa dureté, par sa pesanteur, par sa rondeur, par sa grosseur, & par l'égalité de la voûte du crâne : au-lieu que les autres parties d'un enfant, sont inégales, raboteuses, dures, ou molles, selon celles qui se présentent.

D. Que doit faire un Accoucheur, lorsqu'il reconnoît que l'enfant présente sa tête pour venir au monde ?

Ce que doit faire un Accoucheur en pareil cas.

R. Il faut qu'il tourne son doigt autour de la rondeur que forme la masse qu'il rencontre au fond du vagin de la femme, & autour de l'espace que doi-

vent former les os de son bas-ventre ;
& cela pour juger si la grosseur de cette
tête se trouve proportionnée à la grandeur de l'endroit par où elle doit passer,
& s'il n'y a point d'ailleurs de difformité dans ce détroit, capable de rendre
l'accouchement difficile & contre-nature.

D. Quels sont les signes qui font connoître à un Accoucheur, que c'est la grosseur de la tête de l'enfant qui rend l'accouchement long & difficile ?

R. C'est un travail accompagné des
plus vives & des plus piquantes douleurs ; & quoique les eaux se soient écoulées, & que l'enfant soit bien placé, sa
tête, qui est éloignée, n'avance que très-
difficilement, & après un long espace
de tems : de-plus, lorsqu'elle commence
à s'engager dans le détroit des os du passage, pour s'avancer dans le vagin, elle
y reste long-tems sans rétrograder, quoiqu'il y ait de longs intervalles entre les
douleurs de la mere.

D. Quel prognostic peut-on faire d'un
accouchement de cette espece ?

R. On doit le regarder comme très-
long à finir : en effet, quoiqu'il semble
que l'enfant soit à tous momens prêt de
sortir du passage, il arrive assez souvent
qu'il n'en sort qu'avec beaucoup de pei-

ne, & après plus de vingt-quatre heures d'un travail des plus rudes, qui va même jusqu'à quarante huit heures, & quelquefois plus long-tems, quand la malade n'eſt pas ſecourue & aidée par un Accoucheur habile, & qui ait été appellé de bonne heure.

D. Que doit faire un Accoucheur en pareil cas?

Ce que doit faire un Accoucheur en pareil cas.

R. Il doit faire ce qui ſuit: S'il eſt appellé le premier auprès de la malade, il faut qu'il examine de-tems-en-tems l'effet que produiſent ſes douleurs; ſçavoir, ſi elles ſont expulſives; ſi l'orifice de la matrice paroît dans une diſpoſition à ſe dilater ; ſi les eaux de l'enfant ſe font peu ou beaucoup reconnoître au-devant de ſa tête, dans le tems de chaque douleur; & ſi l'orifice de la matrice reſte dilaté & mollet dans les intervalles des douleurs: parce que ſi, au-contraire, les choſes ne ſe trouvent pas en cet état, il faut qu'il remette le tems de l'accouchement au ſoin de la nature, & qu'il ſe contente pour lors de ſoûtenir les forces de la malade, par toutes les voyes qui lui paroîtront les plus neceſſaires & convenables. Et, quand l'accouchement ſe déclarera, & que les eaux de l'enfant ne ſe feront pas écoulées, il aura le ſoin, en préparant la dilatation du vagin, de

ne pas percer la membrane qui les contient, avant que la tête de l'enfant ne
soit engagée fortement dans le détroit
des os du passage, & qu'elle paroisse s'y
allonger: pour lors il fera mettre la femme dans une situation qui lui soit commode, pour lui aider à finir son opération.

D. Dans quelle situation un Accoucheur doit-il faire mettre sa malade,
pour terminer un accouchement de cette nature?

R. Il doit la faire placer sur le bord
de son lit ordinaire, ou sur celui dont on
a parlé ci-dessus, & l'y faire tenir ferme,
de-maniere qu'elle y soit comme à demi-
renversée, les genoux un peu élevés, les
cuisses écartées, les fesses comme en l'air,
& les pieds soûtenus par deux personnes,
fortes & assûrées, afin que rien n'empêche l'Accoucheur de dilater le vagin
du côté du siége, & de faire à son aise
reculer le coccyx : ensuite, lorsque les
douleurs lui paroîtront expulsives & redoublées, & que la tête de l'enfant semblera s'allonger, il prendra le tems d'une
des plus fortes douleurs, pour percer
la membrane qui contient les eaux, &
en-même-tems il passera sa main renversée dans le vagin, pour, à chaque
douleur expulsive, repousser le plus qu'il
pourra le vagin en-arriere, en comman-

dant à la malade de pousser fortement
en-bas, comme si elle vouloit aller à la
selle ; &, par ces moyens reïtérés, l'accouchement se terminera. Une situation
qui est encore avantageuse pour une femme, dans un accouchement de cette espece, c'est d'être assise sur les genoux
écartés d'une personne forte & vigoureuse : pour cet effet, il faut que la personne sur laquelle la malade doit être,
soit assise sur une chaise d'une moyenne
hauteur, avec un oreiller entre son dos
& celui de la chaise, d'une maniere qu'-
elle soit à son aise, les pieds portés à
plomb sur le plancher, & les genoux
écartés l'un de l'autre ; &, dans cette
attitude, il faut lui recommander de bien
tenir la femme par le milieu du corps,
dans le tems que l'Accoucheur travail-
lera avec les mêmes précautions que
nous venons de dire ci-dessus. On ne
doit point être surpris, lorsque dans de
pareils accouchemens, la peau de la tête
de l'enfant se trouve gonflée, & souvent
allongée, comme si elle étoit double ;
parce que c'est une marque évidente
qu'elle a été trop pressée dans le détroit
des os du passage : mais ce qu'il y a de
consolant pour un Accoucheur, & de bon
pour l'enfant, c'est qu'une compresse
trempée dans du vin rouge & chaud ,

& appliquée deſſus, auſſi-tôt qu'on a lié
& coupé le cordon ombilical de l'enfant, le guérit de cette difformité acci-
dentelle. Il eſt à propos, dans de ſemblables accouchemens, d'avoir le ſoin
d'introduire des choſes onctueuſes dans
le vagin de la malade, particuliérement
lorſque les eaux de l'enfant ſe ſont écoulées dès le commencement du travail.

ARTICLE II.

De l'Accouchement où un Enfant a les Epaules un peu trop groſſes.

D. QUels ſont les ſignes qui démontrent que les épaules d'un enfant
ſont trop groſſes, eu égard à la grandeur
de l'eſpace que forment les os du baſſin
de l'hypogaſtre d'une femme qui veut
accoucher ?

R. C'eſt, 1°. la liberté que la tête de
l'enfant a eûe de ſuivre l'écoulement des
eaux, & de deſcendre dans le vagin;
2°. celle que l'Accoucheur a de tourner
facilement ſon doigt autour de cette
tête, entre elle & les os du baſſin, lorſque les eaux ſe ſont écoulées ; & 3°. ce
ſont des douleurs expulſives, qui ſe trouvent alors les plus vives, les plus re-

doublées & les plus piquantes, qu'une femme, en cet état, puisse ressentir.

D. Comment un Accoucheur doit-il regarder cet accouchement?

Comment il faut regarder cet accouchement.

R. Il doit le regarder comme un de ceux qui sont longs à terminer, & dont les accidens sont difficiles à prévoir; car il arrive que quand on croit qu'il n'y a qu'à recevoir l'enfant, tant il se présente bien, l'on est obligé de convenir qu'on ne peut guéres aider à la femme, que les épaules de son enfant ne commencent à s'engager dans le détroit des os du passage; encore a-t-on besoin de la force & de la vigueur de la malade, pour terminer cet ouvrage.

D. Que doit faire un Accoucheur en pareil cas?

Ce que doit faire un Accoucheur en pareil cas.

R. Il doit examiner, (au cas qu'il n'ait pas été le premier appellé) s'il y a long-tems que les eaux de l'enfant se sont écoulées; parce que, pour peu qu'il remarque un desséchement de l'humidité du vagin de sa malade, il aura le soin d'y introduire des choses grasses & onctueuses, pour lubrifier un peu cette partie, & la rendre plus souple: & quand il aura reconnu que les douleurs sont véritables & expulsives, que la tête de l'enfant est bien placée & en liberté dans le détroit des os du passage, il doit faire

promener

promener la femme, si elle n'est pas
épuisée de forces, en la faisant soûtenir
comme accroupie, dans l'effort de ses
douleurs; &, pendant ce tems-là, il fera
tout son possible pour lui dilater le vagin du côté du siége, & lui reculer le
coccyx en-arriere : après cela, lorsqu'il
verra, par l'avancement de la tête de
l'enfant, que ses épaules commencent
à s'engager dans le détroit des os du
passage, il fera mettre la malade sur le
lit de travail, pour finir son opération,
en coulant ses mains applaties aux côtes
de la tête de l'enfant, pour la tirer dehors, en profitant de l'aide que lui four-
niront les douleurs; ensuite il dégagera
un bras à l'enfant, afin de lui tirer le
reste du corps hors de la matrice. Il faut
ici observer qu'il est à-propos, de-même
que dans l'accouchement précédent, de
laisser reposer quelque-tems la malade
sur son lit de travail, après un accouchement de cette nature.

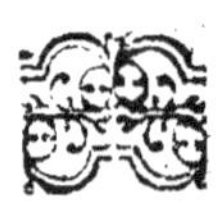

ARTICLE III.

De l'Accouchement où un Enfant se présente au passage, la Face tournée du côté du Pubis de sa mere.

D. Eſt-il poſſible à un Accoucheur, lorſqu'il touche une femme, de reconnoître ſi l'enfant préſente la face du côté du *pubis* de ſa mere?

R. Non ; à-moins que l'enfant, peu avancé dans le commencement du travail, immédiatement après l'écoulement des eaux, dans l'intervalle d'une douleur, ne laiſſe à la main de l'Accoucheur la liberté d'entrer dans la matrice : car l'enfant étant avancé au paſſage, & l'introduction de la main interdite, il eſt preſque impoſſible de le connoître ; parce que la face de l'enfant étant en-deſſus ou en-deſſous, c'eſt-à-dire, en-haut ou en-bas, ne change preſque point la figure de la partie de la tête qui ſe préſente au paſſage. Cependant on peut conjecturer qu'un enfant ſe préſente, la face tournée du côté du *pubis* de ſa mere, par les douleurs violentes qu'elle reſſent dans la région des

reins & qui s'y terminent ; quoiqu'elles
foient accompagnées d'une évacuation
de glaires, & que les eaux de l'enfant
fe faffent reconnoître au-devant de fa
tête. Mais ce qui doit confoler un Accoucheur dans ce travail, c'eft que lorfque les douleurs de la malade font fortes & fréquentes, elle n'en accouche pas
moins bien, quoique l'opération en foit
longue & pénible.

D. Pourquoi l'accouchement où l'enfant vient la face en-deffus, eft-il long
& difficile ?

R. C'eft parce qu'un enfant qui préfente la face dans cette fituation, ne
peut pas faire valoir fes fecouffes, avec
autant de force que s'il la préfentoit en-
deffous. Il eft de cela, comme de deux
hommes qui nagent enfemble ; celui qui
nage fur le dos, quoiqu'il faffe plus
d'efforts que celui qui fe met fur le ventre, n'avance cependant pas, à beaucoup
près, autant que ce dernier : d'ailleurs,
c'eft que comme la partie anterieure
de la voûte du crâne d'un enfant, fe
trouve plus quarrée & plus large que la
poftérieure, celui qui vient la face en-
bas ou en-deffous, s'ajufte plus facilement, par la tête, à la partie poftérieure du paffage, qui eft plus large à l'endroit de l'os *facrum* de la femme, qu'à

celui de l'arcade que forme la jonction de ſes os *pubis* ; ce qui fait qu'un enfant y coule plus facilement lorſqu'il vient la face en-bas, que lorſqu'il la préſente du côté du ventre de ſa mere.

D. Pourquoi une femme dont l'enfant ſe préſente au paſſage, la face en-haut ou en-deſſus, reſſent-elle dans la région des reins, des douleurs très-vives, & qui s'y terminent toutes ?

Cauſe des douleurs de reins, que la femme reſſent dans cet accouchement.

R. On peut penſer que c'eſt parce que l'enfant faiſant ſes efforts pour ſortir de la matrice, porte à plomb ſes petits talons contre la paroi de cette partie, du côté qu'elle touche immédiatement la face intérieure de cette région.

D. Que doit faire un Accoucheur pour terminer cet accouchement ?

Maniere d'opérer dans cet accouche-ment.

R. Il doit commencer par mettre des choſes onctueuſes dans le vagin de la malade, comme dans les opérations précédentes, ſi les eaux de l'enfant ſe ſont écoulées : & il faut qu'il la faſſe promener dans ſa chambre, ſi elle le peut, juſqu'à ce qu'il remarque que la tête de l'enfant ſoit engagée dans le détroit des os du paſſage ; en obſervant, dans le tems de ſes douleurs & de ſes épreintes, de la faire accouder ſur le bord de ſon lit, ou ſur quelqu'autre choſe d'une pareille hauteur, afin qu'elle ſoit dans une ſituation comme courbée en-devant & en angle droit, & de lui faire foûtenir fortement le ventre, & comme le fufpendre, avec une ferviette doublée en deux & de long, tenue par deux perfonnes fortes, chacune par un bout, afin que l'enfant, dans la fituation de fa mere, fe trouve en état de faire favorablement fes efforts pour fortir comme s'il s'étoit préfenté la face en-bas : enfuite, quand l'Accoucheur verra que la tête de l'enfant eft entiérement defcendue dans le vagin de fa mere, il fera mettre la malade fur le petit lit de travail, dans la fituation la plus ordinaire, afin que, dans les efforts qu'elle fera pour mettre fon enfant au monde, l'Opérateur puiffe lui dilater le vagin, & lui reculer le coccyx en-arriére, pour finir l'accouchement.

Article IV.

Des Accouchemens où l'Enfant présente sa Tête au passage, dans des situations qui suivent les obliquités de la Matrice.

D. COmbien la matrice peut-elle prendre de situations obliques en général, dans le commencement des premieres grossesses des femmes?

La matrice peut prendre quatre situations obliques.

R. Elle peut en prendre quatre, comme il a été déja dit ci-dessus : car le corps de cette partie peut s'incliner trop en-devant ; ou se porter trop en-arriere ; ou vers la région des lombes, soit du côté droit, ou du côté gauche.

D. Quels sont les signes diagnostics propres de chaque obliquité de la matrice?

Signes diagnostics propres des obliquités de la matrice.

R. Ce sont ceux-ci : Par exemple, si le fond de la matrice est trop incliné en-devant, le ventre de la malade forme une espece de sac, qui lui tombe jusques sur le milieu des cuisses, & un Accoucheur a beaucoup de peine à lui en toucher l'orifice ; puisque, pour découvrir cette partie, il est souvent obligé d'introduire sa main toute entiere dans le vagin ; encore n'y peut-il toucher qu'avec son doigt replié, tant cet orifice est tourné du côté de la partie supérieure de l'os *facrum* ; & si les eaux de l'enfant s'y préfentent, elles ne paroiflent qu'en très-petite quantité.

Si au-contraire le fond de la matrice est incliné du côté des vertebres des lombes & du dos, on ne peut toucher qu'une partie de la circonférence du fufdit orifice ; & cela, parce que le reste se trouve comme collé, par la tête de l'enfant, contre les os *pubis* de la mere : encore faut-il, pour toucher alors cette partie d'orifice, couler aflez avant le doigt entre le col de la veflie & celui de la matrice ; car si on le porte le long du boyau *rectum*, on ne trouve qu'un fac fermé, qui réfifte au toucher, & qu'un Accoucheur fans expérience pourroit prendre pour la tête de l'enfant.

Enfin, si le fond de la matrice est trop incliné vers l'un des côtés du ventre de la malade, celui où cette partie se fera inclinée, se trouve plus pointu & plus garni que l'autre, & l'enfant y aura fait fentir fes mouvemens pendant les derniers tems de la groffefle ; l'orifice de la matrice est très-difficile à toucher, car on ne le peut trouver que vers l'épine de l'os *pubis*, ou vers celle de l'os des iles, contre lesquelles il se trouve collé; encore n'en peut-on toucher que le bord. Il faut ici observer, que si le fond de la matrice est incliné du côté droit du ventre de la malade, son orifice est toujours tourné du côté des os innominés gauches; au-contraire si l'inclinaison est du côté gauche, cet orifice sera tourné vers ces os du côté droit.

D. Que doit faire un Accoucheur, pour opérer avec sûreté, dans l'accouchement où le fond de la matrice est trop incliné en-devant?

Maniere d'opérer dans l'accouchement où le fond de la matrice est trop incliné en-devant.

R. Il doit faire son possible pour faire descendre l'orifice de la matrice & la tête de l'enfant, vis-à-vis la partie postérieure du vagin de la malade : pour cet effet, il faut qu'il la fasse coucher sur son lit de travail, d'une maniere qu'elle ait la tête & les épaules plus basses que les fesses; parce que dans cette situation, les intestins pressent moins sur la matrice, son fond se releve facilement, & son orifice par-conséquent tombe plus en droite ligne vis-à-vis le passage. Ensuite il faut qu'il frotte sa main avec du beurre frais, ou autre chose semblable, qu'il l'introduise toute entiere, & comme renversée, dans le vagin, & qu'il la conduise, en reculant toujours le coccyx en-arriere, jusqu'à l'orifice de la ma-

trice, dans lequel il introduira deux de
ses doigts, non-seulement pour reconnoître la tête de l'enfant, mais aussi pour
faire descendre cet orifice vis-à-vis le
détroit du passage : au-reste, il observera de faire cette introduction des
doigts sans les tourner autour de cet orifice, de-peur d'exciter des épreintes
à la malade, dont elle n'a pas besoin
pour lors ; car si elle en est attaquée pendant ce tems-là, on doit lui défendre de
les seconder, jusqu'à ce qu'on remarque
que l'orifice de la matrice & la tête de
l'enfant soient dans une situation favorable. Il faut encore que l'Accoucheur
observe, pendant qu'il attire en-devant
l'orifice de la matrice de sa malade, de
lui presser légèrement le ventre avec
son autre main, en la coulant toujours
de-bas en-haut, afin de lui soûtenir &
redresser le fond de la matrice. Enfin,
lorsque par cette manœuvre réïtérée,
l'orifice de la matrice & la tête de l'enfant se trouvent placés vis-à-vis du passage, l'on doit commander à la malade
de profiter de ses douleurs, afin que l'enfant prenne sa route pour venir au monde : pour lors il faut faire mettre la femme dans une des situations qui ont été
proposées ci-dessus, afin de terminer
l'accouchement, en observant de ne pas

percer la membrane qui contient les eaux, (si elles ne se sont pas déja écoulées) que la tête de l'enfant ne soit avancée jusques dans la partie antérieure du vagin.

D. Que doit observer un Accoucheur pour opérer sûrement dans l'accouchement où le fond de la matrice de sa malade, se trouve trop incliné du côté des vertèbres ?

R. Il doit observer, 1°. De la faire placer sur le dos, & dans la même attitude qu'a l'accouchement précédent : 2°. De lui introduire ensuite dans le vagin une de ses mains, frottée de quelque chose d'onctueux, & étendue d'une façon que la partie externe soit tournée du côté des os *pubis*, pour conduire le bout des doigts, par-dessous ces os, jusqu'à ce qu'ils soient arrivés à l'ouverture de l'orifice de la matrice, dans lequel il en insinuera doucement deux, pour le tirer en-bas & en-arriere du côté du boyau *rectum* : 3°. De presser le bas-ventre de la femme, avec son autre main, pour repousser vers cet intestin la tête de l'enfant, qui se trouve arrêtée par les os *pubis* de la mere : 4°. De lui défendre de faire valoir ses épreintes pendant qu'il travaille à faire descendre l'orifice de la matrice & la tête de l'enfant vis-à-vis du vagin : 5°. Enfin, l'Accoucheur doit obſerver, auſſi-tôt qu'il aura mis l'orifice de la matrice & le ſommet de la tête de l'enfant vis-à-vis du paſſage, de relever le corps de la femme, & lui recommander de faire valoir ſes épreintes, en pouſſant fortement en-bas, juſqu'à ce que la tête de l'enfant ſoit entiérement deſcendue dans la partie antérieure du vagin; pour lors il percera la membrane qui contient les eaux, ſi elles ne ſe ſont pas écoulées, & finira heureuſement ſon opération.

D. Lorſqu'un Accoucheur reconnoît que la matrice de ſa malade eſt inclinée, ſoit du côté droit, ou du côté gauche de ſon ventre, que doit-il faire pour bien opérer?

R. Il doit faire coucher la femme ſur un lit de travail, dans la même ſituation que s'il vouloit lui donner un lavement; & il faut qu'il obſerve, que ſi l'inclinaiſon du corps de la matrice eſt du côté droit, il faſſe coucher la malade ſur le côté gauche; ou ſur le côté droit, ſi le fond de la matrice eſt incliné du côté gauche : &, dans cette ſituation, il faut qu'il frotte une de ſes mains avec du beurre frais, ou de l'huile d'amandes douces, & qu'il l'introduiſe dans le vagin de la malade; ſçavoir, la main

Comment il faut opérer dans l'accouchement, où la matrice ſe trouve inclinée vers les parties latérales du ventre de la malade.

droite, si la matrice est inclinée du côté
droit; & la gauche , si l'inclinaison est
du côté gauche, pour reconnoître l'orifice de la matrice , qui se trouve toujours , en pareil cas, du côté opposé à
son fond , & pour y mettre un ou deux
doigts dedans, afin de l'attirer du côté
du milieu du passage : au-surplus il observera, pendant qu'il fera cette manœuvre avec sa main qui est dans le vagin ,
de presser un peu sur le côté du ventre &
du corps de la matrice, avec son autre
main, en la faisant couler toujours de-
bas en-haut, depuis la crête de l'os des
iles, jusqu'à la partie inférieure des fauf-
ses-côtes. Pendant ce tems-là , il doit
défendre à la malade de ne point faire
tant valoir ses douleurs, jusqu'à ce qu'il
remarque que l'orifice de la matrice &
la tête de l'enfant soient descendus vis-
à-vis de la partie postérieure du vagin.
Mais aussi-tôt qu'il reconnoîtra que la
tête de l'enfant commence à descendre
dans le détroit du passage , il faudra
qu'il fasse coucher la malade, le dos sur
son lit de travail, la tête & les épaules
plus hautes que les reins, les genoux élevés , les cuisses écartées , & les talons
contre les fesses; qu'il lui commande de
profiter de ses épreintes, en poussant fortement en-bas; & qu'il lui fasse toujours

preſſer un peu le côté du ventre , pendant tout le reſte du travail , par quelque perſonne intelligente, afin que l'enfant prenne ſa route un peu plus droite, pour ſortir de ſa priſon. Enfin , il faut que l'Accoucheu recule toujours le coccyx en-arriere , juſqu'à ce que l'enfant ſoit entiérement ſorti de la matrice. On doit ici obſerver que, ſi après avoir mis en uſage tous les moyens qui ont été propoſés ci-deſſus, pour terminer ces eſpeces d'accouchemens, on n'y a pas réüſſi , il faut tirer de la matrice les enfans par les pieds , comme il ſera enſeigné ci-après.

ARTICLE V.

De l'Accouchement dans lequel l'Orifice de la Matrice ne ſe dilate que très-difficilement.

D. COmment un Accoucheur connoît-il que c'eſt le défaut de la dilatation de l'orifice de la matrice, qui retarde un accouchement?

R. Il le connoît, loiſqu'en introduiſant ſes doigts dans le vagin de la malade, il trouve ce conduit bien mollet, & même relâché juſqu'au point qu'il y

peut faire entrer fa main ; l'efpace des os
du baffin de l'hypogaftre dans une bonne conformation ; la tête de l'enfant qui
fe fait fentir, dans une fituation favorable, au-travers de la matrice ; & cet orifice (quoique bien placé vis-à-vis le détroit du paffage) qui ne fe dilate point
dans les mouvemens que l'Opérateur
peut y occafionner avec fes doigts, ni
dans les douleurs de la malade, quelques efforts qu'elle faffe pour mettre fon
enfant au monde.

D. Que doit faire un Accoucheur en
pareil cas?

R. Il doit obferver de ne point preffer
le travail : au-contraire, il faut qu'il
commande à fa malade de ne point tant
faire fervir fes douleurs & fes épreintes ;
parce qu'il n'y a que du tems à attendre, quoique les eaux-mêmes de l'enfant fe faffent un peu reconnoître, ou
qu'elles fe foient entiérement écoulées.
Tout ce qu'il faut faire pendant cette
attente, c'eft de faigner la malade au
bras, fi elle n'eft pas épuifée de forces ;
de lui donner quelques lavemens émolliens ; de lui introduire, dans le fond du
vagin, un mélange d'huile de lis, &
d'huile d'amandes douces tirée fans feu,
ou du beurre frais ; & de la faire coucher chaudement dans un lit de repos,

Maniere
d'opérer
dant cet ac-
couche-
ment.

Par cette manœuvre, & avec le tems, cet orifice se dilatera, & l'accouchement se terminera heureusement.

ARTICLE VI.

De l'Accouchement retardé par la force & la dureté de la Membrane qui contient les Eaux de l'Enfant.

D. DAns quelle occasion la force & la dureté de la membrane qui contient les eaux de l'enfant retarde-t-elle l'accouchement?

R. C'est lorsqu'un enfant venant naturellement bien, & sa tête étant même descendue jusques dans la partie antérieure du vagin, il n'en sçauroit cependant sortir, quelques efforts que puisse faire sa mere pour lui aider.

D. Que doit faire pour lors un Accoucheur?

R. Il doit promptement ouvrir cette membrane : pour cet effet, il prendra, avec son pouce & son doigt indice, un gros grain de sel, avec lequel il poussera contre elle, comme en traînant, pour la percer : ou bien, si ce moyen n'est pas suffisant, il se servira d'une lancette à saigner, qu'il garnira d'une pe-

Occasion où la dureté & la force de la membrane qui contient les eaux de l'enfant, retarde l'accouchement.

Maniére d'opérer dans cet accouchement.

tite bandelette de linge, jufqu'à une ligne de fa pointe , & qu'il conduira fur
cette membrane , avec les deux doigts
que je viens de nommer, pour l'ouvrir.
Il faut qu'il obferve de faire cette opération dans le commencement d'une
forte & vive douleur , afin que l'enfant
fuive le torrent de fes eaux.

ARTICLE VII.

De l'Accouchement où l'Enfant eft retardé au paffage , par des contours de fon Cordon Ombilical.

D. QU'eft-ce qui peut caufer l'embarras où fe trouve un enfant
dans la matrice de fa mere, par les différens contours de fon cordon ombilical ?

R. Ce ne peut être que la liberté qu'il
a de fe mouvoir dans cette partie, & d'y
prendre différentes fituations.

D. Un enfant ne garde donc pas une
fituation fixe , pendant tout le tems
qu'il eft dans la matrice de fa mere?

R. Non certainement : ainfi les Auteurs qui nous ont laiffé par écrit, que la
fituation naturelle d'un enfant dans la
matrice,

matrice, est d'y avoir le dos tourné du côté des reins de sa mere, les talons contre les fesses, les mains sur les genoux, & la tête appuyée dessus, & qu'il tient réguliérement cette situation jusqu'au septiéme mois; ces Auteurs, dis-je, se sont grossiérement trompés; car on est assuré du contraire, par des faits que l'on ne peut contester. Par éxemple, si un enfant tenoit cette prétendue situation dans la matrice, on ne pourroit lui appercevoir que des mouvemens de totalité, semblables à ceux d'une boule qui roule indifféremment de côté & d'autre : ce qui pourtant n'est point vrai; puisque lorsque l'on touche le ventre d'une femme-grosse, dans le tems que son enfant remue, on lui remarque des mouvemens de partialité, qui sont si distincts, qu'il semble vouloir percer le ventre de sa mere, par l'angle aigu que forme la partie qu'il fait mouvoir, ou par la grosseur excessive que l'on apperçoit, à la vûe & au toucher, tantôt en un endroit du ventre, & tantôt en un autre, comme si c'étoit la tête, ou les fesses, ou les coudes, ou les genoux de l'enfant, qui la formassent. Enfin, pour une plus grande preuve qu'un enfant n'a point de situation fixe dans la matrice de sa mere, c'est que l'on voit arriver le plus sou-

Q

vent, dans les accouchemens avancés, que des enfans préfentent au paffage, foit les bras, ou la rête, avant le feptiéme mois de la groffeffe ; & que d'autres y préfentent, foit le dos, ou les feffes, ou les pieds, depuis ce feptiéme mois jufqu'au neuviéme ; & cela, par les feuls effets de la Nature.

D. Eft-il poffible à un Accoucheur de connoître fi ce font des contours du cordon ombilical, qui empêchent un enfant de fortir facilement de la matrice?

R. Non; car il ne peut feulement conjecturer de la longueur de cet accouchement, que fur des fignes équivoques, qui font les douleurs & les épreintes violentes, redoublées, & continues de la malade : Parce que, quoique les eaux fe foient écoulées, que l'enfant fe préfente favorablement, & qu'il n'avance au paffage que dans le tems de chaque douleur, & fe retire enfuite, fans gagner de terrain qu'après un long efpace de tems, & fans fe l'affûrer que très-difficilement; tout cela néanmoins ne peut point prouver à un Accoucheur, que ce foient abfolument les contours de ce cordon, qui rendent l'accouchement long & difficile à terminer.

D. Que doit faire un Accoucheur, dans un travail de cette nature?

R. Il doit ménager les forces de fa malade, & la fituer favorablement : à l'égard des forces de la femme, il lui fera donner fouvent des boüillons, & du vin trempé d'eau fucrée, dans l'intervalle de fes douleurs : & pour ce qui concerne la fituation qu'il doit lui donner, la meilleure, en pareil cas, eft de la faire affeoir fur les genoux d'une perfonne forte, comme il a été enfeigné ci-deffus ; &, dans cette fituation, il faut qu'il obferve de ne pas faire poufler en en-bas à la malade, lorfque les douleurs ne lui paroiffent point expulfives : mais, quand il remarque que la tête de l'enfant s'avance dans le détroit des os du paffage, il doit commander à la mere de profiter de fes épreintes, en pouffant fortement en-bas ; &, pendant que la douleur dure, il faut qu'il introduife une de fes mains allongée dans le vagin, entre la tête de l'enfant & le coccyx de la mere, pour repouffer cette derniére partie en-arriére, le plus qu'il lui fera poffible, afin que cette tête ne trouve point d'obftacles nouveaux dans fa route. L'Accoucheur doit auffi obferver de bien faire tenir les genoux de la malade, élevés & écartés, & fes talons contre les feffes, pendant tout le tems de ce travail, & de lui faire preffer légérement, & de-haut en-

Q ij

bas, la partie antérieure & supérieure du ventre, par quelque personne entendue; & cela, afin que l'enfant n'ait point la liberté de rétrograder dans le chemin que sa tête a pû faire à chaque douleur expulsive. Enfin, la tête de l'enfant étant entiérement descendue dans la partie antérieure du vagin, il faut que l'Accoucheur ouvre la membrane qui contient les eaux, (si elles ne se font pas encore écoulées) & qu'il fasse son possible pour introduire le bout de ses doigts de chaque main, aux côtés de cette tête, pour venir à bout, dans l'effort d'une douleur, de tirer l'enfant hors de la matrice.

D. Lorsque l'enfant est entiérement sorti de la matrice, & qu'il a des contours de son cordon ombilical, soit au col, ou à quelqu'autre partie du corps, que doit faire un Accoucheur?

R. Il doit promptement l'en débarraffer ; & il faut ensuite qu'il porte sa main dans la matrice, pour en tirer l'arriére-faix, qu'il trouve le plus souvent détaché en entier, par les tiraillemens que cause le raccourciffement du cordon ombilical. Enfin, l'arriére-faix étant retiré, l'Accoucheur doit introduire denouveau sa main dans la matrice, pour éxaminer si le fond de cette partie n'a point souffert de dérangement, dans le détachement forcé de ce corps pour lors étranger; parce que , s'il remarque que cet endroit ait souffert , il faut qu'il le repousse assez en-haut , avec ses doigts allongés & assemblés les uns près des autres, & qu'il observe de ne point retirer sa main de la matrice , jusqu'à ce qu'il s'apperçoive d'un resserrement égal de toutes les parties de son corps, & que son fond représente intérieurement une figure pyramidale , ou celle d'un moule à pain-de-sucre.

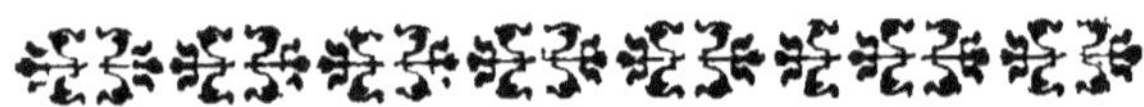

CHAPITRE VIII.

Des Accouchemens longs , difficiles & contre-nature.

Dem. 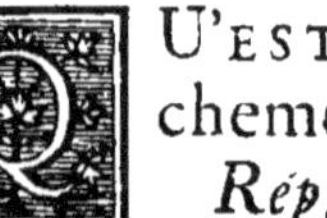U'EST-CE qu'un accouchement contre-nature?

Rép. C'est celui dans lequel une femme-grosse ne peut être délivrée de son enfant, que par un secours étranger , soit d'un Chirurgien-Accoucheur expérimenté , ou d'une habile Sage-femme. *Ce que c'est qu'un accouchement contre-nature.*

D. Quels sont les accouchemens que

l'on doit regarder comme contre‑nature?

R. Ce sont ceux qui sont accompagnés de pertes‑de‑sang, où l'arriére‑faix étant entiérement détaché du fond de la matrice, se présente à son orifice, ou bien il est même descendu dans le vagin de la malade, au‑devant de l'enfant : Celui où le cordon ombilical sort de la matrice, avant que l'enfant se présente au passage : Ceux qui se trouvent avancés, soit par des convulsions, ou par des fiévres malignes, &c. Celui où l'enfant a la tête trop grosse, & la présente au passage, soit la face devant, ou par sa partie postérieure : Celui où l'enfant présente au passage sa tête de côté, une oreille du côté du vagin, & l'autre de celui du fond de la matrice, ou bien une de ces parties du côté du *pubis* de sa mere, & l'autre vers son *coccyx* : Ceux dans lesquels l'espace que forment les os du bassin de l'hypogastre, se rencontre d'une figure irréguliére, & d'une mauvaise conformation : Celui où un enfant se trouve la tête enclavée au passage : Celui où la tête de l'enfant est sortie du passage, & son corps est resté dans la matrice, soit parce qu'il a les épaules trop larges, ou qu'il est hydropique : Celui où le corps de l'enfant est sorti du passage, &

fa tête est restée dans la matrice, & séparée de son corps; parce qu'il est mort & pourri dans cette cavité, ou parce que sa face s'est trouvée tournée du côté des os *pubis* de sa mere, lorsqu'on a voulu le faire venir au monde les pieds devant: Celui où l'enfant présente au passage, soit le derriére du col, ou les épaules, ou la main, ou le bras tout entier: Celui où il présente, soit le dos, ou le ventre, ou les hanches, ou les fesses, & où le *meconium* de l'enfant sort avant lui de la matrice: Celui où l'enfant présente au passage, soit les genoux, ou les pieds, ou la tête avec les mains & les pieds tout ensemble: Enfin, ceux où il se rencontre plusieurs enfans dans la matrice. Les extractions des moles & des faux-germes, sont aussi regardées comme des accouchemens contre-nature; de-même que l'accouchement césarien.

D. Dans quelles occasions un Accoucheur doit-il faire paroître qu'il a de la prudence, de la patience, de la force & de la présence d'esprit?

R. C'est lorsqu'il est appellé pour terminer un accouchement contre-nature; car s'il n'a pas ces belles qualités, il deviendra pour lors la cause de la mort, soit de la mere, ou de l'enfant, ou de tous les deux ensemble: ainsi lorsqu'il

C'est dans les accouchemens contre-nature, qu'un Accoucheur doit faire con-

est obligé de travailler, en pareille occasion, il faut qu'il observe tous les accidens qui rendent un accouchement laborieux ; & ne fasse pas comme ces ignorans dans l'art d'accoucher, qui ne font
pas plus tôt arrivés auprès d'une femme
en travail pour accoucher, qu'ils font,
sans aucune attention, l'extraction d'un
enfant du ventre de sa mere , & prennent en main, pour cet effet, sans aucune réflexion , les instrumens de fer,
& particulierement le crochet, dont ils
ne connoissent ni la figure qu'il doit
avoir, ni la maniere de s'en servir, ni les
mauvais effets qui suivent son usage, ni
enfin les parties sur lesquelles ils l'ap-
pliquent, soit de la mere, ou de l'enfant:
& ils les font ainsi périr tous les deux; ce
qui n'est pas sans exemples.

D. Quelle est la véritable cause qui
fait que la main de certains Accoucheurs
& de la plus grande partie des Sages-
femmes, rend contre-nature les accouchemens les plus naturels?

R. C'est leur ignorance : car , le plus
souvent , par les continuels attouchemens qu'ils font à leurs malades, avant
que l'orifice de leur matrice se dispose à
s'ouvrir, ils causent une irritation & un
gonflemeent si considérable aux parties
de l'orifice du vagin, & tout le long de

ce canal, que ces parties deviennent dans un état à ne pouvoir, pour ainsi dire, plus s'étendre pour faciliter la sortie de l'enfant : ou bien ils touchent une femme pendant l'effort de ses douleurs & de ses épreintes ; ce qui leur ôte la possibilité de reconnoître quelles sont les parties que l'enfant présente au passage : ou bien enfin ils percent, par un mauvais usage, la membrane qui contient les eaux de l'enfant, tout aussi-tôt qu'ils s'apperçoivent qu'il présente la tête, croyant accélérer l'accouchement : mais au-contraire ils se trompent en cette occasion ; car ils ont le malheur de voir cette tête s'enclaver dans le détroit du passage, ou de voir sortir de la matrice, soit un bras, ou une jambe de l'enfant, ou son cordon ombilical ; ce qui leur donne de la besogne qu'ils ont bien de la peine à finir heureusement.

D. Que doit observer un Accoucheur, avant que d'opérer, dans les accouchemens laborieux & contre-nature ?

R. Plusieurs choses : Il doit observer si la malade a des forces suffisantes pour supporter l'opération ; & pour cela, il lui touchera le pouls, il considérera son visage, principalement si ses yeux ne sont point trop abbatus, si sa parole n'est point languissante, si son ventre & sa

matrice font beaucoup tendus & enflam-
més, fi elle n'a point les extrémités froides, & s'il ne lui prend point de fyncopes avec des fueurs froides : car, en pareils cas, il ne faudroit pas qu'il opérât
fans avoir fait auparavant, devant les affiftans, fon prognoftic de l'état préfent
& fâcheux de la malade, afin de lui faire
adminiftrer les Sacremens, & faire venir un Médecin, s'il eft poffible, pour
juger de l'état des chofes, & être préfent à l'opération, afin qu'il ne foit rien
imputé à l'Accoucheur contre fon honneur & fa réputation.

ARTICLE Ier

De l'Accouchement qui eft accom-pagné d'une Perte-de-Sang confi-dérable.

D. **Q**Uelles font les caufes de la perte-de-fang qui arrive aux femmes, pendant le travail de leur accouche-ment?

R. Ce ne peut être que la rupture du cordon ombilical de l'enfant, ou le dé-tachement, en tout ou en partie, de fon arriere-faix, du fond de la matrice.

D. Quel prognoftic un Accoucheur

Caufes des pertes-de-fang, qui arrivent aux fem-mes pen-dant leur accouche-ment.

peut-il faire de cette espece de perte-de-sang?

R. Il peut la regarder comme de peu de conséquence, si elle est légere, & que l'accouchement soit prompt ; mais si le travail est long, lent, & la perte-de-sang violente, que l'enfant présente sa tête, & qu'elle soit bien avancée dans le passage, l'Accoucheur doit considérer cette perte-de-sang comme très-dangéreuse, à cause de l'état périlleux où se trouvent la mere & l'enfant , s'il ne le tire pas promptement de cet endroit, avec les tenettes en cuiller, dont il se servira comme il a été enseigné ci-dessus. Enfin, si l'enfant présente au passage toutes autres parties que sa tête, ou qu'il ne soit point si avancé dans ce détroit, un Accoucheur expérimenté peut promettre quelque chose de plus heureux, en tirant de la matrice l'enfant par les pieds.

D. Que doit éxaminer un Accoucheur, lorsqu'il est appellé auprès d'une femme en travail, & attaquée d'une perte-de-sang?

R. Deux choses ; sçavoir , 1°. si la perte-de-sang est légere , ou si elle est considérable jusqu'au point d'affoiblir la malade ; & 2°. si l'arriere-faix n'est point à l'orifice de la matrice, au-devant de l'enfant, ou s'il n'eſt pas même deſcendu juſques dans le vagin , comme cela arrive quelquefois.

D. Au cas que la perte-de-ſang ſoit conſidérable , & que l'arriere-faix ſoit tombé à l'orifice de la matrice, au-devant de l'enfant, que doit faire un Accoucheur?

R. Il doit promptement faire placer ſa malade , le dos ſur le travers d'un lit, la tête plus baſſe que les reins, les cuiſſes écartées, les genoux élevés, & les talons contre les feſſes; & il faut qu'il la faſſe tenir , dans cette ſituation , par deux perſonnes fortes; enſuite qu'il introduiſe la main dans ſon vagin, pour lui dilater l'orifice de la matrice,&ranger le *placenta* de côté, ſans le tirer, afin d'avoir la liberté de percer la membrane qui contient les eaux, (ſi elles ne ſont pas déja écoulées) & d'en tirer l'enfant par les pieds ; & il finira ſon opération par l'extraction de l'arriere-faix.

D. Mais ſi l'arriere-faix eſt entiérement deſcendu dans le vagin de la malade, que doit faire l'Accoucheur?

R. Il faut qu'il en faſſe l'extraction ſur le champ ; & qu'il porte promptement ſa main dans la matrice, pour en tirer l'enfant par les pieds: il faut auſſi qu'il ait ſoin, en pareil cas, d'avoir de l'eau

Ce qu'il doit faire , au cas que la perte-deſang ſoit conſidérable , & que l'arriereſaix ſoit tombé à l'orifice de la matrice.

Maniere d'opérer lorſque l'arriereſaix eſt entiérement deſcendu

nette dans un vaiſſeau tout prêt, pour ondoyer l'enfant, ſuppoſé qu'il le tire vivant de la matrice. dans le va-gin.

D. Que doit obſerver en général un Accoucheur, lorſqu'il eſt obligé de tirer de la matrice un enfant par les pieds?

R. Trois choſes: Il doit, 1°. prendre garde, lorſqu'il tourne l'enfant dans la matrice, de ne pas lui engager le cordon ombilical entre les jambes, ni autour du corps: 2°. Il faut qu'il remarque bien, ſi les pieds qu'il a attirés au paſſage, ſont ceux d'un ſeul & même enfant; car il ſe rencontre ſouvent pluſieurs enfans dans la matrice, dont les membranes qui contiennent les eaux, ſe trouvent ouvertes: 3°. Enfin, il doit bien faire attention, ſi les pieds de l'enfant dont il eſt ſaiſi, ont les orteils tournés, ou du côté du ventre, ou de celui du coccyx de la mere, ou du côté d'une de ſes cuiſſes; parce que ſi les orteils de l'enfant ſont tournés ou du côté du ventre, ou de celui des cuiſſes de ſa mere, il ne faut le tirer, dans cette ſituation, que juſqu'à l'endroit des lombes, & l'on doit lui entourer enſuite les feſſes & le bas du ventre avec un linge; pour qu'en appliquant à plat une main deſſus la région des reins, & l'autre deſſus le ventre de l'enfant, on le tourne de maniere qu'on le

Ce qu'il faut obſerver lorſ. qu'il s'agit de tirer de la matrice un enfant par les pieds.

puisse tirer de la matrice, la face tournée contre l'anus de sa mere.

D. N'y a-t-il que cela à faire pour tirer un enfant par les pieds, de la matrice de sa mere?

R. Il faut encore dégager la tête de l'enfant, au cas que, quoiqu'elle soit tournée avantageusement, elle ne passe pas avec facilité dans le détroit des os du bassin de l'hypogastre. Pour y réüssir, un Accoucheur a deux moyens. Le premier est, aussi-tôt qu'il a dégagé les bras de l'enfant, de couler une de ses mains renversée à plat, entre le coccyx de la mere & la face de cet enfant, afin de lui introduire le doigt indice, ou celui du milieu, dans la bouche, pour lui saisir la mâchoire inférieure, & la tirer doucement vers le dehors du vagin ; en observant de glisser ensuite le bout des doigts de son autre main, entre le derriere de la tête de l'enfant & le *pubis* de sa mere, afin que, conjointement avec la main qui tient la mâchoire, en pressant toujours fortement sur le coccyx de la malade, pour le faire reculer en-arriere, il tire l'enfant de ce détroit. Le second moyen est, si le premier n'est pas suffisant, de se servir des tenettes en cuiller & à crochet, pour tirer cette tête dehors, & finir l'accouchement.

ARTICLE II.

De l'Accouchement où le Cordon Ombilical se présente au passage, avant l'Enfant.

D. EN combien de manieres le cordon ombilical peut-il se présenter avant l'enfant?

R. Il le peut en deux façons, ou comme étant encore dans la matrice, ou lorsqu'il en est sorti après l'écoulement des eaux.

Le cordon ombilical peut se présenter au passage, en deux façons.

D. Comment un Accoucheur peut-il connoître, que le cordon ombilical se présente au passage avec les eaux de l'enfant?

R. Ce n'est que par l'attouchement: &, par ce moyen, s'il trouve l'orifice de la matrice ouvert; que la membrane qui contient les eaux, en sorte comme en forme d'une poche, dans le tems de chaque douleur de la malade; & qu'à la fin de cette même douleur, il remarque quelque chose de noüeux & comme en forme de petits pelotons dans cette poche allongée, il sera assûré que ce ne peut être que le cordon ombilical, qui doit suivre l'écoulement des eaux avant l'enfant.

Comment on peut connoître, que le cordon ombilical se présente au passage, avant l'enfant.

D. Lorfqu'un Accoucheur eft convaincu, par ces fignes, que le cordon ombilical doit précéder la fortie de l'enfant, que doit-il faire?

R. Il faut qu'il fe détermine abfolument, & fans perdre de tems, à finir l'accouchement. Pour cet effet, il fera placer fa malade fur le travers d'un lit, en la même fituation qui a été propofée dans l'accouchement précédent ; & il opérera de la même façon, en faifant tout ce qui y a été enfeigné : Par ce moyen, il fauvera la vie à la mere & à l'enfant.

D. Quel prognoftic un Accoucheur peut-il faire dans un accouchement, où le cordon ombilical fort de la matrice avant l'enfant?

R. Il ne peut annoncer aux affiftans que des chofes triftes : car fi l'enfant fuit ce cordon, fa tête devant, & qu'elle rempliffe exactement le paffage, la mort lui eft inévitable ; parce que, ce cordon fe trouvant comprimé, le cours du fang qui entretient à l'enfant la vie commune avec fa mere, fe trouve fupprimé ; ce qui le fait périr promptement, à-moins que la mere n'accouche dans l'inftant que ce cordon commence à paroître : car autrement, il n'y a qu'un très-prompt fecours qui le puiffe tirer

de

de ce péril ; & ce secours est l'accouchement, qui est toujours nécessaire en cette
fâcheuse occasion, quoiqu'il ne soit pas
toujours possible de l'exécuter.

D. De quelle maniere faut-il opérer,
pour finir un accouchement où le cordon ombilical est sorti de la matrice
avant l'enfant ?

R. Il faut agir de la maniere suivante : Si un Accoucheur est présent, lorsque le cordon ombilical commence à
paroître, il doit faire mettre promptement sa malade dans la situation qui convient, pour introduire la main dans son
vagin, repousser son enfant vers le fond
de la matrice, & lui chercher les pieds
pour le tirer dehors : Mais si l'Accoucheur est arrivé trop tard, que la tête
de l'enfant soit descendue dans le vagin , qu'elle l'occupe jusqu'au point de
ne pas permettre l'entrée de la main dans
la matrice, il faut qu'il le laisse venir ;
puisqu'il lui est impossible, dans ce cas,
de lui sauver la vie. Enfin, soit que l'Accoucheur arrive de bonne heure, ou trop
tard, s'il remarque que le cordon soit
froid & flétri, qu'il ne sente point le
battement de l'artère ombilicale, que
d'ailleurs l'enfant n'avance guéres pour
sortir, & que la mere s'affoiblisse, il faut,
en ces cas, qu'il regarde l'enfant com-

R

Maniere
d'opérer
dans cet ac-
couche-
ment.

me mort, & qu'il lui faſſe ſur le champ
une ouverture à la tête, avec ſon perce-
crâne, pour le tirer de la matrice, au
moyen de ſes tenettes à conducteur, &
finir l'accouchement, afin de ſauver la
vie à la mere.

ARTICLE III.

Des Accouchemens avancés.

D. **Q**Ue faut-il entendre par le terme d'*accouchement avancé?*

Ce que c'eſt qu'un accouche-ment avan-cé.

R. On doit entendre tout accouchement qui arrive avant la fin du terme
ordinaire de la groſſeſſe des femmes.

D. Quelles ſont les cauſes des accouchemens avancés ?

Cauſes de ces accou-chemens.

R. Elles ſont de deux eſpeces; externes, & internes.

D. Quelles ſont les cauſes externes
les plus ordinaires des accouchemens
avancés?

Cauſes ex-ternes.

R. Ce ſont les grandes courſes, les
ſauts, les coups, les chûtes, les grands
cris, les fortes coleres, les fardeaux trop
peſans, les grandes peurs, la joye ou les
chagrins exceſſifs & immodérés, les
odeurs puantes & fétides, le ſerrement

extraordinaire des habits , & le trop fréquent ufage du coït.

D. Et les caufes internes, quelles font-elles?

R. Ce font les vomiffemens violens & convulfifs ; les pertes-de-fang confidé-rables ; les coliques aigues ; les flux de ventre , & particuliérement la dyffen-térie ; les fievres malignes, & pourprees ; la petite-vérole, ou la rougeole ; les con-vulfions ; le défaut d'extenfion de la ma-trice ; & la trop grande réplétion des vaiffeaux fanguins.

D. Quels font les fignes diagnoftics propres des accouchemens avancés?

R. Ce font ceux-ci : Par exemple, lorfqu'après, ou dans le même moment de l'effet d'une des caufes qui viennent d'être déduites, la femme-groffe fe trouve attaquée de douleurs expulfives & continuelles, dans le ventre & dans la région des reins ; que l'orifice du vagin fe relâche ; & que celui de la matrice s'ouvrant, il en fort quelques grumeaux de fang , & que les eaux contenues dans la membrane s'écoulent, on peut être affûré que l'accouchement doit s'en-fuivre.

D. Une femme-groffe qui fe fera blef-fée, ou qui aura reçû quelque coup capa-ble de faire périr fon enfant , accou-

Caufes in-ternes.

Signes dia-gnoftics des accou-chemens avancés.

R ij

che - t - elle toujours fur le champ ?

R. Non ; car il s'en trouve qui portent leur enfant mort dans leur matrice, pendant pluſieurs jours, & même pluſieurs ſemaines, avant que l'accouchement arrive.

D. D'où doit-on tirer le prognoſtic que l'on peut faire des accouchemens avancés ?

D'où il faut tirer le prognoſtic des accouchemens avancés.

R. On ne doit le tirer que de leurs cauſes en général : ainſi l'on peut dire qu'une femme court un grand riſque de perdre la vie, lorſque ſon accouchement eſt avancé, ſoit par des convulſions, ou par des fiévres malignes, &c. car il eſt rare qu'elle ſe tire alors d'affaire. Mais ce qu'il y a de conſolant dans ce malheur, c'eſt que les enfans viennent ordinairement au monde vivans, & qu'ils reçoivent preſque tous le Baptême, lorſque l'Accoucheur eſt préſent quand la femme s'en délivre : au contraire, dans les accouchemens avancés par des cauſes externes, ce ſont les meres qui ſe tirent le plus ſouvent d'affaire, & les enfans périſſent preſque tous dans la matrice.

D. Que faut-il faire obſerver à une femme - groſſe, lorſque, par rapport à quelqu'une des cauſes extérieures dont nous venons de parler, elle a lieu de craindre un accouchement avancé?

R. Il faut lui ordonner de garder un grand repos au lit ; lui faire quelques saignées aux bras, plus ou moins grandes, suivant ses forces & son tempérament ; lui appliquer sur le ventre des compresses chaudes & trempées dans du vin rouge, où l'on aura fait bouillir des roses de Provins, des écorces de grenades, & des balaustes. On ne lui donnera, pendant ce tems-là, pour alimens, que des bouillons faits avec le bœuf, le veau & la jeune volaille ; &, pour boisson ordinaire, elle prendra une tisane composée d'orge mondé & de réglisse.

Ce qu'il faut faire observer à une femme, lorsqu'elle est menacée d'un accouchement avancé.

D. De tous les accouchemens avancés, quels font les plus laborieux?

R. Ce font ceux qui font provoqués par des convulsions ; aussi demandent-ils toute l'attention d'un Accoucheur expérimenté.

Accouchemens avancés les plus laborieux.

D. Lorsqu'un Accoucheur est appellé pour voir une femme-grosse attaquée de convulsions, que doit-il faire?

R. Il doit examiner attentivement la nature des accès convulsifs, par rapport à la cause qui a pû les occasionner.

D. Qu'est-ce qui peut occasionner des mouvemens convulsifs aux femmes-grosses?

R iij

Ce qui peut
occasion-
ner des
convulsions
aux fem-
mes-grof-
ses.

R. Plusieurs choses : Par exemple, un enfant mort dans la matrice, ou une trop grande quantité d'eau dans la membrane qui le contient, ou une rétention d'urine, peuvent occasionner ce triste accident ; à cause que, par leur long séjour, ces choses acquierent de l'acrimonie, qui venant à irriter les filets nerveux de ces parties membraneuses, y donnent occasion à un transport tumultueux des esprits animaux, lesquels, au-lieu de soûtenir le *ton* naturel de ces mêmes fibres nerveuses, y causent des mouvemens irréguliers, qu'on appelle *mouvemens convulsifs*. L'acrimonie & l'inflammation de tous les autres liquides du corps humain, occasionnent aussi des convulsions : c'est ce que l'on voit arriver dans toutes les maladies aigues & épidémiques. Enfin, une trop grande réplétion générale des humeurs, une grande peur, une forte colere, &c. peuvent occasionner des mouvemens convulsifs à une femme-grosse.

D. Quelle règle un Accoucheur doit-il suivre, pour traiter une femme-grosse attaquée de convulsions ?

Règle qu'il
faut suivre,
pour traiter
une femme
grosse atta-

R. Il faut qu'il s'applique, avec soin & attention, à reconnoître la nature de la cause de cette maladie. Par exemple, si ces mouvemens convulsifs sont occasion-

nés par la trop grande réplétion de toute
l'habitude du corps de la malade, il doit
promptement lui faire recevoir un lavement composé d'une quantité convenable de décoction de son lavé, dans laquelle il mettra une demi-once de dia-
phœnic, ou une once de lénitif fin, avec
deux onces de miel violat, ou pareille
quantité de miel de nénuphar ; ensuite
il lui fera une saignée au bras, pour peu
qu'il remarque de la tension dans les
vaisseaux sanguins ; après cela il lui fera
prendre quelque legere potion purga-
tive, comme de manne & de syrop de
roses pâles, ou de casse mondée, avec
le syrop de fleurs de pêcher. Enfin, si
l'Accoucheur remarque que ces mouvemens convulsifs ayent pour cause quelque affection soporeuse, il fera prendre
à la malade quelques cuillerées d'un julep composé de quatre onces d'eaux
distillées, sçavoir, d'une once & demie
d'eau de mélisse simple, d'autant de celle
d'armoise, & d'une once d'eau de fleurs
d'orange, dans lesquelles on ajoûtera
un gros de confection d'hyacinthe, &
six gouttes de teinture de *castoreum* ; ou
bien il lui donnera de-tems-en-tems
quelques gouttes d'essence d'ambre, dans
un boüillon : l'on pourra encore lui faire
sentir de l'esprit huileux-aromatique de

fel armoniac. Quant au régime, on ne donnera à la malade que du boüillon leger, &, pour fa boiſſon ordinaire, de la tiſane rafraîchiſſante & adouciſſante.

D. Si ces convulſions ont pour cauſe une rétention d'urine, que doit faire un Accbucheur?

R. Il doit faire uriner la malade, par le moyen de la ſonde, de la même maniere qu'il a été enſeigné dans le Chapitre qui traite des maladies qui attaquent les femmes pendant leur groſſeſſe.

D. Enfin, ſi ces convulſions ont pour cauſe, ſoit la mort de l'enfant dans la matrice, ou la trop grande tenſion de cette partie, occaſionnée par une quantité exceſſive d'eaux contenues dans leur membrane, qui ſe trouve trop difficile à percer, quel parti un Accoucheur doit-il prendre en pareils cas?

R. Il n'en a point d'autre à prendre que celui de faire, devant les aſſiſtans, ſon prognoſtic de l'état fâcheux de la malade; & il doit ſe déterminer à la mettre dans une ſituation convenable, pour l'accoucher, en tirant ſon enfant par les pieds, hors de la matrice, & cela, de la maniere qu'il a été enſeigné ci-deſſus: il faut d'ailleurs qu'il obſerve de profiter des intervalles des accès convulſifs, pour faire ſon opération; &

que tout ce qui fera à propos de faire,
s'éxécute, en cette occafion, foit en préfence d'un Médecin, ou d'un Chirurgien
expérimenté dans ces fortes d'opera-
tions.

ARTICLE IV.

De l'Accouchement où l'Enfant préfente la Tête au paffage.

D. QUe doit faire un Accoucheur,
lorfqu'il s'apperçoit que c'eſt la
tête que l'enfant préfente au paffage,
pour venir au monde ?

R. Il doit raffembler tout fon bon
fens, & fe mettre entiérement fur fes
gardes ; parce que, quoiqu'on ait toujours regardé comme favorable l'accouchement où l'enfant préfente la tête
feule au paffage, il n'y en a cependant
point où un Accoucheur foit plus en
danger d'échoüer, & où il y ait plus à
craindre pour la mere & pour l'enfant :
Car fi, par une fatalité imprévûe, cette
tête fe trouve engagée & enclavée, à
caufe de fa groffeur, dans le détroit des
os du paffage, & qu'elle ne puiffe par-
conféquent avancer, ni reculer, ou bien
qu'elle fe préfente la face en-devant,

Ce que doit faire un Accou-cheur, lorfqu'il s'apperçoit que l'en-fant pré-fente la tê-te au paf-fage.

ou directement de côté, une oreille vis-
à-vis le paſſage, ou du côté du *pubis* de
la mere, l'accouchement devient le plus
contre-nature & le plus laborieux de
tous ; parce qu'un Accoucheur ſe trouve
les mains liées, & hors d'état de ſecou-
rir ſa malade auſſi promptement & avantageuſement, que ſi ſon enfant préſen-
toit au paſſage toute autre partie que la
tête.

D. Comment peut-on connoître, que
l'accouchement où l'enfant préſente la
tête au paſſage, doit être laborieux?

R. On le peut connoître par deux
moyens ; par l'attouchement du doigt,
& par les accidens qui arrivent à la malade : Par l'attouchement, on peut être
aſſûré que c'eſt la groſſeur de la tête de
l'enfant qui fait la difficulté de cet accouchement, lorſqu'avec le doigt on la
trouve bien placée, avec des eaux plattes, larges & bien formées ; &, quoiqu'elles s'écoulent d'elles-mêmes, par les violens efforts que fait la femme, on ne s'apperçoit point que cette tête avance en
aucune maniere : Et par les accidens, on
obſerve que quand la tête d'un enfant
eſt trop groſſe, & que c'eſt cette groſſeur
qui rend l'accouchement laborieux, les
douleurs de la mere ſont longues, preſ-
ſantes, & redoublées, comme il a déja

Comment
on connoit
que cet ac-
couche-
ment doit
être labo-
rieux.

été remarqué ci-deſſus ; & , quoiqu'elles augmentent toujours , les choſes n'en avancent pas davantage.

D. Que doit faire un Accoucheur en pareil cas ?

R. Il doit faire ſon prognoſtic, devant les aſſiſtans , de l'état dangereux de la malade , & enſuite prendre le parti de l'accoucher, & de lui tirer de la matrice ſon enfant par les pieds ; en obſervant dans cette opération, tout ce qui a été enſeigné ci-deſſus, tant pour la ſituation de la mere, que pour la maniere de ſaiſir les pieds de l'enfant , & lui dégager la tête du détroit des os du paſſage.

Ce qu'il faut faire en pareil cas.

D. Que faut-il entendre par l'accouchement où la tête de l'enfant ſe trouve enclavée au paſſage ?

R. Il faut entendre un accouchement dans lequel cette partie de l'enfant ſe trouve pouſſée, avec violence , dans le détroit des os de l'hypogaſtre de ſa mere, par les fortes & continuelles épreintes qu'elle fait pour le mettre au monde.

Ce qu'il faut entendre par l'enclavûre de la tête d'un enfant au paſſage.

D. Comment connoît-on que la tête de l'enfant eſt véritablement enclavée dans le vagin de ſa mere ?

R. On le connoît par le gonflement des tégumens de cette même tête , laquelle ſe trouve ſi conſidérable , qu'il ſemble qu'elle eſt double ; ce qui n'ar-

Signes qui font connoitre cette enclavûre.

rive que parce qu'elle a été obligée de s'allonger, pour se mouler à la grandeur de l'endroit par où elle devoit passer.

D. Quel prognostic un Accoucheur doit-il faire dans un pareil cas?

R. Il doit regarder cet accouchement comme le plus difficile & le plus laborieux, & où la vie de la mere & de l'enfant est le plus en danger de finir: c'est-pourquoi il faut qu'il réfléchisse sérieusement sur le parti qu'il doit prendre, sans cependant se trop presser; parce que comme il s'agit, dans un tel accouchement, de se servir absolument d'autres instrumens que de la main, il ne faut pas les mettre tous en usage, qu'après que l'on a des marques certaines de la mort de l'enfant; à-moins que la mere, de son côté, ne soit dans un péril éminent.

D. D'où un Accoucheur doit-il tirer les signes diagnostics de la mort d'un enfant, dont la tête est arrêtée & enclavée dans le détroit des os du bassin de l'hypogastre de sa mere?

R. De trois choses; du tems qu'il y a que cette partie est enclavée; de celui qu'il y a que la mere n'a point ressenti les mouvemens de son enfant; & des excrétions qui sortent pour lors du vagin de la malade.

D. Pourquoi doit-on tirer ces signes, du tems que la tête de l'enfant est enclavée au paffage ?

R. C'eft parce que l'enfant n'y peut pas refter quatre jours, fans y mourir.

D. Pourquoi, du tems que la mere n'a point reffenti les mouvemens de fon enfant ?

R. C'eft parce que, s'il a donné des marques de vie à fa mere au commencement du travail, que dans la fuite elle ne l'ait fenti que très-foiblement, & qu'après qu'il eft refté enclavé, elle ne fe foit plus apperçûe de fes mouvemens, un Accoucheur ne peut pas alors le regarder comme vivant.

D. Lorfque, dans un travail de cette nature, l'Accoucheur fe détermine à délivrer fa malade, de quels moyens doit-il fe fervir pour opérer avec fûreté ?

R. La bonne pratique lui en propofe deux : Le premier confifte à faire fon poffible pour repouffer la tête de l'enfant vers le fond de la matrice, afin d'en aller chercher les pieds, en obfervant alors tout ce qui a été enfeigné dans le Ier Article de ce Chapitre : Le fecond moyen eft de recourir aux inftrumens, lorfque la tête de l'enfant étant trop enclavée, le premier, qui vient d'être propofé, fe

Moyens de terminer cet accouchement.

trouve interdit. Il commencera donc,
pour cet effet, par mettre en usage ses
tenettes en cuiller ; & s'il ne peut pas
réüssir, il se servira de son perce-crâne,
pour tirer l'enfant de la matrice , au
moyen de ses tenettes à conducteur, afin
de sauver la vie à la mere.

ARTICLE V.

*Des Accouchemens où un Enfant
présente la Face , ou le derriere
de la Tête , au passage ; ou bien
dans lesquels il s'y présente, ayant
une Oreille vis - à - vis le Vagin ,
ou cette partie du côté du Pubis
de sa Mere.*

D. **Q**Uelles sont les causes de toutes
ces differentes & mauvaises situations, dans lesquelles un enfant présente sa tête au passage pour venir au
monde ?

Caufes des mauvaises situations , dans lesquelles un enfant présente sa tête au passage.

R. Ce sont le plus souvent les obliquités de la matrice ; parce que , lorsque
cette partie n'est pas dans une situation
droite & perpendiculaire, il est impossible que l'enfant venant à se précipiter la tête vers son orifice , il puisse

la préſenter avantageuſement ; au-contraire, il ne s'en enſuit, comme nous l'a-
vons déja obſervé , que des accouchemens très-laborieux.

D. Eſt-il facile à un Accoucheur de
reconnoître toutes ces différentes ſituations de la tête d'un enfant, dans le
commencement du travail pour accoucher ?

R. Non ; car dans les obliquités de
la matrice , il a même bien de la peine
à découvrir l'orifice de cette partie : ainſi
il ne peut s'appercevoir des mauvaiſes
ſituations de cette tête , que lorſqu'il a
amené cet orifice vis-à-vis le détroit du
paſſage , (comme il a été enſeigné ci-
deſſus) & même juſqu'à ce que les eaux
de l'enfant ſe ſoient écoulées.

D. A quoi un Accoucheur connoît-il
que l'enfant préſente ſa face au paſſage ?

R. Il le connoît aux inégalités qui ſe
trouvent formées à cette partie , par le
nez, par les yeux, par la bouche, & par
le menton.

D. Quel prognoſtic un Accoucheur
peut-il faire de l'état d'un enfant qui
préſente ſa face au paſſage ?

R. Il peut promettre certainement de
lui ſauver la vie , s'il eſt aſſez heureux
de reconnoître cette ſituation au-travers

de la membrane qui contient les eaux , avant qu'elles se soient écoulées ; parce qu'il n'aura qu'à percer cette membrane, passer ensuite sa main dans la matrice, & tirer de cet endroit l'enfant par les pieds : au-contraire, il ne peut faire qu'un prognostic fâcheux & très-équivoque, s'il est appellé trop tard, que les eaux se soient écoulées, & que la tête de l'enfant soit descendue , dans cette situation, jusques dans le détroit des os du passage ; car l'enfant peut y rester enclavé, & y perdre la vie, à-moins qu'il ne se trouve d'un volume à pouvoir sortir par les seuls efforts & les épreintes de sa mere, aidée à propos de l'Accoucheur, qui doit alors reculer le *coccyx* de la femme en travail.

D. Que faut-il qu'un Accoucheur observe, lorsqu'il veut tirer un enfant par les pieds, de la matrice de sa mere, quand il présente la face au passage ?

R. Il doit observer de ne pas lui meurtrir cette partie. Pour éviter cet accident, il faut qu'il place sa malade couchée sur le dos, la tête très-basse, & les fesses le plus élevées qu'il lui sera possible ; parce que, dans cette situation, le poids de l'enfant servira presque seul à sa rétrogradation, & facilitera l'Accoucheur à passer sa main dans la matrice,

sans

fans beaucoup preffer fur la tête de l'enfant, pour la faire reculer. Mais fi la malade ne pouvoit pas fupporter cette fituation, l'Accoucheur la fera mettre, les genoux fur fon lit de travail, accoudée fur un oreiller, & la tête pofée fur fes mains, pour enfuite repouffer par-derriere, la tête de l'enfant vers le fond de la matrice, & lui attirer les pieds au paffage, en obfervant de recommander à la malade, de ne pas pouffer en en-bas, pendant que cette manœuvre fe fait; & il faut qu'il remette la mere dans une fituation plus convenable, auffi-tôt que les pieds de l'enfant font au paffage, afin de finir l'accouchement comme il a été enfeigné ci-deffus.

D. Que peut-il arriver à une femme & à fon enfant, lorfqu'on eft obligé de le laiffer venir au monde la face devant?

R. Rien de dangereux, lorfque les épreintes de la femme font affez fortes pour mettre dehors fon enfant, & quand l'Accoucheur a de l'expérience, & qu'il fçait bien conduire & diriger fa main pour les aider; car la mere en eft quitte ordinairement pour une grande extenfion du vagin, & l'enfant pour une bouf-fiffure confidérable au vifage, que des compreffes trempées dans du vin chaud guériffent facilement.

S

D. En combien de manieres un enfant peut-il préfenter fa tête de côté au paffage?

R. Il peut la préfenter en deux manieres; fçavoir, une oreille vis-à-vis le vagin de fa mere, & l'autre du côté du fond de la matrice, foit qu'il vienne la face en-deffus ou en-deffous; ou bien une oreille du côté du *pubis* de fa mere, & l'autre vers fon *coccyx*.

D. Comment un Accoucheur peut-il connoître, fi un enfant préfente le côté de fa tête au paffage?

R. Il le connoît par l'oreille de l'enfant. qu'il rencontre au bout de fon doigt, lorfqu'il l'introduit au fond du vagin de la mere.

D. Lorfqu'un Accoucheur eft affez heureux de pouvoir reconnoître, au-travers des membranes, cette fituation de l'enfant, ou qu'il eft préfent quand les eaux s'écoulent, que doit-il faire?

R. Il doit, fans délai, mettre la malade dans une des fituations que nous venons de propofer, & opérer comme dans l'accouchement précédent: il fera affûré, en agiffant de cette maniere, de fauver la vie à la mere & à l'enfant; au-lieu que, s'il s'amufoit à vouloir redreffer cette tête, comme l'enfeignent quelques Praticiens, il ne manqueroit pas de fe donner de la besogne, qu'il ne pourroit finir que par la perte de la vie de l'enfant, & le danger éminent de celle de la mere.

D. Est-il facile à un Accoucheur de reconnoître, si lorsqu'un enfant vient la tête devant au passage, il s'y présente ayant une oreille du côté du *pubis* de sa mere, & l'autre vers son *coccyx* ?

R. Non ; à-moins qu'il ne puisse introduire ses doigts entre la tête de l'enfant & le *pubis* de la mere, dans le moment que la membrane s'ouvre, & que l'écoulement des eaux se fait : car il est impossible d'en venir à bout dans un autre tems ; parce que plus la tête de l'enfant avance dans le détroit des os du passage, moins on s'apperçoit de cette situation.

D. Qu'est-ce qu'un Accoucheur doit se proposer, en opérant dans un accouchement de cette espece ?

R. Une seule chose, qui est de sauver la vie à la mere & à l'enfant, en le tirant de la matrice par les pieds, s'il est possible, de la même maniere & avec les mêmes précautions qui ont été proposées ci-dessus, au cas que sa tête ne soit point trop descendue dans le vagin de sa mere, & que l'Accoucheur puisse la repousser vers le fond de la matrice :

mais s'il lui eſt impoſſible d'éxécuter ce
premier moyen, il ne peut guéres compter que ſur la vie de la mere, ſi elle a
des forces ſuffiſantes ; car ſi la tête de
l'enfant eſt deſcendue trop avant dans
le détroit du paſſage, & que l'Opérateur ne puiſſe pas la tirer dehors avec
ſes tenettes en cuiller, il ſe trouve dans
la dure néceſſité d'y faire une ouverture
avec ſon perce-crane, & de ſe ſervir de
ſes tenettes à conducteur ; ce qui fait perdre la vie à l'enfant.

D. Si, dans ce cas, l'Accoucheur peut
mettre en uſage, ſes tenettes en cuiller,
que doit-il obſerver pour dégager les
épaules de l'enfant ?

R. Il doit obſerver de commencer
par celle qui eſt du côté de l'os *ſacrum*
de la malade, en lui repouſſant fortement le *coccyx* en-arriere ; & , par ce
moyen, il pourra avoir l'enfant vivant.

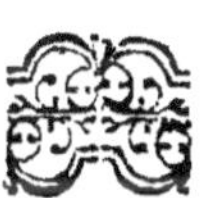

ARTICLE VI.

De l'Accouchement où la Tête de l'Enfant est sortie du Vagin, & son Corps est arrêté au passage.

D. QU'est-ce qui peut arrêter le corps d'un enfant au passage, lorsque sa tête en est sortie ?

R. Ce sont des circonvolutions de son cordon ombilical autour du col ; la largeur de ses épaules ; & l'hydropisie de son corps.

D. Que doit faire un Accoucheur, pour terminer un travail de cette nature ?

R. Il doit faire ce qui suit : Si, par les accidens de la malade, il juge que ce sont des contours du cordon ombilical, qui tiennent l'enfant par le col, ou la largeur de ses épaules, qui lui arrête le corps au passage, il doit faire observer à la mere tout ce qui a été proposé ci-dessus dans les accouchemens non-naturels, & opérer de la même maniere ; en observant cependant, dans son opération, de mettre en usage ses tenettes en cuiller, si la tête n'étoit pas suffisamment sortie du vagin ; &, lors-

qu'il aura découvert les contours du cordon ombilical, & que ce cordon lui pa-
roîtra trop roide, & serrer beaucoup,
il passera son doigt indice de la main
gauche par-dessous, pour, de sa main
droite, le couper avec des ciseaux à
double bouton, avant que de tirer de
la matrice ce corps arrêté. Enfin, si après
avoir dégagé les épaules & les bras de
l'enfant, il paroît à l'Accoucheur que
son corps est hydropique, il fera de son
mieux pour donner issue à ces eaux, soit
avec un trocar, s'il lui remarque de la
vie, ou avec la branche de ses ciseaux,
s'il est mort ; afin de terminer son ouvrage.

D. S'il arrive, par malheur, dans cet
accouchement, que la tête de l'enfant
se sépare de son corps, que faut-il faire
pour tirer ce même corps hors de la
matrice ?

R. Il faut, sur le champ, abbaisser en-
arriere le haut du corps de la malade,
d'une maniere qu'elle ait les fesses beaucoup plus élevées que la tête ; &, dans
cette situation, porter la main dans la
matrice, pour en tirer ce corps d'enfant par les pieds : & l'on ne doit pas
faire, au-contraire, comme certains Accoucheurs, qui, après avoir décapité, à
coups de crochet, un enfant, abandon-

nent la mere, & la laiſſent mourir avec
le corps de ſon enfant dans la matrice.

ARTICLE VII.

De l'Accouchement où la Tête de l'Enfant eſt ſéparée de ſon Corps, & reſtée dans la Matrice.

D. COmment la tête d'un enfant peut-elle ſe ſéparer de ſon corps, & reſter dans la matrice?

R. Cela arrive par l'ignorance de certains Accoucheurs & des Sages-femmes, qui, ne ſçachant pas tourner favorablement la tête de l'enfant, pour la dégager du paſſage, lorſqu'ils entreprennent de tirer par les pieds un enfant de la matrice de ſa mere, lui accrochent le menton à la crête de l'os *pubis* du paſſage, & le font périr en le décapitant. La tête d'un enfant peut encore ſe ſéparer de ſon corps & reſter dans la matrice, lorſqu'il y a quelque tems qu'il eſt mort.

Quelle eſt la cauſe que la tête d'un enfant ſe ſépare de ſon corps, & qu'elle reſte dans la matrice.

D. Que doit faire un Accoucheur, lorſque la tête d'un enfant eſt ſéparée de ſon corps, & reſtée dans la matrice?

R. Il doit incontinent porter ſa main gauche dans cette partie, pour empêcher que ſon orifice ne ſe reſſerre ſubi-

Maniere d'opérer dans cet accouchement.

S iiij

tement; &, dans le même tems, il faut qu'il fasse coucher la malade sur le dos, les fesses beaucoup plus élevées que la tête, les genoux écartés, & les talons contre les cuisses : ensuite, dans cette situation, il doit faire son possible pour placer cette tête, avec la main qu'il a dans la matrice, d'une maniere qu'elle ait le sommet tourné vis-à-vis le détroit du passage; &, après cela, avec son autre main armée de son perce-crâne, faire une ouverture à cette partie, afin d'en vuider le cerveau, & faire diminuer, par ce moyen, le volume de la tête : cela fait, il introduira plusieurs de ses doigts dans cette ouverture, pour, en forme de crochets mousses, conjointement avec son poûce, tirer cette tête de la matrice; mais si ses doigts ne sont pas suffisans, il se servira de ses tenettes à crochet, pour finir son opération.

D. Que doit encore observer un Accoucheur, lorsqu'il est appellé pour tirer la tête d'un enfant restée dans la matrice?

Ce qu'il faut observer, en tirant une tête restée dans la matrice.

R. Il doit observer, que si l'arriere-faix est encore dans la matrice, & qu'il en soit détaché, il faut le tirer avant la tête : au-contraire, si l'arriere-faix est encore adhérent à la matrice, il faut qu'il tire la tête dehors la premiere.

ARTICLE VIII.

*Des Accouchemens dans lesquels un
Enfant présente au passage, soit
le derriere du Col, ou le moignon
de l'Epaule, ou le Bras.*

D. QUel prognostic peut-on faire
d'un enfant, qui se présente au
passage dans de telles situations?

R. On peut assûrer, sans craindre
de se tromper, qu'il est impossible qu'il
puisse venir au monde vivant, s'il n'est
secouru de la main d'un Accoucheur
expérimenté, particuliérement lorsque
le bras de l'enfant est sorti de la matrice ; car cette situation occasionne un
accouchement que l'on doit regarder
comme un de ceux qui sont les plus laborieux : aussi faut-il qu'un Accoucheur
ait toute l'expérience, l'adresse, la prudence, la force & la présence d'esprit,
qu'un homme puisse avoir, pour terminer heureusement cet ouvrage.

Prognostic que l'on peut faire, quand un enfant se présente ainsi au passage.

D. Toutes ces différentes situations
de l'enfant, sont-elles faciles à reconnoître?

R. Non, tandis que ses eaux ne se

font point écoulées : car, quoique l'orifice de la matrice soit ouvert, & que les douleurs de la malade soient fortes & redoublées, l'on ne peut rien assûrer de certain ; parce que l'enfant, dans ces sortes de situations, ne descend point assez bas dans le détroit des os du passage, à-moins que cet espace ne soit très-spacieux : en ce cas, on peut quelquefois reconnoître le bras de l'enfant, au-travers de la membrane qui contient ses eaux.

D. Quel but un Accoucheur doit-il se proposer dans ces especes d'accouchemens contre-nature?

R. Il ne doit point en avoir d'autre, que celui de tirer de la matrice l'enfant par les pieds, en observant, dans son opération, tout ce qui a été enseigné dans le premier Article de ce Chapitre, tant à l'égard de la situation que l'on doit donner à la malade, que de celle qu'il faut procurer à la tête de l'enfant. Il faut encore qu'un Accoucheur observe, lorsque le bras d'un enfant est sorti du passage, de ne pas s'amuser à vouloir le repousser dans la matrice, derriere sa tête, comme l'ont enseigné certains Accoucheurs, & comme font la plûpart des Matrônes ; au-contraire il faut, en pareil cas, qu'il frotte sa main de beurre frais , qu’il la coule le long du bras de l’enfant , jufques fous fon aiffelle, pour lui repouffer, par cet endroit, la tête & le haut du corps vers le fond de la matrice, & qu’il porte enfuite fa même main vers les parties inférieures de l’enfant , afin de lui faifir les pieds, pour terminer fon opération.

D. Eft-il toujours poffible à un Accoucheur d’en agir de la maniere que nous venons de propofer ?

R. Non ; & cela pour plufieurs raifons : Par exemple, lorfqu’il ne fe trouve point dans le commencement du travail : ou bien qu’il a à traiter des femmes , qui ne voulant pas fouffrir une petite douleur, fans pouffer fortement en-bas & crier de toutes leurs forces, empêchent qu’un Accoucheur introduife la main dans leur matrice, pour chercher les pieds de l’enfant : ou bien enfin on l’aura envoyé chercher trop tard, & lors même qu’une Sage-femme mal-entendue,en voulant finir l’accouchement, aura, par témérité, ou par vaine gloire, extrémement irrité & contus, non-feulement le vagin de la malade, & l’orifice de fa matrice, mais qu’elle aura auffi occafionné un deffléchement, & un affaiffement de l’intérieur de cette partie fur le corps de l’enfant : d’où il arrivera

qu'il lui fera impoffible de finir avanta-
geufement fon opération; au-contraire,
il aura le chagrin de voir périr cet enfant, & fa mere réduite dans un grand
danger.

ARTICLE IX.

Des Accouchemens dans lefquels un Enfant préfente au paffage, foit le Dos, ou le Ventre, ou les Feffes, ou la Hanche, ou les Genoux, ou les Pieds.

D. ESt-il facile à un Accoucheur de reconnoître toutes ces fortes de fituations d'un enfant dans la matrice, avant que fes eaux fe foient écoulées?

R. Non; il n'y a feulement que les genoux & les pieds, qui fe font quelque-fois appercevoir au-travers de la mem-brane qui contient les eaux, lorfqu'elles font prêtes à s'écouler.

D. On peut donc mieux reconnoître ces fortes de fituations, après que les eaux de l'enfant fe font écoulées?

R. Oüi; & même l'on peut alors les reconnoître chacunes par leurs fignes propres & particuliers; Par exemple,

Il n'eft pas facile à un Accou-cheur de reconnoître ces fitua-tions de l'enfant, à-moins que fes eaux ne fe foient é-coulées.

lorfqu'un enfant préfente le dos au paffage, on le connoît par les apophyfes
épineufes des vertebres, & par la rondeur que forment les côtes : S'il préfente le ventre, il paroît à l'attouchement du doigt une tumeur large, molle
& ronde, & le cordon ombilical qui fe
fait facilement reconnoître au milieu :
A l'égard de la hanche, les fignes font
affez équivoques ; parce que le haut de
l'épaule forme à-peu-près une même
face au paffage : Quant aux feffes, elles
fe reconnoiffent par la ligne profonde
qui les fépare, & par les parties naturelles de l'un ou de l'autre fexe : Enfin,
les genoux d'un enfant font connus, par
leur rondeur & par leur dureté ; d'ailleurs, il y en a toujours un qui avance
plus que l'autre au paffage : il en eft de-
même des pieds, que l'on reconnoît au
talon & aux orteils.

D. Quel but un Accoucheur doit-il fe
propofer, pour terminer ces fortes d'accouchemens ?

R. Il ne doit point s'en propofer d'autre, que celui de tirer hors de la matrice l'enfant par les pieds, en obfervant ce qui fuit : Par exemple, fi l'enfant préfente le dos au paffage, il faut
qu'un Accoucheur ayant la main dans
la matrice, la coule le long des lombes,

des cuisses & des jambes de l'enfant, pour lui saisir les pieds, & les attirer dans le fond du vagin de la mere : Au-contraire, si c'est le ventre que l'enfant présente, il faut couler la main le long de cette région, & du devant des cuisses & des jambes, pour trouver les pieds : Si c'est la hanche, il faut agir de la même maniere : Si ce font les fesses, & qu'elles ne soient pas trop avancées dans le détroit, il faut les repousser, avec la paûme de la main, vers le dedans de la matrice, & chercher les pieds ; mais si ces parties sont tellement descendues, qu'on ne puisse pas les faire rétrograder, il faut laisser venir l'enfant dans cette posture, & attendre qu'il soit avancé jusques dans la partie antérieure du vagin, pour le saisir, avec les doigts, par le pli des aînes, afin de le tirer de cet endroit : A l'égard des genoux, & des pieds, si l'Accoucheur est assez heureux de les reconnoître au-travers de la membrane qui contient les eaux, il doit la percer sur le champ, pour finir l'accouchement ; en observant que, comme il y a toujours un genou ou un pied qui avance plus que l'autre dans le passage, il ne faut pas le tirer davantage dehors ; au-contraire, l'Accoucheur doit le repousser dans la matrice, pour avoir la liberté de dégager l'autre ; & les prendre tous les deux enfemble, afin de tirer l'enfant dehors, en obfervant tout ce qui a été enfeigné à cet égard dans l'Article I. de ce Chapitre.

D. Quel eft l'accident qui arrive ordinairement à un enfant, dans le travail de ces fortes d'accouchemens.

R. C'eft la fortie de fon *méconium*.

D. Qu'eft-ce que le *méconium* d'un enfant ?

R. C'eft une matiere d'une couleur brune, & d'une confiftence de miel ou de vin cuit ; laquelle s'amaffe dans les inteftins de l'enfant, pendant qu'il eft renfermé dans la matrice de fa mere, & qui fe conferve dans ce canal jufqu'après fa naiffance, lorfque l'accouchement eft naturel.

D. Comment ce *méconium* fe produit-il dans le canal inteftinal d'un enfant contenu dans la matrice de fa mere ?

R. Pour le bien expliquer, il faut faire attention, 1°. Que le fang que cet enfant reçoit de fa mere, pour fa nourriture, ne lui eft porté de l'arriere-faix, que par fa veine ombilicale : 2°. Que cette même veine va fe décharger dans fa veine-porte : 3°. Que ce même fang, qui ne peut être que très-groffier, après s'être joint à celui qui eft dans la veine-porte de cet enfant, (qu'elle tire, tant de sa rate, que de son mesentère & de ses intestins) est porté, conjointement avec lui, par les ramifications de cette même veine-porte, dans tous les lobules de son foye : 4°. Enfin, que ce sang mélangé a besoin d'une purification, avant que d'être porté par la veine-cave de cet enfant, dans le ventricule droit de son cœur. Par-là on connoîtra, que ce *méconium* n'est autre chose que les fèces ou les matieres les plus sulphureuses & les plus terrestres de ce sang, qui en sont séparées par l'entremise des glandes du foye de l'enfant, & sont portées dans la vésicule de ce viscère, laquelle les décharge ensuite, en forme d'une lie brune-sulphureuse, par le canal cholidoque, dans les intestins du fœtus, où cette lie acquiert, dans le *colon* & dans le *rectum*, une couleur entiérement noire. L'on peut aussi penser que la couleur brune qu'a cette matiere, lorsqu'elle est encore dans la vésicule du foye de l'enfant, ne peut devenir entiérement noire, que par la séparation de la partie sulphureuse ou bilieuse, qui s'en fait dans son intestin *jéjunum*, & par ses veines lactées, qui la portent dans son canal thorachique, pour être ensuite mêlée de nouveau avec son sang, & en accélérer la circulation.   D.

D. Quelle peut être la cause, qu'un enfant se vuide quelquefois de son *méconium*, avant que de sortir de la matrice?

R. La principale est la situation fâcheuse & contrainte dans laquelle l'enfant se trouve, dans les accouchemens où il ne se présente pas favorablement au passage; comme dans tous ceux dont on vient de parler, & principalement dans celui où il présente les fesses, parce que, par la compression que souffrent les organes dans lesquels le *méconium* est contenu, l'enfant est obligé de s'en décharger avant qu'il soit venu au monde. Cependant la sortie de cet excrément peut aussi arriver, lorsqu'un enfant est dans une bonne situation, mais qu'il a péri dans la matrice, par quelqu'autre accident.

Cause que les enfans se vuident de leur *méconium*, étant encore dans la matrice.

D. D'où un Accoucheur doit-il tirer son prognostic, dans la sortie du *méconium* d'un enfant renfermé dans la matrice de sa mere?

R. De deux choses; de la situation dans laquelle l'enfant se trouve au passage; & des accidens qui accompagnent le travail, soit que l'accouchement se fasse naturellement, ou d'une autre maniere.

D'où il faut tirer son prognostic, dans la sortie du *méconium*, de la matrice, avant l'enfant.

D. Pourquoi cela?

T

R. C'eſt parce que, quoiqu'un enfant ſoit bien placé au paſſage, néanmoins, ſi le travail eſt long, & ſi, pour complication, le cordon ombilical ſort avant la tête, ou qu'il l'accompagne, un Accoucheur ne peut rien promettre de bon pour la vie de l'enfant: car ces accidens ſont des plus dangereux pour lui; puiſque ſa mort s'en enſuit preſque toujours, quand même l'accouchement finiroit à l'inſtant que le cordon ſe préſenteroit, & que la premiere douleur de la mere le feroit ſortir de ſa matrice: c'eſt-pourquoi il faut conclure, que la ſortie du *méconium* doit cauſer de l'inquiétude dans un accouchement long & difficile; car, en pareil cas, un enfant vient toujours très-foible, & ſouvent mort. Au-contraire, la ſortie du *méconium* doit être indifférente dans tous les accouchemens où les enfans ſe trouvent dans une ſituation forcée & contre-nature, comme lorſqu'ils viennent les feſſes devant; parce que c'eſt cette même ſituation qui occaſionne la ſortie de cet excrément, par la preſſion que ſouffrent pour lors les inteſtins de l'enfant, à cauſe des fortes contractions de la matrice, & des efforts redoublés de la mere.

ARTICLE X.

De l'Accouchement dans lequel l'Enfant préfente enfemble, au paffage, fes Mains, fes Pieds, & fa Tête.

D. QUel prognoftic peut-on faire dans un pareil accouchement ?

R. On peut affûrer que la mere & l'enfant font dans un péril éminent, fi l'accouchement n'eft pas terminé par une perfonne expérimentée ; particuliérement lorfque l'enfant, dans cette fituation, fe trouve trop defcendu dans le détroit des os du paffage.

Le prognoftic que l'on peut faire de cet accouchement.

D. Lorfqu'un Accoucheur eft affez heureux pour reconnoître cette fituation de l'enfant, avant que fes eaux fe foient écoulées, que doit-il faire ?

R. Il doit promptement faire coucher la malade fur le dos, les feffes beaucoup plus élevées que la tête, ou la faire mettre à genoux, comme il a été enfeigné ci-deffus, & percer promptement cette membrane, afin d'agir de la maniére fuivante : Par exemple, fi les mains & les pieds font plus defcendus dans le

Maniere d'opérer.

pasſage, que la tête, il faut repouſſer cette partie, & le reſte du haut du corps de l'enfant, vers le fond de la matrice, & lui ſaiſir les pieds, pour le tirer dehors, en prenant garde, ſi par complication, le cordon ombilical ſe trouve de compagnie au paſſage, de ne pas l'embarraſſer entre les jambes de l'enfant. Mais ſi, au-contraire, la tête eſt plus deſcendue dans ce détroit, que les extrémités dont on vient de parler, l'Accoucheur doit ſe déterminer à la laiſſer venir devant, & lui aider, en repouſſant les autres parties vers le dedans de la matrice, & en reculant en-même-tems le coccyx de la femme le plus en-arriére qu'il lui ſera poſſible. Enfin, ſi cette tête a de la peine à deſcendre, & à ſortir du vagin, il faut qu'il ait recours aux tenettes en cuiller, pour finir l'opération.

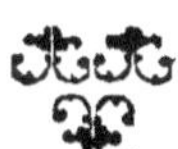

ARTICLE XI.

De l'Accouchement où il y a plu-
fieurs Enfans dans la Matrice.

D. COmment doit-on regarder un accouchement où il se trouve plufieurs enfans dans la matrice?

R. On doit le regarder comme celui dans lequel une femme eft expofée à quantité d'accidens confidérables, & qui peut être fuivi des plus grands dangers; auffi faut-il qu'un Accoucheur prenne beaucoup de mefures, pour le terminer heureufement.

D. Cet accouchement ne peut-il pas être naturel & aifé à terminer?

R. Oüi : & c'eft à quoi un Accoucheur doit bien prendre garde ; parce que fi les enfans viennent bien, rien ne doit l'embarraffer, puifqu'il n'a qu'à délivrer la mere de fon arriere-faix. Mais quand cet accouchement devient non-naturel, ou contre-nature, il doit redoubler toutes fes attentions ; car il arrive fouvent que le premier enfant vient difficilement, & le fecond promptement ; ou bien le premier, s'il eft foible, ou s'il eft mort, viendra très-facilement ; & l'autre, qui fera vivant, fort & vigou-

Comment il faut regarder un accouchement où il fe trouve plufieurs enfansdans la matrice.

Cet accouchement peut cependant être naturel & aifé à terminer.

T iij

reux, ne viendra que très-long-tems
après le premier, & après avoir caufé
un très-grand épuifement à la mere.
Ou bien il ne fe trouvera qu'un arriere-
faix pour deux ou trois enfans; & quelquefois ils auront chacun le leur en particulier.

D. Comment un Accoucheur reconnoît-il qu'il y a plufieurs enfans dans la
matrice ?

R. Il le reconnoît par les douleurs de
la malade, qui continuent toujours, quoiqu'il y ait déja un enfant forti de cette
partie; & par l'attouchement, lorfqu'en
portant la main dans la matrice, pour
faire l'extraction de l'arriere-faix, il y
trouve une feconde ou plufieurs membranes remplies d'eaux & d'enfans.

D. Que doit faire un Accoucheur,
lorfqu'il connoît qu'il y a plufieurs enfans dans la matrice ?

R. Il doit promptement faire la ligature du cordon ombilical de l'enfant
né, & le donner à quelque perfonne pour
l'envelopper, fuivant la méthode ordinaire : enfuite il faut qu'il porte fa main
dans la matrice, qu'il perce la membrane qui contient les eaux & l'enfant refté,
& qu'il lui faififfe les deux pieds, pour
le tirer dehors. Enfin , un Accoucheur
doit faire la même chofe au troifiéme

& au quatriéme enfant, (fuppofé qu'il s'en rencontrât jufqu'à ce nombre dans la matrice,) quand même ils préfenteroient la tête : car c'eft l'unique moyen d'abréger les douleurs & les peines de la mere, & de fauver la vie aux enfans.

ARTICLE XII.

De l'Extraction des Môles, & des Faux-Germes.

D. QU'eft-ce qu'une môle?

R. C'eft une maffe comme charnue, fans diftinction de parties, & fans figure réguliere, qui fe forme dans la matrice des femmes, & qui n'y a aucun autre mouvement que celui de décidence : de-plus, cette maffe n'a point d'eaux ni d'arriere-faix; car elle fait elle-même l'office de *placenta*, étant de-même attachée dans la cavité de la matrice, d'où elle tire fa nourriture, par le moyen de fes vaiffeaux : ce qui fait que lorfqu'elle en eft entiérement retirée, il n'y a plus rien à craindre.

D. D'où doit-on tirer la différence que l'on fait de la *môle*, & de ce qu'on appelle vulgairement un *faux-germe?*

R. On ne la doit tirer que du tems

D'où l'on
doit tirer
la différen-
ce que l'on
fait de la
môle d'a-
vec le faux-
germe.
que ces sortes d'amas restent dans la matrice ; car l'on donne le nom de *faux-
germes* à toutes les môles qui ne séjour-
nent qu'un , deux, ou trois mois dans
cette partie ; & l'on appelle *môles* proprement dites , celles qui y demeurent
plus long-tems.

D. Quels sont les signes qui font connoître qu'une femme est grosse d'une môle, ou de quelqu'autre corps étranger,
renfermé dans sa matrice ?

Signes qui
font con-
noître qu'u-
ne femme
est grosse
d'une mô-
le, ou de
quelqu'au-
tre corps
étranger,
retenu dans
la matrice.
R. Ce sont les mêmes qui arrivent à
une femme qui est véritablement grosse
d'enfant ; comme la suppression des menstrues , les dégoûts , les nausées , le vomissement , les envies des choses étran-
geres, bisarres & mauvaises ; les lassitudes , avec douleurs aux jambes , aux
cuisses, & dans la région des reins, avec
grosseur , bouffissure & douleur aux
mammelles, qui sont tous des accidens
communs à l'une & à l'autre grossesse ;
& on n'y peut trouver aucune différence, sinon que le ventre d'une femme qui
est véritablement grosse d'enfant, s'applatit le plus souvent jusqu'à la fin du second mois depuis la suppression des
menstrues ; au-lieu que celui d'une femme qui est dans une grossesse contre-nature , commence à grossir dès les premiers jours, & augmente considérable-

ment jusqu'au deuxiéme, troiſiéme, &
quatriéme mois , qui eſt le tems où la
matrice ſe décharge ordinairement des
môles, ou des autres corps étrangers.

D. Lorſque, dans ces ſortes de groſſeſſes , il ſurvient une perte-de-ſang , accompagnée de douleurs dans la région
des reins & au fond du vagin, que doit
juger de-là un Accoucheur, & qu'eſt-ce
qu'il doit faire?

R. Il doit juger que la matrice de ſa
malade, veut ſe décharger de ce qu'elle
contient : pour lors il faut qu'il s'informe
du tems qu'il y a que l'écoulement de
ſes menſtrues eſt ſupprimé, & qu'enſuite
il introduiſe le doigt dans ſon vagin,
pour reconnoître dans quel état eſt l'o-
rifice de ſa matrice ; parce que, s'il eſt dilaté, & qu'il juge, par le peu de tems de
la ſuppreſſion des menſtrues, que ce qui
eſt contenu dans la cavité de cette partie, n'eſt pas d'un volume conſidérable,
il en abandonnera l'expulſion aux ſoins
de la nature. Mais ſi au-contraire le
corps étranger eſt conſidérable, il faut
que l'Accoucheur frotte ſa main de quelque choſe d'onctueux, & qu'il l'introduiſe dans la cavité de la matrice, pour
en détacher ce qui y ſera contenu , &
l'en tirer en une ou pluſieurs parties ; en
obſervant de faire, avec la main, pour

Maniere
d'opérer.

le détachement de ce corps étranger, tout ce qui a été enseigné pour celui d'un arriere-faix adhérent à la matrice ; & il ne doit point retirer sa main de la cavité de cette partie, que toutes les adhérences du corps étranger, ne soient tout-à-fait rompues & divisées, pour en délivrer entiérement la malade ; car l'on voit assez souvent arriver des accidens, qui n'ont pour unique cause que la négligence de ces observations.

ARTICLE XIII.

De l'Accouchement Césarien.

D. QUe faut-il entendre par l'*accouchement césarien ?*

Ce qu'il faut entendre par l'accouchement césarien.

R. Il faut entendre l'extraction d'un enfant du ventre de sa mere vivante, ou morte, qui s'exécute par une ouverture que l'on fait aux parties contenantes, communes & propres du ventre, & à la matrice.

D. Qu'est-ce qui peut occasionner cet accouchement ?

Causes de cet accouchement.

R. Deux choses ; sçavoir, 1°. le grand défaut de conformation, qui peut se trouver dans l'espace que forment entr'eux les os du bassin de l'hypogastre d'une femme ; & 2°. l'extrême grosseur de la tête de l'enfant : car l'un ou l'autre de ces inconveniens, empêche abſolument un Accoucheur de délivrer une femme, par les voyes naturelles, de ce qui peut être contenu dans ſa matrice. Quant aux autres cauſes qui ont été propoſées par ceux qui ont écrit de cet accouchement, elles ne doivent point être admiſes ici ; & cela, parce que l'on peut diminuer le volume de la tête & du ventre d'un enfant hydropique, comme il a été enſeigné ci-deſſus ; qu'on peut auſſi déſenclaver la tête d'un enfant de dedans le détroit des os du paſſage, ſoit avec les tenettes en cuiller, ou avec le perce-crâne & les tenettes à conducteur; que l'on peut encore diviſer les cohérences des parties du vagin des femmes, ſoit avec un biſtouri, ou un ſcalpel ; enfin, qu'on peut dilater l'orifice de leur matrice, avec un biſtouri courbe & lenticulaire, afin de donner la liberté à l'enfant d'en ſortir pour venir au monde.

D. Quelle régle faut-il qu'un Accoucheur obſerve, pour dilater l'orifice de la matrice d'une femme, avec l'inſtrument tranchant ?

R. Il faut qu'il obſerve celle qui ſuit : Premierement il doit placer ſa malade ſur un lit élevé, ou ſur le bord de ſon lit ordinaire, dans une ſituation qui lui ſoit

Maniere de dilater l'orifice de la matrice, avec l'inſtrument tranchant.

commode pour opérer ; c'eſt-à-dire, que la femme ait la tête & les épaules plus abbaiſſées que les reins, les genoux élevés, les cuiſſes écartées, & les talons contre les feſſes. Enſuite il faut que l'Opérateur frotte ſa main gauche de quelque choſe d'onctueux, qu'il l'introduiſe dans le vagin de la malade, & qu'il coule deux doigts de cette main entre cet orifice & la voûte du crâne de l'enfant, pour éxaminer l'endroit où il doit faire ſa dilatation ; puis, de ſa main droite, il doit introduire, à la faveur de la gauche, un biſtouri courbe-lenticulaire & à long manche, juſques derriere cet orifice, pour l'inciſer, tant & ſi peu qu'il en ſera beſoin ; en obſervant que les diviſions ſe trouvent toujours éloignées des tumeurs skirrheuſes, ou des anciennes cicatrices, ſuppoſé qu'il s'en rencontre à cette partie, comme il peut arriver après des accouchemens laborieux.

D. D'où un Accoucheur doit-il tirer ſon prognoſtic, dans l'accouchement céſarien ?

R. De quatre choſes ; ſçavoir, de la nature de l'opération qu'il faut faire ; du tems convenable à faire cette opération ; de l'âge & du tempérament de la perſonne ſur laquelle il faut opérer ; &

des accidens qui accompagnent ou qui suivent cette opération.

D. Pourquoi faut-il tirer son prognostic de la nature de cette opération ?

R. C'est parce que, quoiqu'elle se trouve sans risque, quand on la fait sur une femme qui vient d'expirer, on doit au-contraire la regarder comme très-dangereuse, lorsqu'on est obligé de la pratiquer sur une femme bien vivante.

D. Pourquoi doit-on avoir égard au tems de faire cette opération, pour en tirer un juste prognostic ?

R. C'est parce que l'on doit tout craindre, lorsqu'on attend à la faire jusqu'à ce que la femme se trouve entiérement épuisée de ses forces, par les tourmens & la longueur d'un travail violent : au-contraire, un Accoucheur peut espérer une bonne réüssite, lorsqu'il fait cette opération aussi-tôt qu'il reconnoît l'impossibilité de tirer, par les voyes naturelles, un enfant du ventre de sa mere.

D. Pourquoi faut-il aussi avoir attention à l'âge & au tempérament des femmes, pour tirer son prognostic dans l'accouchement césarien ?

R. C'est parce qu'on ne peut pas promettre un succès aussi favorable de cette opération , fi la femme eft avancée en âge, & d'une conftitution cacochyme, que lorfqu'on opere fur une femme jeune, vigoureufe , & d'une fanté parfaite, n'ayant que fa groffeffe pour toute indifpofition.

D. Pourquoi faut-il avoir égard aux accidens qui accompagnent ou qui fuivent l'opération céfarienne, pour en tirer un jufte prognoftic?

R. C'eft parce qu'on ne peut rien promettre d'heureux, fi la malade, foit jeune, ou avancée en âge, fe trouve attaquée de fiévre continue, ou de cours-deventre, ou d'une grande perte-de-fang, &c. qui l'ait beaucoup affoiblie; ou bien lorfqu'après avoir fouffert cette opération , fes lochies ou vuidanges fe fuppriment, que fon ventre devient tendu & enflammé, & qu'une fiévre ardente fe trouve de la partie.

D. Quelles font les précautions qu'un Accoucheur doit prendre, avant que de procéder à l'opération céfarienne fur une femme vivante?

Précautions qu'il faut prendre , avant que d'opérer dans l'accouchement céfa-

R. Elles font trois : La premiere eft de ne jamais faire cette opération , à-moins que d'être entiérement affûré de fa néceffité, tant par un Médecin expérimenté , que par d'habiles Chirurgiens-Accoucheurs, afin qu'il ne foit rien im-

EXPLICATION DE LA XIIIe PLANCHE.

*Les choses qui doivent servir à faire
l'Opération Césarienne.*

A. Un Bistouri : B. Un Scalpel : C. Une
Sonde crénelée : D. Une paire de Ciseaux à bouton : E. Trois Aiguilles courbes enfilées : F. Deux petites Chevilles,
pour soûtenir la Suture : G. Trois Plumaceaux de charpie, pour mettre sur
la Playe : H. Deux Compresses longues,
pour mettre aux deux côtés de la Suture : I. Un Pot, pour le Baûme d'*Ar-
cœus* : L. Une Phiole de Baûme du Pérou, pour le pansement de la Playe :
M. Une Compresse quarrée, pour couvrir la Playe : N. Une grande Serviette,
pliée en long & roulée à deux chefs,
pour faire le Bandage de corps : O. Un
Scapulaire, pour soûtenir le tout, tant
par-devant que par-derriere le corps :
P. La Playe recousuë : QQ. Les deux
petites Chevilles, qui soûtiennent la Suture : RRR. Les trois Points de la Suture.

S. Un Bistouri courbe, lenticulaire &
à long manche, propre à dilater l'Orifice de la Matrice.

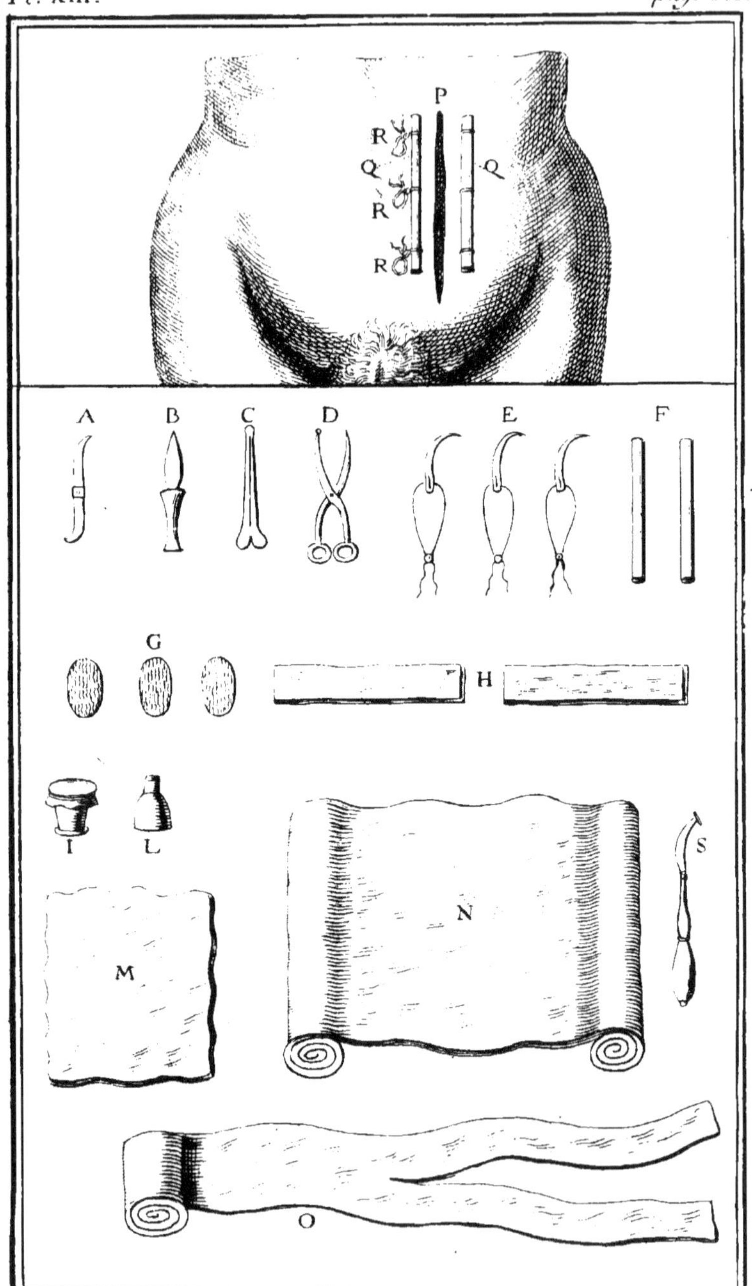

Pl. XIII.
pag. 303.
P
R
Q
Q
R
R
A
B
C
D
E
F
G
H
I
L
M
N
S
O

puté à l’Opérateur contre ſon honneur & ſa réputation. La ſeconde précaution eſt de préparer tout ce dont il a beſoin dans ſon opération, avant que de mettre la main à l’œuvre ; comme un biſtouri droit ; un ſcalpel ; une ſonde crénelée ; une paire de ciſeaux à bouton ; des aiguilles courbes, enfilées d’un gros fil double & ciré ; deux petites chevilles, ou deux petits rouleaux de toile cirée, gros comme une forte plume d’oye, & longs d’un demi-pied, pour faire la ſuture enchevillée ; des plumaceaux de charpie ; du baûme d’Arcæus, oude celui du Pérou ; deux compreſſes longuettes ; une grande compreſſe quarrée, & un ſcapulaire, pour ſoûtenir l’appareil. Enfin, la troiſiéme & derniere précaution eſt d’avoir le ſoin de vuider les inteſtins de la malade, avec un lavement émollient, avant que d’opérer.

D. Comment faut-il faire l’opération céſarienne ſur une femme vivante ?

R. On doit la faire de la maniere ſuivante : La malade étant couchée ſur le bord d’un lit, la tête & la poitrine moyennement élevées, il faut lui découvrir ſeulement le ventre, pour (après avoir examiné de quel côté la matrice & l’enfant ſe trouvent le plus inclinés) y faire une inciſion, à quatre doigts de l’ombilic,

rien, ſur une femme en vie.

Maniere de faire cette opération ſur une femme vivante.

depuis cette diftance jufqu'à deux doigts
de l'os *pubis*. Afin de bien faire cette in-
cifion, il faut marquer, avec une plume
& de l'encre, la route que doit tenir le
fcalpel, ou le biftouri; enfuite porter la
pointe d'un de ces inftrumens à la partie
fupérieure de cette ligne, pour incifer,
jufqu'au bas de cette même ligne, la
peau, la graiffe, & les mufcles, & pour
divifer enfuite le péritoine, dans toute fa
longueur, avec des cifeaux à bouton:
& comme, dans une pareille ouverture,
l'*epiploon* & les inteftins fe préfentent des
premiers, à mefure que l'on divife le péritoine, il faut que l'Opérateur obferve
de faire retenir ces parties vers le haut
du ventre, par la main d'un des affiftans;
& cela, afin de mieux découvrir la matrice, qu'on doit enfuite ouvrir. Pour
cet effet, il faut que l'Opérateur commence par y faire légerement une inci-
fion fuffifante pour le paffage d'une fonde crenelée, entre cette partie & la membrane qui contient les eaux & le corps
de l'enfant; afin qu'à la faveur de cette
fonde, en coulant le dos & la pointe
d'un biftouri bien tranchant, dans fa
crénelure, l'on ouvre cette poche utérine, d'une grandeur fuffifante pour en tirer ce qui y eft contenu. La matrice étant
ouverte, il faut gliffer la main dedans,

pour

pour extraire l'enfant avec fon arriere-
faix; & l'on doit, fur le champ, mettre
l'enfant entre les mains de quelque perfonne intelligente, pour lui lier & couper le cordon ombilical, & l'ondoyer,
s'il eft néceffaire, afin de faire promptement à la malade, la gaftroraphie enchevillée, comme la plus fûre en pareil
cas.

D. Comment faut-il faire cette gaftroraphie?

R. On doit la faire de cette maniere :
Etant muni d'un nombre fuffifant. de
fortes aiguilles courbes, enfilées d'un
gros fil double, ciré & noüé en anfe par
le bout, il faut en prendre une de la
main droite, pour percer une des lévres
de la playe, de-dehors en-dedans ; en
obfervant de l'enfoncer affez avant,
d'embraffer en-même-tems enfemble la
peau, la graiffe, les mufcles, & le péritoine, & de foûtenir toujours la pointe
de l'aiguille dedans le ventre, avec le
doigt indice de la main gauche, de-
peur de piquer quelque partie interne ;
enfuite il faut percer la lévre oppofée,
de-dedans en-de-hors, avec les mêmes
précautions qu'on a prifes à l'autre,
& paffer, de cette façon, autant d'aiguilles enfilées que la longueur de la
playe le requiert. Enfin, tous les fils

Comment il faut faire la gaftrora-phie, dans l'opération céfarienne.

V

étant paſſés au-travers des lévres de la playe, l'on doit paſſer une des petites chevilles, ou un petit rouleau de toile cirée, dans les anſes que forment les nœuds de l'extrémité des fils; enſuite il faut ſéparer les aiguilles des fils, avec des ciſeaux, pour noüer ces mêmes fils ſur une ſeconde cheville, ou un rouleau de toile cirée, en obſervant de rapprocher, dans le même tems, les lévres de la playe l'une de l'autre, de ſerrer ſuffiſamment les derniers nœuds des fils, pour tenir ces parties rapprochées, & de les noüer d'une maniere que l'on puiſſe les ſerrer, ou relâcher, ſelon les cas néceſſaires. La ſuture étant faite, on doit panſer la playe.

D. Quel ordre faut-il obſerver dans le premier panſement de cette playe?

R. Il faut obſerver celui de retirer tout le linge ſali de ſang, de deſſous le corps de la malade, pour y en mettre de propre, & lui placer auſſi la ſerviette qui doit ſervir de bandage de corps, avec un ſcapulaire, ſur les épaules; enſuite l'on mettra ſur toute la longueur de la playe, des plumaceaux de charpie couverts de baûme d'Arcæus; puis on placera ſur les deux côtés de la ſuture, deux petites compreſſes longuettes, trempées dans du vin rouge un peu chaud, & par-dessus on mettra une grande compresse quarrée, trempée dans la même liqueur. Enfin, il faut envelopper le tout avec le bandage de corps, qu'on ne doit serrer que pour soûtenir seulement l'appareil : on attachera ce bandage, avec des épingles, sur le côté du ventre où l'on n'a point opéré; & l'on finira le pansement, par attacher le scapulaire au bandage de corps, tant par-derriere, que par-devant. Tout cela fait, il faut mettre la malade dans son lit de repos, lui faire avaler un peu de vin sucré, & la mettre dans une situation qui lui soit commode, de maniere cependant qu'elle soit toujours plus inclinée sur le côté de l'opération, afin que le sang épanché puisse s'écouler plus facilement par la playe.

D. Quelle règle faut-il observer, tant pour les pansemens, que pour le régime de la malade, pendant la cure de cette opération?

R. Il faut observer celle de ne lever l'appareil que toutes les vingt-quatre heures : De relâcher le point inférieur de la suture, à chaque pansement, pendant les deux ou trois premiers jours de l'opération, pour faciliter l'écoulement des matieres extravasées, & de le resserrer ensuite : De faire, à chaque panse-

Règle qu'il faut observer dans le cours de la cure, après l'accouchement césarien.

ment, des embrocations fur tout le ventre de la malade, avec parties égales de
vin rouge & d'huile-rofat, mêlés &
boüillis enfemble. Quant au régime de
la malade, on ne lui donnera, pour alimens, que du boüillon fait avec parties
égales de maigre de bœuf, & de veau,
jufqu'à ce que les accidens foient calmés ; &, pour boiffon ordinaire, elle
prendra une tifane faite avec le chiendent, un peu de canelle, & la réglifle,
dans laquelle on mettra de-tems-en-
tems, fur chaque verre, une cuillerée
de fyrop de violettes. On aura foin de
tempérer l'air de fa chambre ; & l'on
réglera fes paffions. De-plus, il faudra
lui tenir le ventre médiocrement libre,
avec des lavemens faits d'une décoction
de fon lavé, fur chacun defquels on mettra deux onces de miel-violat, & une
once d'huile d'amandes douces tirée
fans feu : on lui donnera de ces lavemens,
de deux jours l'un, jufqu'à ce que les
groffes lochies fe foient écoulées, & que
la violence du lait foit paffée. Enfin, on
ne panfera enfuite la playe qu'avec le
baûme du Pérou, dont on imbibera les
plumaceaux de charpie ; on ôtera les fils
de la future, lorfque la playe fera entiérement réünie ; & l'on fera prendre alors
des nourritures un peu plus fortes, com-

me quelques œufs frais, & de légeres foupes mitonnées, en attendant la parfaite guérifon.

D. En quoi confifte la fection céfarienne qu'il faut faire à une femme morte, pour effayer de donner le Baptême à fon enfant?

R. Elle confifte à découvrir promptement le ventre de la femme, à lui ouvrir depuis les moyennes fauffes-côtes jufqu'à l'os pubis, & fa matrice dans toute fon étendue, & à ondoyer l'enfant, s'il eft vivant, fans le retirer entiérement de la matrice; on fe contentera feulement de lui lever la tête, pour y verfer de l'eau deffus. Enfin, lorfque l'enfant refte vivant, & qu'il eft ondoyé, il faut lui lier & couper le cordon ombilical, & faire envelopper l'enfant dans des linges chauds, pour qu'il foit porté, s'il eft poffible, promptement à l'Eglife, afin d'y recevoir le refte des cérémonies du Baptême. L'opération finie, il faut faire la future du pelletier à la playe du ventre de la femme morte.

En quoi doit confifter la fection céfarienne fur une femme morte.

D. Que doit obferver un Accoucheur, lorfqu'il fe trouve dans l'étroite obligation d'ondoyer un enfant qui vient de naître?

R. Plufieurs chofes : 1°. De faire ce Baptême pofément & dans un état tran-

Ce que doit obferver un Accou-

quille : 2°. De ne le faire que sur des parties de l'enfant, qui en renferment d'autres absolument nécessaires à sa vie, comme sur la tête, sur la poitrine, ou sur le ventre : 3°. De faire observer le silence & la tranquillité aux assistans, pendant cette cérémonie : 4°. De mettre ces mêmes assistans en état de rapporter à l'Eglise la pure vérité de ce qui s'est passé : 5°. Enfin, de prononcer distinctement ces paroles : *Enfant*, & (en versant l'eau en croix sur sa tête) *Je te baptise au nom du Pere*, (continuant l'eau en croix) *& du Fils*, (& finissant de-même en croix) *& du Saint Esprit*, & de terminer le Baptême, avec les assistans, par ces mots : *ainsi soit-il*.

D. Que doit observer un Accoucheur, pour bien connoître si un enfant est véritablement vivant, lorsqu'il est nouvellement sorti de la matrice, soit dans le tems de l'opération césarienne, ou en d'autres cas, avant que de lui administrer le Baptême ?

R. Il faut qu'il observe que si l'enfant ne fait point de cris, s'il ne donne point de marques sensibles d'une respiration libre & apparente, & s'il ne remue aucunes de ses extrémités, il doit lui toucher, le plus attentivement qu'il lui sera possible, la poitrine sur la région du

cœur, pour en reconnoître les mouvemens ; il lui touchera de-plus , avec la
même attention, la fontanelle de la voûte
du crâne, pour remarquer s'il ne sentira
point la diastole & la systole des artères de la dure-mere & du cerveau ; outre
cela , il faut qu'il lui touche posément
l'artère du poignet, & encore le cordon
ombilical. Toutes ces précautions sont
requises, parce qu'un enfant , dans une
extrême foiblesse, peut être vivant, sans
donner des marques de sa vie réelle, par
des cris & par des mouvemens extérieurs
& sensibles de ses parties, & que sa vie
peut être prouvée par la seule circulation de son sang. C'est-pourquoi il est de
la derniere conséquence d'observer toutes ces choses, tant pour ce qui regarde
la mort de l'enfant sans baptême , que
pour éviter les troubles que la négligence de ces observations, peut causer dans
les familles.

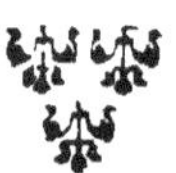

CHAPITRE IX.

Des Accidens & des Maladies qui surviennent aux Femmes, après qu'elles sont accouchées.

Dem. LORSQU'UNE femme est accouchée, soit naturellement, ou difficilement, ou contre-nature, que faut-il lui faire?

Rép. Il faut promptement lui appliquer sur l'orifice du vagin, un linge chaud & plié en plusieurs doubles, afin d'empêcher que l'air extérieur n'entre dans la matrice ; &, après l'avoir laissée un peu reposer sur le lit où elle a été accouchée, on doit lui changer de linge, & la transporter dans un autre lit, que l'on aura un peu chauffé, & qui sera garni de quelques draps pliés en plusieurs doubles, pour recevoir les lochies qui doivent s'écouler.

D. Quelle situation une femme nouvellement accouchée, doit-elle tenir dans son lit?

R. La meilleure & celle qui lui convient le mieux, pendant quelques heures après qu'elle aura été délivrée, est

Ce qu'il faut faire à une femme aussi-tôt qu'elle est accouchée.

d'être couchée fur le dos, la tête & la poitrine plus élevées que les lombes, les genoux élevés, & les jambes approchées l'une de l'autre, particulierement lorfque l'accouchement a été laborieux. Cette fituation doit lui être d'autant plus avantageufe, qu'elle lui facilite la refpiration; que d'ailleurs elle lui favorife l'écoulement des premieres vuidanges; & que la matrice reprend plus facilement fa fituation naturelle. Ce tems-là paffé, la malade peut fe tourner dans fon lit, de tel côté & en telle fituation qu'il lui fera le plus convenable.

D. Lorfqu'une femme nouvellement accouchée eft mife dans fon lit de repos, que faut-il lui faire?

R. Il faut lui donner un boüillon à la viande, ou une écüellée de gelée fondue, ou un peu de confommé. Enfuite on la laiffera dormir, s'il lui en prend envie; &, pour cet effet, on gardera le filence dans fa chambre, on en fermera les portes, de-même que les rideaux des fenêtres, & ceux de fon lit: car le repos eft la chofe du monde qui rétablit le mieux les forces abbattues d'une femme nouvellement accouchée, & qui calme le plus promptement les accidens qui lui font arrivés dans le travail de fon accouchement.

D. Suffit-il qu'une femme foit accouchée, pour être hors de danger, foit dans
un accouchement naturel, ou non-naturel, ou contre-nature ?

R. Non, quoique ce foit beaucoup de
befogne faite ; car il peut encore fe
rencontrer tant de difficultés à furmon-
ter, tant d'accidens à craindre, & de
maladies à guérir, qu'un Accoucheur,
quelque habile qu'il foit, fe trouve
quelquefois plus embarraffé après l'accouchement, qu'il ne l'étoit avant que
d'avoir opéré.

D. Quels font les accidens qui peuvent fuivre les accouchemens?

R. Ce font les fuivans ; fçavoir, la
rupture du cordon ombilical ; l'arriere-
faix refté dans la matrice, en tout ou
en partie, ou quelque partie de la membrane qui contient les eaux & l'enfant;
une perte-de-fang ; le renverfement de
la matrice ; les tranchées ; les contufions & les déchiremens aux parties
du vagin, & à l'orifice de la matrice;
la chûte de l'anus ; & les hémorrhoïdes
à cette partie.

D. Quelles font les maladies qui furviennent le plus fouvent à la fuite des accouchemens ?

R. Ce font la fiévre ; la fuppreffion
des vuidanges ou lochies ; les fleurs-

blanches ; l'inflammation à la matrice ; la suite des couches.
les suffocations ; les convulsions ; l'inflammation & les abscès aux mammelles ; & les hernies ventrales.

ARTICLE Ier.

De la Rupture du Cordon Ombilical : Et de l'Arriere-faix resté dans la Matrice.

D. **D**Ans quelles occasions le cordon ombilical peut-il se rompre, lors d'un accouchement ?

R. Dans les suivantes : 1°. Lorsqu'il Causes de la rupture du cordon ombilical d'un enfant, lors d'un accouchement.
y a long-tems que l'enfant est mort dans
la matrice , & que la pourriture s'est
continuée jusqu'au cordon ombilical :
2°. Quand ce cordon est trop menu &
trop foible, & que l'arriere-faix est trop
gros : 3°. Lorsqu'on a trop tardé à faire
l'extraction de l'arriere-faix , après la
sortie de l'enfant, & quand on a laissé
refermer l'orifice de la matrice : 4°. Enfin, lorsque l'arriere-faix est trop gros, &
trop adhérent à la matrice, & qu'un Accoucheur ou une Sage-femme font assez
ignorans de se contenter de tirer sur ce
cordon , en le prenant par un endroit

trop éloigné du paſſage , & ſans avoir auparavant détaché ce corps ſpongieux des parois du fond de la matrice.

D. Lorſqu'un Accoucheur a eu le malheur , en opérant , de rompre le cordon ombilical , que doit-il faire ?

Ce que doit faire un Accoucheur, lorſqu'il a eu le malheur de rompre le cordon ombilical.

R. Il doit promptement porter ſa main dans la matrice , avant qu'elle ſe reſſerre ; & , dans le moment que ſa main y ſera introduite, il la tournera autour de l'arriere-faix , entre ce corps & la face interne du fond de la matrice, afin d'examiner s'il ne s'y rencontre point d'adhérences enſemble ; parce que , s'il en trouve , il doit les rompre les unes après les autres, en obſervant, pendant ce détachement , d'avoir toujours l'extérieur de la main tourné du côté de la matrice : enfin l'arriere-faix ſe trouvant libre, il l'empoignera avec la main , & le tirera hors de cette partie. Un Accoucheur doit encore obſerver, dans cette occaſion , de ne pas faire comme ceux qui s'entêtent de ne laiſſer aucunes parties de l'arriere-faix incruſtées dans le fond de la matrice, quand il y eſt trop adhérent , ni des portions de la membrane, lorſque , par un accident imprévû, elle ſe déchire en pluſieurs piéces par les mouvemens impétueux qu'un enfant fait dans cette partie ; car , par ces foüillemens & ces recherches réïtérées, on irrite la matrice, & l'on cause des pertes-de-sang, des inflammations, & la mort aux femmes. Il faut au-contraire laisser ces débris au soin de la nature, qui s'en décharge avec les lochies, sans aucun danger pour la malade ; puisqu'elle en est ordinairement quitte pour quelques tranchées : il est vrai cependant que ses vuidanges doivent, en ce cas, couler un peu plus long-tems.

D. Lorsqu'un Accoucheur est appellé pour délivrer une femme de son arriere-faix, quelque tems après la sortie de l'enfant, que doit-il faire & observer, avant que de mettre la main à l'œuvre?

R. Il doit observer trois choses : 1°. Quel est l'état & les forces de la malade ; 2°. Si on ne lui a point trop comprimé le ventre, & déchiré ou meurtri les parties naturelles ; & 3°. Si elle n'a point de fiévre, ou d'autres accidens de pareille nature.

Ce que doit observer un Accoucheur avant que de tirer l'arriere-faix de la matrice, après la rupture du cordon ombilical.

D. Pourquoi cela?

R. C'est parce qu'en pareil cas, il est à-propos qu'un Accoucheur déclare son prognostic aux assistans, afin que, si la malade vient à mourir après son opération, il ne lui soit rien imputé qui puisse faire tort à sa réputation & à sa personne. Mais si, au-contraire, il trouve occafion de travailler , fans qu'aucune chofe puiffe lui porter préjudice, il fera mettre la malade dans une fituation comme pour l'accoucher, il frottera fa main de quelque chofe d'onctueux & d'émollient, & l'introduira dans le vagin, pour, avec fes doigts, dilater l'orifice de la matrice , s'il ne l'eft pas fuffifamment; & il détachera l'arriere-faix, s'il eft adhérent, ou il le tirera dehors, s'il eft libre dans cette partie. Enfin, l'arriere-faix étant extrait, & la matrice nettoyée , autant qu'il a été poffible, fans trop violenter ni foüiller par reprifes, l'Accoucheur fera prendre à la malade, un bon confommé, ou une écüellée de gelée de viande ; puis il la fera mettre dans un lit bien chauffé ; & lui prefcrira un grand repos. Quant aux alimens, il ne fera donner à la malade que des boüillons, pendant les trois ou quatre premiers jours de l'opération; &, pour boiffon ordinaire, elle prendra d'une tifane faite avec l'orge mondé, le chiendent & la régliffe; ou bien de l'eau commune, dans laquelle on aura fait boüillir un peu de canelle & de fucre : il faut obferver de faire un peu chauffer ces fortes de boiffons, à mefure que l'on en ufera, & d'y ajouter, fur chaque verre, une cuillerée de bon vin rouge, s'il

ñ'y a point de fiévre. L'on doit encore
avoir foin de mettre toujours, en pareil
cas, des linges chauds fur le ventre de
la malade, après une opération de cette
nature; parce que cela facilite l'écoulement des lochies.

ARTICLE II.

De la Perte-de-Sang qui arrive aux Femmes, après leur accouchement.

D. QU'eft-ce qui peut être la caufe
de la perte-de-fang qui arrive
aux femmes nouvellement accouchées?

R. Plufieurs chofes : Quelquefois c'eft
la réplétion de leurs vaiffeaux fanguins,
qui n'ont point été fuffifamment défem-
plis par les faignées aux bras, foit pendant leur groffeffe, ou lorfqu'elles ont
été attaquées du mal pour accoucher :
Ou bien ce font quelques agitations, foit
de corps, ou d'efprit, pendant leur accouchement, ou dans le tems qu'on les
change de lit, & avant même que leur
matrice fe foit fuffifamment refferrée,
pour fermer l'embouchûre des vaiffeaux
où étoient attachés ceux de l'arriere-

Caufes des
pertes-de-
fang qui
arrivent
aux fem-
mes nou-
vellement
accou-
chées.

faix : Ou même c'est quelque partie de l'arriere-faix, qui fera restée adhérente à la face interne du fond de leur matrice, & dont l'Accoucheur aura été obligé d'abandonner l'expulfion aux foins de la nature : Ou enfin c'est la trop grande quantité de liqueurs fpiritueufes, que l'on aura, par un pernicieux ufage, fait prendre en abondance, à ces femmes, pendant le travail de leur accouchement.

D. Quel prognoftic un Accoucheur peut-il faire de la perte-de-fang, qui furvient à une femme nouvellement accouchée?

R. Il doit regarder cet accident comme un de ceux qui, dans cet état, peuvent conduire la malade dans l'extrême danger de perdre la vie, principalement fi cette perte-de-fang a pour caufe l'ufage exceffif des liqueurs fpiritueufes, & que la malade d'ailleurs foit d'un tempérament fanguin. Auffi un Accoucheur doit-il, en pareil cas, faire adminiftrer les derniers Sacremens à la malade, & avertir en-même-tems les affiftans, que fi elle n'en meurt pas, elle fe trouvera au-moins attaquée de grandes foibleffes, de douleurs de tête, avec une fiévre, qui fera ou intermittente fimple, ou continue accompagnée de friffons & de redoublemens;

doublemens ; enfin, que si elle est assez heureuse de se tirer de ce mauvais pas, ils ne soient pas surpris si les jambes lui restent enflées pendant quelques mois. Quant aux pertes-de-sang qui arrivent aux femmes nouvellement accouchées, auxquelles on a été obligé de laisser quelque partie de l'arriere-faix, trop adhérente au fond de la matrice, elles ne peuvent pas faire périr absolument ces malades ; car elles en sont ordinairement quittes pour une évacuation un peu plus longue & plus abondante, & quelque mauvaise odeur des lochies.

D. Que doit faire un Accoucheur, lorsqu'il est appellé pour un pareil accident ?

R. Il doit promptement chercher à connoître la cause qui l'a pû occasionner : Par exemple, si cette perte-de-sang arrive à une femme d'un fort tempérament & d'une constitution sanguine, & qui ait encore de la force, il doit présumer que si on lui ouvre la veine à l'un des bras, & qu'on lui tire du sang, par reprises, à la quantité de deux petites palettes, cela ne peut lui procurer qu'un prompt secours ; car en occasionnant, par ce remède, une espèce de revulsion dans la masse du sang, on empêche que ce liquide ne se porte avec tant d'abondance du côté des vaisseaux de la matrice, qui ne font pour lors que trop ouverts. Enfuite l'Accoucheur fera mettre fur les lombes & fur les reins de la malade, des ferviettes trempées dans un oxycrat, compofé de deux parties d'eaux diftillées de centinode & de plantain, & d'une partie de bon vinaigre ; ou bien il y appliquera des cataplafmes faits avec l'argille & la terre cimolée, imbibées de vinaigre. Il y a des Praticiens qui confeillent, en pareil cas , de faire coucher une femme nuë en chemife, fur de la paille fraîche, où elle ne doit être recouverte que d'un drap & d'une fimple couverture, pour la garantir un peu du froid ; mais ce remede, à mon avis, ne peut convenir qu'à une femme des plus robuftes, & lorfqu'on n'eft point à portée d'avoir d'autres fecours.

D. Cela eft-il fuffifant pour calmer les pertes-de-fang , qui arrivent aux femmes nouvellement accouchées?

R. Non; mais il faut encore pratiquer ce qui fuit : Par éxemple, fi la perte-de-fang a pour caufe quelque corps étranger attaché & refté dans la matrice, comme une partie confidérable de l'arriere-faix, ou quelque faux-germe, il faut l'en retirer : Si cet accident arrive, au-contraire, par quelque agitation, foit de corps, ou d'efprit, on doit faire garder un grand repos à la malade, & tâcher d'écarter d'elle tout ce qui eft capable de lui caufer de l'agitation, afin que fon fang puiffe reprendre la règle de fa circulation naturelle : Enfin, fi la perte-de-fang a pour caufe fa trop grande fonte, par l'ufage des liqueurs vineufes & fpiritueufes, il faudra faire ufer à la malade, de tout ce qui peut être capable d'épaiffir & raffembler les parties défunies de ce liquide. Ainfi l'on doit joindre à l'ufage des bons confommés, celui d'une potion compofée de quatre onces d'eaux diftillées de centinode, de plantain, de grande confoude, & de pourpier, d'un gros de confection d'hyacinthe, & de vingt grains de crâne humain, bien pulvérifé & tamifé : il faut réïtérer ce remede plufieurs fois. Ou bien l'on pourra donner, à la place de cette potion, des fucs de grande confoude, de centinode, & de pourpier, avec un peu de fucre, au poids de deux onces de ces fucs mêlés, pour chaque prife : les préparations de corail font encore ici excellentes. On obfervera que l'ufage de ces remedes ne doit être continué, que jufqu'à ce que la perte-de-fang foit un peu diminuee, & que ce liquide ne coule plus, pour ainfi dire,

X ij

qu'en une quantité convenable, & proportionnée aux écoulemens naturels des femmes nouvellement accouchées.

ARTICLE III.

Du Renverſement de la Matrice.

D. QUe doit-on entendre par le renverſement de la matrice?

Ce que c'eſt que le renverſement de la matrice. *R.* On doit entendre un état dans lequel le dedans du fond de cette partie, ſe trouve renverſé & précipité juſques au-dehors de l'orifice du vagin.

D. Quelle eſt la cauſe du renverſement de la matrice?

Cauſe de cet accident. *R.* Ce ne peut être que l'ignorance des perſonnes qui ſe mêlent d'accoucher; leſquelles occaſionnent cet accident, par les efforts qu'elles font pour délivrer une femme de ſon arriere-faix, ſans porter leur main dans la matrice, pour l'en détacher lorſqu'il y eſt trop adhérent.

D. Quel prognoſtic doit-on faire d'une femme nouvellement accouchée, & attaquée d'un renverſement de matrice?

Prognoſtic que l'on en peut faire. *R.* On doit la regarder comme dans un état des plus triſtes; car cet accident n'eſt pas ſeulement dangereux ; mais il eſt encore mortel, ſi la malade n'eſt pas promptement ſecouruë, particuliérement lorſque le renverſement eſt complet.

D. En quoi doit conſiſter le ſecours qui convient à une femme attaquée d'un renverſement de matrice ?

R. Il doit conſiſter à remettre ce viſcère dans ſon lieu & dans ſa ſituation naturelle.

D. Comment faut-il opérer, pour réduire la matrice lorſqu'elle ſe trouve renverſée ?

R. On doit opérer de la maniere ſuivante : L'Accoucheur ayant promptement fait baiſſer le haut du corps de la malade, plus bas que les feſſes, il faut qu'il enveloppe ſa main allongée, d'un linge chaud, fin & bien mollet, & qu'il l'introduiſe dans le vagin de la malade, de maniere qu'elle pouſſe devant elle le fond de la matrice, juſqu'au-delà de ſon orifice. La réduction étant faite, l'Opérateur retirera ſa main & le linge de dedans le vagin ; & il fera ſituer la malade, d'une façon qu'elle ait les feſſes auſſi élevées que la tête, les cuiſſes approchées l'une de l'autre, & les genoux un peu élevés, juſqu'à ce que la matrice ſoit raffermie dans ſa ſituation ; pen dant lequel tems il faudra faire des injections dans le fond du vagin , deux fois par jour, avec du vin rouge un peu chauffé ; pour fortifier la matrice , en obſervant, après chaque injection, d'appliquer ſur l'orifice du vagin, des compreſſes de linge un peu chaudes. Ces petits remedes n'interrompront point l'écoulement des lochies. Enfin, ſi après que le tems de l'écoulement de ces purgations ſera paſſé , l'Accoucheur remarque quelque relâchement dans ces parties , il fera porter un peſſaire à la malade , & mettra en uſage les injections aſtringentes & fortifiantes , qui ont été propoſées dans la cure des relâchemens du vagin.

ARTICLE IV.

Des Tranchées , & des Coliques , que reſſentent les Femmes nouvellement accouchées.

D. QUe doit-on entendre par les tranchées, qui ſurviennent aux femmes nouvellement accouchées?

R. On doit entendre des douleurs qu'elles reſſentent dans la région de la matrice, & qui ſont aſſez ſemblables à celles qu'elles ſouffrent pour accoucher; à la différence cependant que les douleurs de l'accouchement ſervent à provoquer la ſortie de l'enfant, & que ces tranchées n'annoncent que l'écoulement des lochies.

Ce que c'eſt que les tranchées des femmes nouvellement accouchées.

D. Quelle peut être la cauſe de ces tranchées?

R. Ce n'eſt que la trop grande quantité des ſucs, qui s'étant amaſſés, pendant la groſſeſſe, dans les vaiſſeaux de la matrice, empêchent que ce viſcère ne ſe reſſerre auſſi promptement que la nature le demande: auſſi ces tranchées ne ſont-elles que des mouvemens de contraction, qui ſe font dans les fibres tant

Cauſe de ces tranchées.

X iiij

charnues que nerveuſes de la matrice;
& la preuve de cela eſt que l'on remarque, que les femmes qui ſont attaquées
de ces ſortes de douleurs, purgent ordinairement plus que les autres, & que
leurs lochies coulent avec plus d'abondance à la fin de chaque tranchée.

D. La matrice ne peut-elle pas être
attaquée d'autres douleurs, que de celles
dont on vient de parler?

R. Oüi; elle devient douloureuſe dans
l'entiere ſuppreſſion des vuidanges, &
lorſqu'elle eſt attaquée d'inflammation.

D. Toutes les femmes nouvellement
accouchées, ſe trouvent-elles attaquées
de ces tranchées?

R. Non: cependant cet accident arrive à la plûpart; puiſque ſur cent, il y
en a quatre-vingt-dix qui s'en trouvent
attaquées, & cela, ſuivant leur tempérament & la diſpoſition de leur matrice,
particuliérement celles qui ont eu pluſieurs enfans. Enfin, on remarque que
ces tranchées n'arrivent que rarement
dans les premieres couches.

D. Quel prognoſtic doit-on faire de
ces ſortes de tranchées?

R. On doit les regarder comme des
accidens indifférens; car il n'en peut rien
arriver de fâcheux à la malade: au-contraire, ces tranchées occaſionnent l'é-

coulement des lochies. Il eſt vrai cependant que ces douleurs ſont plus ſenſibles à certaines femmes, qu'à d'autres : en effet, il y en a pluſieurs qui les paſſent ſous ſilence, ſans même s'en plaindre ; & à d'autres ces tranchées ſemblent ſi violentes, qu'elles ſouffrent plus, à ce qu'elles diſent, ou preſque autant, que dans le tems qu'elles accouchent ; auſſi s'en trouve-t-il que l'impatience fait crier de toute leur force.

D. Quel remede faut-il faire à une femme, pour ces ſortes de tranchées ?

R. Le meilleur & le plus efficace eſt de lui appliquer alternativement des ſerviettes douces, mollettes, & un peu chauffées, ſur toute la région du ventre, pendant tout le tems que ces tranchées ſubſiſtent : une ſueur eſt fort convenable dans ce cas : un lavement fait avec le lait ſucré, peut être auſſi mis en uſage, ſi la malade n'a pas le ventre libre : les matrônes & les gardes vantent, comme un grand remede, le ſyrop de capillaire, avec partie égale d'huile d'amandes douces ; mais l'expérience fait connoître que ce remede n'eſt pas d'un grand ſecours, & qu'il ne fait ordinairement que dégoûter les malades : il vaut mieux, en pareil cas, faire prendre de bons boüillons, &, lorſque les lochies coulent bien, abandonner le tout aux soins de la nature ; de cette maniere la malade se trouvera guérie au bout de deux ou trois jours.

D. En quoi les douleurs de la colique venteuse, & celles qui sont causées ou par la suppreffion des vuidanges, ou par l'inflammation de la matrice, différent-elles des tranchées qui attaquent les femmes nouvellement accouchées ?

R. Ces douleurs différent entr'elles, en ce que dans les coliques occafionnées par des vents, ou par la suppreffion des vuidanges, ou par l'inflammation de la matrice, l'accouchée a toujours le ventre dur, tendu & douloureux, la douleur est continuelle, les lochies ne coulent que peu, ou point du tout, & leur écoulement n'augmente pas à la fin de chaque douleur : au contraire, dans les tranchées dont on entend parler ici, le ventre de la malade n'est ni tendu, ni dur, ni douloureux, la douleur n'est que paffagere, & les vuidanges coulent abondamment, particuliérement quand la douleur ceffe.

D. Que faut-il faire à une femme nouvellement accouchée, qui se trouve attaquée de colique venteuse ?

R. Il faut lui faire recevoir un lavement émollient, & lui donner enfuite une potion compofée d'un demi-verre de vieux vin rouge, dans laquelle quantité l'on ajoûtera une once d'huile d'amandes douces, tirée fans feu, & une cuillerée de poudre de fucre, ou une once de fyrop de capillaire.

ARTICLE V.

Des Contufions , des Ecorchûres , & des Déchiremens, qui arrivent aux parties du Vagin , dans les Accouchemens laborieux.

D. QUels font les accidens qui peuvent arriver aux parties du vagin des femmes, dans leurs accouchemens laborieux?

R. Ce font des contufions , des écorchûres , & quelquefois le déchirement du périnée.

D. Que doit faire un Accoucheur , pour remédier à ces fortes d'accidens.

R. Il doit examiner de quelle nature ils font, c'eft-à-dire, s'ils font légers, ou confidérables , pour enfuite appliquer les remedes & faire les opérations convenables en pareils cas.

D. Lorfqu'il n'y a que de fimples

Accidens qui peuvent arriver au vagin des femmes , & à l'orifice de leur matrice.

Ce que doit faire un Accoucheur en pareil cas.

contufions, que faut-il appliquer fur les parties affectées.

R. Il faut y appliquer un cataplafme anodyn, compofé de deux onces d'huile d'amandes douces, tirée fans feu, & de deux œufs-frais entiers, que l'on aura fait cuire, fur un feu modéré, dans une affiette ou autre chofe femblable, jufqu'à ce que le tout ait acquis un peu de confiftence : il faudra réïtérer ce cataplafme, de quatre en quatre heures, jufqu'à ce que la douleur foit paffée. Ou bien on baffinera fouvent ces parties, avec du vin rouge dans lequel on aura fait infufer du cerfeüil, en obfervant de faire chauffer un peu ce vin, toutes les fois que l'on voudra s'en fervir. Enfin, fi ces parties font écorchées, il faut toucher les écorchûres avec le baûme du Pérou, ou avec les huiles de térébenthine & de noix, mêlées enfemble; ce qui eft un excellent remede dans cette occafion.

D. Lorfque, dans un accouchement laborieux, le périnée d'une femme fe trouve déchiré, que doit faire un Accoucheur?

R. Il doit éxaminer, fi la dilacération fe continue jufques dans le boyau *rectum*, ou bien fi elle n'intéreffe latéralement que la feule peau redoublée des grandes

Ce que doit faire un Accoucheur, pour remédier au déchirement

lévres de l'orifice du vagin ; parce que s'il n'y a que cette peau de déchirée, il ne faudra mettre en ufage que les remedes que je viens de propofer : mais fi au-contraire la divifion fe continue jufques dans le canal du boyau *rectum*, l'Accoucheur doit y faire un point de future entre-coupée, pour contribuer à fa réünion, en obfervant de faire paffer l'aiguille courbe affez profondément dans les chairs, & de ne fe fervir que de baûme du Pérou pour panfer cette playe ; parce que les emplâtres & les autres médicamens que demande la cure des autres playes, ne conviennent point dans ce cas, à caufe de l'écoulement des lochies. Enfin, il faut obferver encore de faire tenir la malade couchée fur les côtés, jufqu'à ce que la divifion foit entiérement réünie ; parce que, dans cette fituation, les lochies couleront moins par-deffus la future : on donnera auffi quelques lavemens à la malade, afin qu'elle ne faffe point d'efforts confidérables pour aller à la felle.

ARTICLE VI.

DE LA CHUTE DE L'ANUS, qui arrive aux Femmes lorsqu'elles accouchent.

D. QUelles font les caufes ordinaires de la chûte de l'anus des femmes, dans le tems de leur accouchement ?

Caufes de la chûte de l'anus, lorfqu'unefemme accouche.

R. Ce ne peut être que la groffeur de la tête de l'enfant, qui pouffe devant elle l'inteftin *rectum*, lorfqu'elle vient à couler le long du vagin, & que l'Accoucheur n'a pas la précaution de dilater le vagin du côté de cet inteftin, & de repouffer fuffifamment le *coccyx* de la malade : On peut y ajouter les efforts qu'elle fait pour mettre fon enfant au monde.

D. Que doit faire un Accoucheur, quand il voit arriver cet accident ?

Ce qu'il faut faire dans un pareil accident.

R. Il doit promptement remettre l'anus dans fa fituation naturelle, c'eft-à-dire, auffi-tôt qu'il a délivré la malade de fon arriere-faix, & même avant qu'il l'ait retirée de deffus fon lit de travail. Pour cet effet, il faut qu'il prenne un petit morceau de linge fin, mollet, &

blanc, avec lequel il enveloppera, en forme de doigtier, le doigt du milieu de fa main droite; &, avec ce doigt enveloppé, il fera rentrer l'anus, en pouffant ce même doigt dans le milieu du bourlet que forme cette extrémité du *rectum*. Cette méthode eft d'autant plus facile, que le linge dont le doigt eft enveloppé, fait que cette extrémité d'inteftin eft obligée de fuivre le mouvement du doigt de l'Opérateur, lorfqu'il la pouffe dedans.

ARTICLE VII.

Des Hémorrhoïdes, qui furviennent à l'Anus des Femmes nouvellement accouchées.

D. QU'eft-ce qui donne occafion aux hémorrhoïdes des femmes nouvellement accouchées?

R. C'eft la grande compreffion que la tête de l'enfant fait aux vaiffeaux hémorrhoïdaux, qui font parfemés dans les membranes de l'inteftin *rectum*; car cette compreffion empêche que le fang contenu dans ces vaiffeaux, ne fe décharge dans les endroits où ils vont fe terminer: c'eft-pourquoi il s'y arrête, il s'y aigrit,

& forme des tumeurs telles que celles que nous y voyons arriver. Les fréquens attouchemens que font, avant le tems convenable, quantité de Sages-femmes, en voulant dilater le vagin des femmes malades pour accoucher, contribuent aussi beaucoup à produire des hémorrhoïdes.

D. Quel but un Accoucheur doit-il se proposer, pour soulager une femme nouvellement accouchée, qui se trouve attaquée d'hémorrhoïdes à l'anus?

R. Il ne doit point s'en proposer d'autre, que d'amollir, adoucir, & résoudre ces tumeurs. Pour cet effet, il faut qu'il se serve d'une décoction faite avec la graine de lin, les fleurs de camomille, les feüilles de guimauve, de violette, de boüillon-blanc, & de séneçon, que l'on fera boüillir, pendant demi-heure, dans une suffisante quantité d'eau commune, où l'on ajoûtera ensuite un tiers de lait doux : on mettra le tout dans une grande terrine, ou quelque autre vaisseau convenable, on couvrira ce vaisseau d'une nappe ou autre chose semblable, & l'on y fera asseoir la malade dessus, de maniere que son anus y trempe comme dans un bain : Il est à propos de réïtérer ce petit bain plusieurs fois de suite, en observant qu'il soit aussi

chaud

chaud que la malade le pourra fouffrir.
Ce remede adoucit beaucoup, procu-
re la tranfpiration , & par-conféquent
amollit & diminue très-bien ces efpeces
de tumeurs ; il entretient encore parfaitement bien l'écoulement des lochies,
& facilite l'évacuation des excrémens
du ventre. Un onguent qui ne peut
produire, en cette occafion, qu'un très-
bon effet, eft celui que l'on compofe avec
le *populeum*, la poudre impalpable d'hui-
tres calcinées, l'opium, & les jaunes-
d'œufs, qu'on incorpore enfemble, après
avoir diffous l'opium dans un peu d'eau :
il faut deux gros d'opium fur chaque
once d'onguent.

ARTICLE VIII.

*Des Lochies ou Vuidanges , qui
coulent pendant les Couches des
Femmes : Et de celles qui font
fupprimées.*

D. QUe faut-il entendre par les lochies ou vuidanges, qui doivent couler de la matrice des femmes
nouvellement accouchées ?

R. Il faut entendre ce fang qui fort.

Ce que c'eſt que les lochies ou vuidanges des femmes nouvellement accouchées.

avec abondance du vagin des femmes, dès le moment qu'elles ſont délivrées de leur arriere-faix ; qui diminüe enſuite, à-meſure que leur matrice ſe reſſerre ; qui prend une couleur rouſſâtre, lorſque les embouchûres des vaiſſeaux de cette partie ſe trouvent refermées ; enfin, qui ſe change & ſe termine en une liqueur ſemblable à du pus, tant en couleur, qu'en conſiſtence, & en odeur, que pluſieurs perſonnes prennent abuſivement pour du lait, quoique cette matiére n'ait rien qui en approche.

D. Quels ſont les ſignes des bonnes lochies des femmes nouvellement accouchées ?

Signes des bonnes lochies.

R. Ces ſignes ſont, 1°. Que les bonnes lochies doivent être un peu ſanguinolentes, & avec quelques caillots, dans les premiers jours de l'accouchement : 2°. Qu'elles perdent enſuite cette teinture de ſang, pour devenir blanches, & d'une conſiſtence égale, ſans caillots ni grumeaux : Et 3°. qu'elles fluent médiocrement & aſſez de tems, pour la parfaite guériſon de la malade.

D. Quelles ſont les mauvaiſes lochies des femmes en couches ?

Signes des mauvaiſes lochies.

R. Ce ſont celles où l'on ne remarque point les ſignes qui viennent d'être rapportés ; ainſi on doit appeller les lochies mauvaifes, quand elles confervent toujours, après les trois premiers jours de l'accouchement, leur couleur fanguinolente, & qu'il s'y trouve des caillots; car alors on ne doit point regarder cet écoulement comme des lochies, mais comme une perte-de-fang, qui a pour caufe quelque corps étranger refté dans la matrice, lequel empêche qu'elle ne fe refferre, pour fermer les embouchûres de fes vaiffeaux. Enfin, on doit encore regarder les lochies comme mauvaifes, quand elles font acrimonieufes, & d'une odeur défagréable; parce que cela fait connoître qu'il y a quelque chofe de refté dans la matrice, qui s'y corrompt, & qui l'enflamme; ou que cette partie a été irritée lors de l'accouchement, & qu'elle eft d'ailleurs dans une mauvaife difpofition naturelle.

D. L'écoulement des lochies des femmes en couches, a-t-il un tems limité?

R. Non; car on remarque qu'il y a des femmes aufquelles cet écoulement finit dès le cinquiéme jour de leur accouchement; d'autres à qui les lochies fluent jufqu'à huit, dix, douze, ou quinze jours de leurs couches; & d'autres à qui elles coulent pendant un mois, ou fix femaines.

D. En combien de manieres les lo-

L'écoulement des lochies n'a point de tems limité.

chies des nouvelles-accouchées , peuvent-elles s'arrêter?

Ces sortes d'écoulemens s'arrêtent en deux manieres.

R. Elles peuvent s'arrêter en deux manieres ; sçavoir, naturellement, & accidentellement : naturellement, lorsqu'elles finissent quand la nature le trouve à propos : & accidentellement, quand elles se suppriment, soit par une peur, ou un grand chagrin, un froid, une inflammation à la matrice, &c.

D. Quel prognostic peut-on faire de la suppression des lochies des femmes nouvellement accouchées ?

Prognostic que l'on peut faire de la suppression des lochies.

R. Ce que l'on en peut dire, est qu'il est peu important qu'elles coulent long-tems, ou peu de jours, si elles s'arrêtent par le seul effet de la nature, & qu'il n'en arrive aucun inconvénient à la malade : mais, au-contraire, lorsqu'au-lieu qu'elles auroient dû couler abondamment & plusieurs jours, elles se suppriment tout-à-coup , par quelque cause que ce soit, il y a toujours à craindre pour la nouvelle-accouchée ; car il en arrive souvent des accidens très-fâcheux.

D. Quels sont les symptômes qui arrivent le plus souvent aux femmes nouvellement accouchées, par la subite suppression de leurs lochies?

Symptômes occasionnés par

R. Ce sont les suivans : Une difficulté de respirer, qui est quelquefois si grande, qu'il femble que la malade va étouffer; des palpitations; des fyncopes; une douleur de tête, & une fiévre aigüe ; des douleurs dans les mammelles, aux reins, & dans les lombes ; des fuffocations ; une inflammation à la matrice, qui fe continue quelquefois par toute l'étendue du ventre, & qui le rend même tendu & très-enflé ; il arrive auffi quelquefois des convulfions, des délires, & fouvent la mort, particuliérement lorfque cette fuppreffion a de la durée ; ou bien il furvient des abfcès aux environs de la matrice, des gouttes-fciatiques, & des claudications ; enfin, lorfque cette humeur reflue du côté des mammelles, elle les groffit, & y caufe des inflammations & des abfcès confidérables.

la fuppreffion des lochies.

D. Que faut-il faire à une femme nouvellement accouchée, qui fe trouve attaquée d'accidens occafionnés par la fuppreffion de fes lochies ?

R. Il faut la tenir bien chaudement, & en repos, dans fon lit, lui faire obferver un régime bien humectant, & lui adminiftrer des remedes propres à détruire les accidens dont elle eft attaquée.

Maniere de traiter une femme nouvellement accouchée, dont les lochies font fupprimées.

D. Quel eft le remede auquel il faut promptement avoir recours, lorfqu'une femme nouvellement accouchée fe trouve dans le cas de la fuppreſſion de l'écoulement de ſes lochies?

R. C'eſt la ſaignée au bras, qu'il faut réitérer ſuivant l'éxigence des cas; parce que ce remede eſt celui qui peut prévenir & arrêter tous les accidens fâcheux, que cette ſuppreſſion eſt capable d'occaſionner : car il peut empêcher que la fluxion ne ſe faſſe aux environs de la matrice, & prévenir l'inflammation de cette partie, en déſempliſſant ſes vaiſſeaux, qui ſe trouveront, par ce moyen, moins tendus & moins douloureux ; & empêcher auſſi la fiévre, le délire, & la convulſion ; ſymptômes qui accompagnent aſſez ſouvent les inflammations de la matrice.

D. Ce remede peut-il ſuffire dans la ſuppreſſion des lochies?

R. Oüi, par rapport au cas urgent; mais, eu égard à la cauſe, il faut lui en faire ſuccéder d'autres : Par exemple, ſi la ſuppreſſion a eu pour cauſe quelque peur, on doit faire ſon poſſible pour rappeller la tranquillité de l'eſprit à la malade, en lui faiſant connoître ſon erreur : Si c'eſt du chagrin, il faut faire en-ſorte de lui inſpirer de la joye : Si c'eſt par le froid que cet accident eſt arrivé, l'on doit provoquer la ſueur : Et ſi, nonobſtant toutes ces précautions, il ſurvient une inflammation, avec une tenſion douloureuſe, au ventre de la malade, il faut rëïtérer la ſaignée au bras, & appliquer ſur le ventre des ſerviettes chaudes, & trempées dans une décoction faite avec les feüilles de mauve, de guimauve, de violette, de boüillon-blanc, & de ſéneçon, les fleurs de camomille & de mélilot, la graine de lin, & l'eau commune, dans laquelle décoction l'on ajoûtera, après qu'elle ſera coulée, deux tiers de lait doux ; & l'on doit obſerver de renouveller ces ſerviettes chaudes, à-meſure qu'elles ſe refroidiſſent. On peut auſſi, en pareil cas, faire recevoir à la malade des lavemens compoſés avec cette décoction, ſur chacun deſquels on mettra deux onces de miel violat, & autant de celui de mercuriale. Enfin, ſi la maladie veut ſe terminer par un abſcès, on obſervera la regle ordinaire de la cure des tumeurs contrenature ſuppurables, on mettra deſſus des émolliens & enſuite des ſuppuratifs, l'on ouvrira l'abſcès, s'il eſt poſſible, on le mondifiera, on l'incarnera, & on le cicatriſera ſelon l'art.

D. Lorſque les lochies d'une femme nouvellement accouchée, ſe trouvent ſupprimées par un cours-de-ventre, que faut-il preſcrire à la malade ?

Y iiij

R. Il faut lui ordonner de ne prendre, pour alimens, que de forts boüillons,
ou de bons confommés, &, pour boiffon, ne lui faire ufer que d'une tifane
compofée avec les capillaires & la régliffe, ou l'eau boüillie avec le fucre &
la canelle, fans vin. Il eft à propos de
ne pas arrêter fubitement ce cours-de-
ventre ; car, dans ce cas, il tient lieu de
lochies : au-contraire, il faut le laiffer
couler doucement, & ne donner, pour
tous remedes, que quelques lavemens
anodyns, faits avec le lait doux & les
jaunes-d'œufs, pour adoucir feulement
le canal inteftinal. Si cependant la fiévre
menaçoit de compliquer ce cours-de-
ventre, il faudroit tirer deux palettes de
fang du bras. Enfin, fi ce flux continuoit
jufqu'au point d'affoiblir la nouvelle-accouchée, on le diminueroit un peu par
l'ufage d'une teinture de rhubarbe, un
peu fucrée, ou avec le fyrop de rofes
pâles. Et quand le tems des fortes lochies fera paffé, l'on pourra purger la
malade un peu plus fortement, & lui
faire ufer d'un peu de vin d'Alicante,
& de gelée de corne de cerf, ou de celle
de coing.

ARTICLE IX.

Des Convulsions, des Vapeurs, & des Suffocations, qui arrivent aux Femmes nouvellement accouchées.

D. Qu'est-ce qui peut occasionner les convulsions qui surviennent aux femmes nouvellement accouchées?

R. C'est quelquefois une violente per-te-de-sang, & ordinairement la suppres-sion des lochies.

_{Causes de ces convul-sions.}

D. Quel prognostic peut-on faire de ces sortes de convulsions?

R. On doit les regarder comme des accidens très-fâcheux ; car ils peuvent faire mourir la nouvelle-accouchée, par-ticuliérement lorsqu'ils ont pour cause une grande perte-de-sang.

_{Le prog-nostic que l'on peut faire de ces accidens.}

D. A quoi faut-il avoir égard, pour parvenir au soulagement d'une femme nouvellement accouchée, qui se trouve attaquée de convulsions?

R. Il faut avoir égard aux causes qui peuvent avoir occasionné ces mouve-mens convulsifs : Par exemple, s'ils ont pour cause une violente perte-de-sang, le meilleur parti à prendre, est de don-ner souvent, & peu à la fois, de bons

_{Egards qu'il faut avoir pour soulager une femme nouvelle-ment ac-couchée,}

qui eſt at-
taquée de
ces convul-
ſions.

conſommés à la malade, afin de réparer la perte que la nature a faite dans cette évacuation ; & l'on doit faire recevoir de-tems-en-tems à la nouvelle-accouchée, un lavement anodyn, ſi elle ſe trouve un peu conſtipée : Mais ſi la convulſion a pour cauſe la ſuppreſſion des lochies, il faut faire en-ſorte d'en rappeller le retour, ou de dégager la matrice par des ſaignées aux bras, & par tout ce qui a été propoſé de faire dans l'Article précédent.

D. Lorſqu'une femme a été ainſi attaquée de convulſions après ſon accouchement, ne peut-on pas prévenir ces ſortes d'accidens, pour les couches ſuivantes ?

Maniere de
prévenir ces
ſortes d'accidens,
pour les
couches
ſuivantes.

R. Oüi ; & pour cet effet, il faut que la femme ſe faſſe ſaigner au bras, auſſitôt qu'elle ſe croit groſſe ; qu'elle réïtère ce remede pluſieurs fois pendant ſa groſſeſſe ; & qu'elle prenne une fois, pendant chacun des trois premiers mois, une potion compoſée d'un gros de rhubarbe, de trois onces de caſſe en bâtons, concaſſée, & d'une once de manne ; l'on fait boüillir, un inſtant, le tout dans un verre & demi d'eau, & l'on coule enſuite ce remede, pour le prendre le matin à jeun.

D. Quels ſont les remedes que l'on

peut mettre en ufage contre les vapeurs, & les fuffocations, qui arrivent aux femmes nouvellement accouchées?

R. Ce font les fuivans : L'efprit volatil de fel armoniac, depuis fix gouttes jufqu'à quinze ; l'huile d'ambre ou de fuccin, depuis dix gouttes jufqu'à un demi-gros ; & la confection d'hyacinthe, jufqu'à un gros : l'un ou l'autre de ces médicamens, en potion dans de l'eau d'armoife. Les lavemens faits avec le petit lait, l'armoife, la matricaire, la rue, & quelques grains de *caftoréum*, font excellens contre ces maux.

Remedes contre les vapeurs & les fuffocations des femmes nouvellement accouchées.

ARTICLE X.

De l'Inflammation de la Matrice.

D. QUelles peuvent être les caufes de l'inflammation de la matrice ?

R. Ce font les longs & pénibles travaux des accouchemens contre-nature ; la difficulté qui fe trouve quelquefois à délivrer une femme de fon arriere-faix, foit par fon adhérence au fond de la matrice, ou par la mauvaife confiftence de ce corps étranger, ou par la

Caufes de l'inflammation de la matrice.

foibleſſe de ſon cordon ; & la mauvaiſe température de la matrice même : Enfin , les chûtes , les coups reçûs ſur le ventre, ou autres accidens ſemblables, peuvent auſſi cauſer de la douleur & de l'inflammation à la matrice.

D, Quels ſont les ſignes diagnoſtics de l'inflammation de la matrice ?

Signes de l'inflammation de la matrice.

R. Ce ſont des douleurs conſidérables, que la malade reſſent dans toute la région hypogaſtrique, & dans celles des reins & des lombes : Elle ne peut reſter couchée dans aucune autre ſituation que ſur le dos ; & lorſqu'elle veut ſeulement ſe tourner ſur l'un des côtés, elle ſent une eſpèce de maſſe, qui tombe comme un poids, lequel lui paroît auſſi lourd que douloureux, avec un tiraillement dans l'aîne du côté oppoſé : Son ventre devient tendu ; & elle a de la peine, tant à uriner, qu'à aller à la ſelle, par rapport à l'inflammation qui ſe communique au col de la veſſie & au *rectum* : Enfin, la fiévre devient très-aigue ; & il arrive une difficulté de reſpirer.

D. Quel prognoſtic un Accoucheur peut-il faire d'une inflammation de la matrice ?

Le prognoſtic que l'on peut faire de cet-

R. Il n'en peut rien promettre que de très-triſte ; car lorſque, par ſes ſoins, il n'eſt pas aſſez heureux d'en empêcher le progrès, les moindres chofes qui en peuvent arriver, font des abfcès, qui dégénérent fouvent en cancers, particuliérement quand ces abfcès fe forment dans la propre fubftance de la matrice. Enfin, lorfque dans une inflammation de cette partie, un Accoucheur voit furvenir un hoquet, une convulfion, ou un délire, il doit regarder ces fymptômes comme les avants-coureurs d'une mort prochaine.

D. Que faut-il faire à une femme nouvellement accouchée, lorfqu'elle fe trouve attaquée d'une inflammation à la matrice?

R. Il faut lui faire obferver un régime de vivre, qui foit humectant, rafraîchiffant, & fans aftriction; c'eft-pourquoi l'on doit lui faire ufer de boüillons faits avec le veau, la volaille, la laitue, la chicorée, la bourrache, le pourpier, & le cerfeüil; & d'une tifane compofée avec les racines de chicorée, de fraifier, de reine-des-prés, & de chiendent, l'orge mondé, & la réglifle. Les lavemens produifent, en cette occafion, un bon effet, lorfqu'ils font faits avec le lait doux, ou une fimple décoction émolliente; fur chacun defquels on peut ajouter deux onces de miel violat: Ces lavemens étant joints au régime

qui vient d'être propofé, contribuent à
tempérer & adoucir l'acrimonie du fang
de la malade. Il faut encore lui recommander d'obferver un grand repos , &
lui faire de legeres faignées aux bras,
que l'on réïtérera autant de fois qu'il
fera jugé néceffaire. On doit bannir de
ce traitement , les remedes apéritifs ,
quand même l'inflammation de la matrice auroit pour caufe la fuppreffion des
lochies ; parce qu'en voulant rappeller
cette évacuation, on ne manqueroit pas
d'augmenter l'inflammation de cette
partie : l'on fe contentera donc d'évacuer par la voye des faignées aux bras ;
on ne doit pas même purger la malade , tant que l'inflammation fubfifte.
Les injections anodynes, faites dans le
vagin, avec le lait doux, dans lequel on
aura fait boüillir des feüilles de boüillon-blanc, & un peu de graine de lin,
produifent de bons effets. Enfin, fi l'inflammation fe termine par un abfcès, &
que la malade foit affez heureufe pour
que le pus s'en écoule par fon vagin,
l'on fera des injections dans ce conduit,
avec une décoction d'orge & d'aigremoine, dans laquelle on mêlera un peu
de miel rofat, ou de fyrop d'abfinthe ;
& l'on aura foin de faire tenir toujours
des linges chauds fur le bas-ventre de
la malade.

ARTICLE XI.

De l'Inflammation, & des Abscès, qui arrivent aux Mammelles des Femmes nouvellement accouchées.

D. QU'est-ce qui peut être la cause de l'inflammation & des abscès, qui arrivent aux mammelles des femmes nouvellement accouchées?

R. Ce n'est que le trop grand & subit transport de leur lait, qui se trouve engorgé dans les glandes de ces parties, & qui s'y aigrit.

D. Que faut-il faire observer à une femme nouvellement accouchée, pour empêcher que son lait ne se transporte trop précipitamment à ses mammelles?

R. Il faut, 1º. lui faire observer un grand repos, chaudement dans son lit, de-peur que le froid ne supprime l'écoulement de ses lochies: 2º. On ne lui donnera, pour alimens, dans les premiers jours de la couche, que des boüillons faits avec le veau & la volaille; &, pour boisson, que de la tisane un peu tiéde, composée d'orge mondé, & de racines de fraisier & de réglisse, dans laquelle on aura mis, sur chaque verre, une cuil-

Causes de l'inflammation & des abscès des mammelles dans les femmes nouvellement accouchées.

Ce qu'il faut faire observer à une femme nouvellement accouchée, pour empêcher que son lait ne monte avec trop de précipitation à ses mammelles.

lerée de vieux vin rouge, s'il n'y a point de fiévre : 3°. On aura soin de lui mettre souvent des linges chauds sur le ventre, afin d'entretenir l'évacuation des lochies ; & l'on observera aussi de faire tenir toujours son sein couvert de linges chauds, afin que la transpiration s'y fasse librement, de-peur que son lait ne se caille ; car une nouvelle-accouchée n'a pas de plus grand ennemi que le froid. Enfin, on ne négligera point de lui tenir le ventre libre, par le moyen des lavemens émolliens.

D. Quels sont les signes qui font connoître que le lait d'une femme nouvellement accouchée, se caille dans ses mammelles ?

Signes du caillement du lait dans les mammelles, & des abscès qui y surviennent.

R. Ce sont les suivans : La dureté de ces parties ; l'inégalité de leurs glandes, que l'on sent dures & raboteuses au-travers de la peau ; la malade ne sçauroit faire rayer son lait ; elle ressent des frissons au milieu du dos, entre les épaules ; enfin, il lui survient une petite fiévre, qui ne lui dure guéres, à-moins que ses mammelles ne veuillent s'abscéder.

D. Qu'est-ce qui peut occasionner le caillement du lait dans les mammelles des femmes nouvellement accouchées ?

R. C'est un grand froid, que la malade

lade aura souffert, non‑seulement sur ses mammelles, mais encore sur toutes les autres parties de son corps : Ou bien ce caillement arrive, parce qu'elle aura évité une sueur, lorsque la nature lui a offert ce bénéfice.

D. Que faut‑il faire à une femme nouvellement accouchée, lorsque son lait se caille dans ses mammelles ?

R. Il faut promptement la faire tetter par un enfant qui ait la suction forte, ou par une personne adulte, afin de dégager les glandes de ces parties, & empêcher que le lait ne s'y aigrisse : on lui fera ensuite quelques saignées aux bras, afin de dégager toute la masse de son sang, si les lochies n'ont pas suffisamment coulé, ou que la fièvre de lait les ait supprimées ; outre cela, on lui fera recevoir des lavemens émolliens : on ne lui donnera, pour nourriture, que du boüillon au veau & à la volaille ; &, pour boisson, que de la tisane composée avec l'orge mondé, & les racines de fraisier & de réglisse : On lui appliquera sur les mammelles, des cataplasmes résolutifs un peu chauds, qui seront composés avec les farines émollientes & résolutives, & les fleurs de camomille & de sureau, que l'on fera boüillir dans une décoction de feuilles de sauge, d'ache,

Z.

Causes du caillement du lait des nouvelles‑accouchées.

Ce qu'il faut faire à une femme nouvellement accouchée, lorsque son lait se caille dans ses mammelles.

de myrte, & de fenoüil ; à quoi l'on ajoûtera de l'huile de mélilot, & une suffisante quantité de miel commun: Enfin, lorsqu'on remarquera que les glandes des mammelles commenceront à se dégager, on appliquera chaudement dessus, des linges qui auront servi sur des pots de beurre anciennement salé ; parce que ces linges sont imbibés d'une saumûre qui est très-résolutive.

D. Si, malgré toutes ces précautions, les mammelles s'enflamment, au-lieu de se résoudre, & qu'elles veuillent s'abscéder, que faut-il faire en pareil cas ?

R. Il faut reïtérer les saignées aux bras ; & faire la saignée au pied, si le tems des lochies est passé: on continuera aussi l'usage des lavemens émolliens; & l'on fera observer à la malade la regle des choses non-naturelles, le plus réguliérement qu'il sera possible. Enfin, si nonobstant toutes ces précautions, les mammelles veulent s'abscéder, (ce que l'on connoîtra par la dureté excessive de leurs glandes, par la couleur de la peau, qui devient d'un rouge-brun dans l'endroit où se forme le pus, par la grande douleur, & par la pulsation) il faudra appliquer dessus des cataplasmes émolliens & suppuratifs.

D. Comment faut-il faire ces cataplasmes ?

R. Il faut prendre des feuilles de mauve, de guimauve, de violette, de brancursine, & de boüillon-blanc, de chacunes une poignée; une demi-poignée de graine de lin; & un oignon de lys: on fera cuire le tout dans une suffisante quantité d'axonge de porc; ensuite l'on écrasera le tout ensemble dans un mortier de marbre, avec son pilon de bois; après quoi on le passera au-travers d'un tamis de crin, afin de rendre ce cataplasme plus mollet; cela fait, on y ajoûtera deux onces de farine de froment, avec le son, autant d'huile de camomille, ou de lys,& pareille quantité d'onguent suppuratif. On continuera ces cataplasmes, en les réïtérant de douze en douze heures, jusqu'à ce que la matiere de l'abscès soit en état d'être évacuée. Si la malade se trouve incommodée de ces cataplasmes, par leur embarras, on pourra appliquer, à leur place, sur ces abscès, un mêlange de parties égales des emplâtres de *manus Dei*, de diachylon gommé, & de mucilages, qu'on aura dissous dans une suffisante quantité d'huile de lys, ou de camomille : Ce mêlange prépare très-bien les matieres des abscès qui attaquent les parties glanduleuses.

D. Comment connoît-on que le pus est formé dans les abscès qui surviennent aux mammelles des femmes?

R. On le connoît, comme dans les autres apoſtêmes, par la ceſſation de la douleur, de la chaleur, de la pulſation, & de la fiévre ; par l'apoſtême même, qui eſt plus mollet, & dont la ſuperficie s'éleve un peu en pointe, à l'endroit où le pus eſt amaſſé ; & par la fluctuation que l'on y reſſent, quand on touche l'abſcès avec le doigt.

D. Lorſque le pus d'un abſcès des mammelles eſt bien préparé, que faut-il faire ?

R. Il faut y faire une ouverture avec la lancette, afin que le pus n'y ſéjourne pas trop long-tems ; & l'on obſervera, dans cette occaſion, d'éviter les gros vaiſſeaux, ſuppoſé que l'abſcès ſoit placé du côté de l'aiſſelle, & de faire toujours l'ouverture à la partie la plus déclive de l'apoſtême : Enfin, le pus étant évacué, l'on panſera l'ulcere avec un bourdonnet de charpie, bien mollet, & chargé d'un digeſtif ſimple, par-deſſus lequel on mettra un emplàtre de *manus Dei* : L'ulcere étant bien détergé, on le mondifiera avec l'ongueut des Apôtres, ou le mondificatif d'ache ; & l'on finira la cure avec l'emplàtre de céruſe brûlée. Outre cela, l'on obſervera de tenir toujours des linges chauds appliqués ſur les

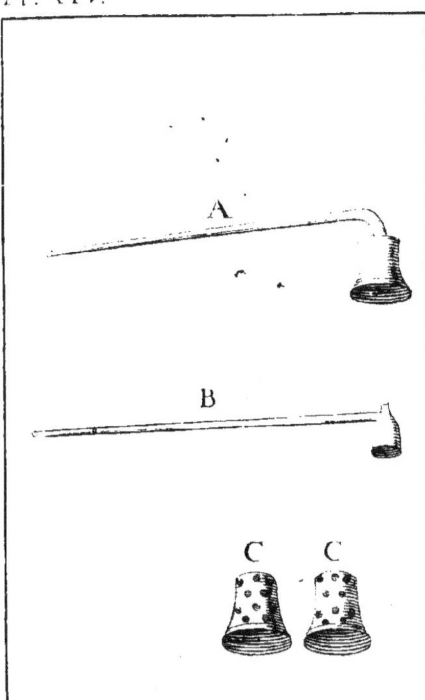

Explication.

A. Figure d'un chapiteau à queüe, avec lequel une Femme peut elle-même tirer le lait de ses mammelles.

B. Pipe à fumer, pour servir à la place de chapiteau à queüe.

C. C. Deux petits chapiteaux sans queüe, et percés, propres à mettre sur les mammelons écorchés, pour les garantir des injures externes.

mammelles, pendant toute la cure, pour les garantir du froid. Il eſt encore à propos de mettre, après l'ouverture de ces apoſtêmes, des cataplaſmes émolliens par-deſſus les emplâtres, dans les premiers panſemens ; parce que ces cataplaſmes facilitent l'écoulement des matieres arrêtées dans les parties voiſines.

D. Lorſqu'un enfant a écorché, par ſa ſuction, le mammelon de ſa nourrice, que faut-il faire pour la ſoulager & la guérir?

R. Il faut premiérement éxaminer ſi les écorchûres ſont légéres, ou ſi elles ſont conſidérables; parce que, pour peu qu'elles ſoient grandes, il faut défendre à la nourrice de donner à tetter à l'enfant, & lui ordonner de tirer ſon lait elle-même, par le moyen d'un petit chapiteau à queuë, qui ſera d'yvoire, ou d'autre choſe ſemblable, ou avec une pipe à fumer neuve: Cela ſe fait en appliquant le chapiteau de ces inſtrumens ſur le mammelon, & en les ſuçant fortement par la queuë. Il faut dégager les mammelles de cette façon, juſqu'à ce que les écorchûres ſoient guéries. Pour les panſemens, on ſe ſervira d'huile d'œuf, ou de celle de cire neuve, pendant quelques jours; enſuite l'on uſera de deſſiccatifs, tels que ſont l'eau alumi-

Maniere de traiter les écorchûres du mammelon des nourrices.

Z iij

neufe, ou celle de chaux, ou celle dans laquelle on aura diſſous un peu de pierre-divine ; ou bien on ſe ſervira de l'emplâtre blanc de céruſe, ou de l'onguent de pompholyx, ou du blanc de Rhaſis, deſquels on fera des petits emplâtres, pour couvrir ces parties écorchées.

ARTICLE XII.

Des Hernies Ventrales, qui reſtent aux Femmes après leur accouchement.

D. QUe faut-il entendre par les her-nies ventrales, qui reſtent aux femmes après leur accouchement ?

Ce que c'eſt que les hernies ventrales des femmes accou-chées.

R. Il faut entendre des dilatations dans les aponeuroſes des muſcles du bas-ventre, qui forment, conjointement avec le péritoine, par leurs extenſions con-tre-nature, des eſpeces de poches, dans leſquelles tombent les inteſtins, quel-quefois ſeuls, & ſouvent avec l'épiploon.

D. Quelles peuvent être les cauſes de ces hernies ventrales ?

Cauſes de ces hernies.

R. Ce ſont, le plus ſouvent, les efforts & les grands cris qu'elles font, lorſ-qu'elles ne ſont point aidées, pour met-

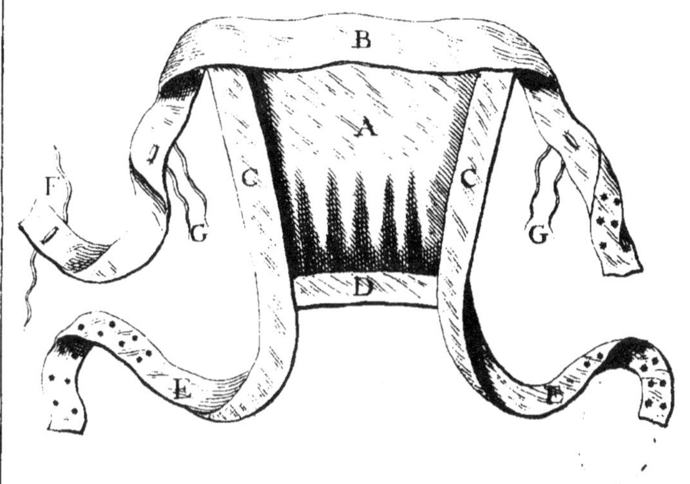

Explication.

A. La partie du bandage, qui forme le suspensoir du Ventre.

B. La ceinture du bandage.

C. C. Les parties latérales du bandage.

D. La partie inférieure du bandage.

E. E. Les chefs du bandage, qui doivent passer entre les Cuisses de la malade, pour s'attacher aux cordons de la ceinture du bandage.

F. Les Cordons de la ceinture du bandage.

G. G. Les Cordons où doivent s'attacher les chefs inférieurs du bandage.

tre leur enfant au monde, ſur-tout quand l'accouchement eſt laborieux. Quelquefois auſſi les groſſeſſes extraordinaires y contribuent beaucoup, par l'extenſion forcée des muſcles du bas-ventre, & celle du péritoine ; de-même que les coups reçûs ſur le ventre pendant la groſſeſſe. Enfin, les vomiſſemens violens, & les fortes coléres, peuvent encore occaſionner ces ſortes de hernies.

D. Quels ſont les remedes les plus convenables pour ces ſortes de hernies?

R. Ces remedes ſont le grand repos, particuliérement lorſqu'une femme devient groſſe ; & le bandage, tel que le ſuivant : Pour le faire, il faut prendre une bande de linge, large d'un demi-pied, & ſuffiſamment longue pour faire le tour du corps de la malade ; deux autres bandes de même matiere, larges de quatre doigts, & d'une longueur ſuffiſante pour continuer depuis la partie ſupérieure antérieure du bas-ventre, juſques ſur la partie moyenne, ſupérieure, & latérale poſtérieure des lombes ; une autre bande large comme les dernieres , & d'une longueur ſuffiſante pour couvrir la partie inférieure de la région hypogaſtrique ; & un morceau de toile de futaine, taillé en double, d'une figure preſque quarrée, & pliſſé par ſa partie

Remedes les plus convenables pour ces ſortes de hernies.

inférieure, pour former un bandage tel qu'il est ci-dessus représenté : Ce bandage doit être soûtenu par un scapulaire.

A R T I C L E　XIII.

De l'Enflûre Oedémateuse, qui survient aux Cuisses & aux Jambes des Femmes nouvellement accouchées.

D. QU'est-ce qui peut occasionner les œdêmes, qui surviennent aux extrémités inférieures des femmes nouvellement accouchées?

R. C'est la suppression de leurs lochies ; de-sorte que, par la réplétion des vaisseaux sanguins, la lymphe ne peut point circuler : ce qui fait qu'elle s'arrête dans ces parties, & s'y coagule. Les longues pertes-de-sang, qui auront dénué la lymphe de tous ses principes balsamiques & spiritueux, sont encore quelquefois la cause de ces sortes d'enflures œdémateuses.

D. De quelle maniere faut-il traiter une femme nouvellement accouchée, qui est attaquée de cette espece d'œdême ?

R. Il faut d’abord commencer par lui
faire obſerver la bonne régle des choſes
non-naturelles, & bien éxaminer enſuite
quelle eſt la véritable cauſe de cet accident. Si c’eſt la ſuppreſſion des lochies,
on fera uſer à la malade, d’alimens de
bon ſuc & faciles à digérer, tels que les
œufs frais, les poulets, &c. ; &, pour ſa
boiſſon ordinaire, on lui ordonnera une
tiſane apéritive, compoſée avec les racines de fenoüil, de perſil, & de chiendent, le cryſtal minéral, & la régliſſe,
dans laquelle on mettra de-tems-en-tems,
ſur chaque verre, une once de ſyrop de
capillaire, & cinq à ſix gouttes d’eſprit
de ſel dulcifié, ou une demi-drachme de
ſel polychreſte : & ſi la femme eſt ſans
fiévre, & qu’il y ait du-moins quinze
jours qu’elle ſoit accouchée, on la purgera avec deux gros de ſenné, un gros
de rhubarbe, & deux onces de ſyrop
de roſes pâles ; on réïtérera ce purgatif,
autant de fois qu’on le jugera à propos.
Mais ſi, au-contraire, ce ſont des pertes-de-ſang qui ont occaſionné cet œ-
dême, il ne faudra faire aucuns remédes ; on ſe contentera ſeulement de donner à la malade des alimens bien ſucculens, & du vieux vin rouge, qui doit
être trempé avec un peu d’eau panée,
ſi la fiévre ſe trouve de la partie ; &,

Maniere
de traiter
ces œdê-
mes.

lorſque la malade ſera un peu rétablie
& fortifiée, on lui fera uſer de vin blanc
d'abſinthe, dans lequel, ſur une chopine,
on aura fait infuſer deux gros de bonne
rhubarbe, & cela pendant quinze jours
conſécutifs : elle en prendra un petit
verre, le matin à jeun, en obſervant de.
garder un grand repos, juſqu'à ſa parfaite guériſon.

CHAPITRE X.

Du Gouvernement de l'Enfant ; & de ce qu'il faut lui faire après qu'il eſt né.

Dem.  P R E's qu'un enfant eſt
né, & que l'Accoucheur
lui a lié & coupé le cor-
don ombilical, que doit-on
lui faire enſuite ?

Ce qu'il faut faire à un enfant, après qu'il eſt né.

Rép. Pluſieurs choſes : On doit premiérement lui décraſſer tout le corps
avec du vin chaud, & lui en faire avaler une petite cuillerée avec un peu de
ſucre, au cas qu'il ſoit affoibli par le travail de l'accouchement : 2°. Il faut bien
éxaminer s'il n'a point de diſlocations,

foit aux épaules , ou aux bras , ou aux cuifles, ou aux jambes , &c. comme cela peut arriver , particuliérement dans les accouchemens laborieux & contre-nature : 3°. Enfin , on doit obferver fi la nature n'a point varié dans le tems de la formation de cet enfant ; c'eft-à-dire, s'il n'a point les paupiéres, les lèvres de la bouche , ou celles de l'orifice du vagin (fi c'eft une fille) unies & collées enfemble contre l'ordre naturel ; fi l'enfant n'a point de doigts furnuméraires ; & s'il n'a point de dérangement dans les os qui forment la boëte de fon crâne , &c. parce qu'en ces cas, il faudroit promptement y remédier , & même avant que le nouveau-né foit mis dans fes langes , fuppofé qu'il ne manquât pas de forces.

D. Lorfqu'après un accouchement laborieux , l'Accoucheur remarque que l'enfant a les os du crâne dérangés , que doit-il faire ?

R. Il doit incontinent remettre ces parties dans leur fituation naturelle ; ce qui fe fait , en comprimant légérement la tête de l'enfant , avec la paûme des mains, tant par-devant , que par-derriére , & par les côtés. Enfin , ces parties étant remifes à leur niveau, il faut lui couvrir toute l'étendue de la voûte du crâne , avec une compreffe trempée

Maniere de réduire les os du crâne d'un enfant nouveau-né.

dans du vin chaud, que l'on y fera tenir par le moyen d'un petit mouchoir, ou autre chose semblable, qu'on aura plié en triangle, pour former un couvre-chef simple; après quoi, on coëffera l'enfant, & on le mettra dans ses langes.

D. Comme il peut arriver qu'en tirant de la matrice un enfant par les pieds, ses jambes ou ses bras se trouvent ou disloqués, ou cassés, que doit faire un Accoucheur en pareil cas?

R. Il faut qu'il lui visite toutes les extrémités, aussi-tôt qu'il lui aura lié & coupé le cordon ombilical, afin de voir s'il n'y a aucun dérangement; parce que, s'il en trouve, il doit, sans délai, rétablir ces parties dans leur situation naturelle, en observant toutes les circonstances requises pour la réduction de ces parties dans les adultes; excepté qu'il faut opérer avec beaucoup de douceur & de délicatesse.

D. Lorsqu'un enfant vient au monde, les paupiéres collées & unies ensemble, de quelle maniere faut-il opérer, pour réparer ce défaut de la nature?

R. Il faut opérer de la maniere suivante : L'Opérateur observera premiérement si l'union est totale, ou si elle ne l'est qu'en partie : ensuite, si l'union n'est qu'en partie, il introduira, par l'endroit

Maniere de réduire les extrémités d'un enfant nouveau-né.

Maniere de désunir les paupiéres unies & collées ensemble.

de la division, une sonde crénelée, entre le globe de l'œil & la paupiére, pour, à la faveur de cet instrument, y couler aussi la lame d'une petite paire de ci-seaux à double bouton, avec lesquels il divisera l'union contre-nature de ces parties, depuis un angle de l'œil jusqu'à l'autre. Mais, si l'union est totale, l'O-pérateur y doit faire une ouverture : pour cet effet, il pincera une des pau-piéres de l'enfant, & la donnera à tenir à une personne intelligente, pendant qu'il tiendra l'autre : les choses étant en cet état, & l'Opérateur ayant élevé les paupiéres, il divisera un peu de l'union de ces parties, avec un bistouri droit & bien tranchant, pour continuer ensuite (à la faveur de la sonde crénelée) le reste de la division, de la maniere qu'il vient d'être enseigné ci-dessus. Ces opérations finies, il éloignera un peu les paupiéres l'une de l'autre, & appliquera dessus un petit linge bien mollet, en forme de compresse, qu'on aura trempé dans un peu de vin chaud : cette opération peut se faire après que l'enfant est enveloppé dans ses langes.

D. Lorsqu'un enfant vient au monde, avec les lévres de la bouche, ou celles de l'orifice du vagin, unies & collées ensem-ble, de quelle maniere y faut-il opérer?

R. Il faut y opérer de la même maniere que je viens de propofer, pour l'union contre-nature des paupieres, & y appliquer les mêmes remédes.

D. Si un enfant vient au monde avec l'anus fermé, que doit faire un Chirurgien-Accoucheur?

R. Il faut qu'il cherche, dans le moment, le véritable endroit où doit être le trou de l'anus, pour en faire l'ouverture avec une lancette à abfcès (dont il aura affermi la châfle avec une petite bandelette de linge) en la plongeant jufques dans le boyau *rectum*; l'Opérateur reconnoît que fa lancette a pénétré jufques dans cet inteftin, par le moyen du *méconium*, qui ne manque pas de fortir en petite ou en grande quantité, fur-tout fi cette opération a été feulement retardée d'un jour de la naiffance de l'enfant : Le *méconium* ayant paru, & étant forti, le Chirurgien fera plufieurs petites incifions aux deux côtés de cette ouverture, afin de lui donner la figure d'une rofette : Enfin, l'opération étant finie, il mettra dans l'ouverture une tente chaperonnée de charpie, bien mollette, attachée d'un fil, & trempée dans un peu d'eau ftyptique; & il l'y fera tenir par le moyen d'une compreffe de linge, trempée dans du vin chaud,

& d'un petit bandage convenable. Il faut obſerver, chaque fois que l'on panſera l'enfant, de changer la tente & l'appareil, juſqu'à ce qu'il ſoit parfaitement guéri.

D. Lorſqu'un enfant vient au monde, avec les doigts des mains, ou des pieds, unis & collés enſemble, de quelle maniere faut-il opérer pour remédier à cette difformité ?

R. Il faut couper ce qui fait l'union contre-nature de ces parties, avec un biſtouri droit, ou autre inſtrument ſemblable ; & l'on doit mettre dans les intervalles des doigts, des plumaceaux trempés dans l'eau ſtyptique, & aſſujettis avec des petites bandelettes de linge, proportionnées à la longueur & à la groſſeur de ces parties. Enfin, s'il ſe trouve quelques doigts ſurnuméraires, le Chirurgien éxaminera attentivement, avant que d'opérer, quels ſont les véritables doigts qu'il faut garder ; ce qu'il connoîtra par l'arrangement naturel de leurs phalanges, & de leurs articulations : & lorſqu'il aura reconnu les doigts inutiles, il les liera, avec un fil ciré, le plus près qu'il pourra du niveau de la main ; & il panſera les diviſions des autres doigts, comme on fait aux playes ſimples, c'eſt-à-dire, qu'il évitera les grandes suppurations ; & il aura soin de les cicatriser le plus promptement qu'il lui sera possible.

D. Lorsqu'après avoir visité un enfant qui vient de naître, on ne lui remarque aucunes choses de contre-nature, que faut-il lui faire ?

Maniere d'emmaillotter un enfant nouveau-né.

R. Il reste à l'enmaillotter dans ses langes, suivant la méthode ordinaire ; c'est-à-dire, qu'il faut l'envelopper d'une maniere que ses bras se trouvent renfermés dans son premier langet, & allongés le long des parties latérales de son petit corps, & que le second langet soit disposé de façon qu'il puisse aussi lui envelopper la tête, & la lui affermir dans une attitude droite à la figure perpendiculaire de son corps. Enfin, l'enfant étant ainsi enveloppé, il faut lui faire avaler un peu de boüillon à la viande, ou d'eau sucrée ; &, quelques heures après, sa nourrice lui présentera son sein, pour le faire tetter : car c'est une très-mauvaise méthode de retarder jusqu'au troisiéme jour de la naissance de l'enfant, pour lui donner le sein de sa nourrice, puisqu'aussitôt qu'il est né, il ne demande, comme tous les autres animaux, que de la nourriture ; ainsi c'est le faire souffrir que d'en agir autrement.

D. Que

D. Que doit-on avoir, pour bien emmaillotter un enfant nouveau-né?

R. On doit avoir un morceau de linge fin, mollet, & plié en triangle, pour lui envelopper & bander la voute du crâne, un béguin, un bonnet, & une petite cornette pour mettre par-dessus; une petite chemise, un petit mouchoir de col, deux couchettes, deux langets, & deux bandes de toile.

D. Comme il arrive souvent qu'un enfant vient au monde avec le frein de-dessous la langue trop court, de quelle maniere faut-il opérer, pour le délivrer de cette incommodité?

R. Il faut le coucher le dos, sur les genoux de sa nourrice, & la face tournée obliquement du côté d'un beau jour; ensuite on lui ouvrira la bouche avec les doigts, ou bien on l'excitera à pleurer, pour reconnoître s'il a véritablement ce qu'on appelle le *filet* : enfin, cela étant reconnu, l'Accoucheur élévera la langue de l'enfant, avec ses doigts, & alors, avec des ciseaux bien tranchans de la pointe, il divisera, d'un seul coup, ce petit ligament, en observant de ne pas toucher aux veines ranules, qui sont aux deux côtés de ce filet.

Maniere de couper le filet d'un enfant nouveau né.

A a

D. Que doit-on faire à un enfant nouveau-né, lorſqu'il ne ſe purge pas aſſez
tot de ſon *méconium*, & qu'il eſt attaqué
de tranchées de ventre?

R. On doit lui faire avaler , en pluſieurs fois, avec une cuillier, une once
de ſyrop de fleurs de pêcher , ou de
violettes , ou de chicorée compoſé ,
avec parties égales d'huile d'amandes
douces tirée ſans feu : ou bien enfin
on lui fera un petit ſuppoſitoire , avec
une dragée frottée de miel violat, ou
avec un petit morceau de ſavon, qu'on
lui introduira dans l'anus.

D. Que faut-il faire aux enfans nouveaux - nés, lorſqu'ils ſont attaqués de
colique venteuſe?

R. Il faut leur faire des onctions ſur
toute l'étendue du bas-ventre, avec les
les huiles de camomille , d'amandes
douces, & de noix , mêlées enſemble
& un peu chauffées ; puis on couvrira
cette partie avec un linge chaud : enfin on leur injectera, par l'anus, dans
les boyaux, du lait doux, avec de l'huile de noix tiéde ; & l'on mettra dans
leur boüillie un peu de graine de pavot
blanc.

D. Que doit-on faire à un enfant nouveau-né , lorſqu'il a le *ſcrotum* tuméfié
par des vents?

R. On doit appliquer fur cette partie, des compreffes trempées dans du
vin rouge un peu chaud, dans lequel
on aura fait boüillir des rofes de Provins, & où l'on aura ajoûté, après l'a-
voir retiré du feu, & qu'il ne boüillira
plus, un peu d'eau-de-vie camphrée :
L'eau vulnéraire, un peu chauffée, eft
auffi très-convenable en cette occafion.

Ce qu'on doit lui faire, lorfqu'il a le scrotum tuméfié par des vents.

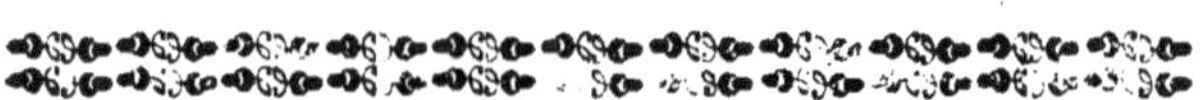

CHAPITRE XI.

Des Qualités requifes à une bonne Nourrice ; & de celles que doit avoir un bon Lait.

Dem.  Uelles font les qualités requifes à une bonne
nourrice ?

Rép. Elles font au nombre de neuf : 1°. Il
faut qu'elle foit de l'âge de vingt-cinq à
trente ans : 2°. Qu'elle ait eu deux ou
trois enfans, qu'il y ait environ deux ou
trois mois qu'elle foit accouchée du dernier, & que fon enfant foit venu à terme & vivant : 3°. Qu'elle foit faine ; c'eft-
à-dire, qu'elle ne foit pas fujette aux
fleurs-blanches, & ne foit point née de
parens qui ayent été attaqués de la

Qualités requifes pour une bonne nourrice.

pierre, ou de la goutte, ou de l'épilep-
fie, ou d'autres maladies héréditaires:
4°. Qu'elle foit d'un poil noir, qu'elle
ait une bonne odeur, l'haleine douce, &
les dents faines & blanches: 5°. Qu'elle
ait la peau blanche & nette, & la chair
ferme : 6°. Qu'elle ait les mammelles
d'une moyenne groffeur, & que le mammelon n'en foit pas trop gros, ni dur,
ou calleux, ni trop enfoncé dans les
mammelles : 7°. Qu'elle n'ait point fes
menftrues pendant qu'elle eft groffe, ou
nourrice : 8°. Qu'elle foit de bonnes
mœurs : 9°. Enfin, une nourrice doit
être un peu aifée de la fortune.

D. Pourquoi une nourrice de vingt-
cinq à trente ans eft-elle à préférer?

R. C'eft qu'une nourrice plus jeune n'a
jamais tant de lait. De-plus, il eft à
craindre qu'une jeune femme n'ayant
pas beaucoup d'expérience, ne puiffe
avoir tout le foin poffible d'un enfant.

D. Pourquoi doit-on préférer une
nourrice qui eft accouchée depuis deux
ou trois mois, & dont l'enfant étoit vivant & à terme?

R. C'eft parce qu'on eft alors certain
qu'elle a le fang entiérement épuré des
humeurs qui doivent couler après les
couches, & que fon lait doit être certainement meilleur que celui d'une femme nouvellement accouchée.

D. Pourquoi doit-on rechercher la bonne fanté dans une nourrice?

R. C'eft parce que la fanté d'un enfant dépend ordinairement de la bonne ou mauvaife nourriture dont on lui fait ufer : ainfi une nourrice mal-faine communique toujours fes infirmités à l'enfant qu'elle alaite.

D. Pourquoi une nourrice dont les dents font blanches & faines, & l'haleine douce, eft-elle à préférer?

R. C'eft parce que les dents faines & blanches marquent une bonne fanté; & qu'au-contraire, les dents noires, gâtées & pourries, dénotent toujours une intempérie dans les fucs nourriciers de ces fortes de perfonnes : de-plus, une nourrice dont les dents font gâtées, a toujours l'haleine puante & capable d'empoifonner un enfant; ce qui fe peut dire principalement des nourrices qui ont la mauvaife coûtume de paffer la boüillie dans leur bouche, pour juger du degré de fa chaleur, avant que de la donner à l'enfant.

D. Pourquoi une bonne nourrice doit-elle avoir la peau blanche & nette?

R. C'eft parce que la couleur de la peau, fait ordinairement décider du bon ou du mauvais tempérament des perfonnes : Par éxemple, une peau noi-

re marque un tempérament mélancoli-
que, & une peau jaune indique une difpofition bilieufe : or ces deux chofes font
contraires à la bonne nourriture d'un
enfant ; car ces fortes de femmes ne peuvent donner à leurs nourriffons, qu'un
lait aigre & capable d'enflammer leurs
entrailles.

D. Pourquoi doit - on préférer une
nourrice qui a les mammelles d'une
moyenne groffeur, & le mammelon menu, mollet, & bien forti de fa mammelle ?

R. C'eft qu'on obferve tous les jours
que ce ne font pas les nourrices dont les
mammelles font groffes, qui ont le plus
de lait. D'ailleurs, lorfque le mammelon d'une nourrice eft moyennement
gros, mollet, & un peu enfoncé dans
fa mammelle, l'enfant tette avec plus
de facilité.

D. Pourquoi ne doit-on pas prendre
une nourrice qui eft fujette à avoir fes
menftrues pendant qu'elle eft groffe, ou
qu'elle alaite un enfant ?

R. C'eft parce que ces fortes de femmes font d'un tempérament trop échauffée : de-plus, un enfant ne peut pas recevoir de bon lait pendant cette évacuation ; car, dans ce tems-là, une femme fe trouve malade dans toute l'habitude de fon corps.

D. Pourquoi faut-il avoir égard aux mœurs des femmes, lorfqu'on veut faire choix d'une bonne nourrice?

R. C'eft parce qu'il eft très‑certain qu'un enfant contracte toujours, avec le lait, quelque chofe des bonnes ou des mauvaifes inclinations de fa nourrice : l'expérience journaliére ne confirme que trop cette vérité.

D. Pourquoi enfin une femme doit-elle être un peu aifée de la fortune, pour bien nourrir un enfant?

R. C'eft afin qu'elle puiffe avoir des alimens propres à lui fournir un bon lait, & dans une quantité fuffifante.

D. Combien un bon lait doit-il avoir de qualités?

R. Il faut qu'il en ait cinq : 1°. Il doit être d'un beau blanc ; 2°. d'une confif-tence moyenne ; 3°. d'une bonne odeur ; 4°. doux & fucré ; 5°. enfin un bon lait ne doit point fe cailler à la chaleur du feu, auffi-tôt qu'il eft tiré de fes réfer-voirs.

Qualités d'un bon lait.

F I N.

A a iiij

TABLE

DES CHAPITRES ET ARTICLES
Contenus dans cet Ouvrage.

CHAP. I. *DES Accouchemens en général.* pag. 1

ARTICLE Ier. *Des Qualités d'un Accoucheur.* 3

ART. II. *Des Os du Baſſin de l'Hypogaſtre des Femmes.* 7

ART. III. *De la Matrice des Femmes, & de ſes parties* 16

ART. IV *De l'Attouchement.* 34

ART. V. *Des Différences des Accouchemens.* 36

ART. VI. *Du Prognoſtic des Accouchemens.* 37

CHAP. SECOND. *Des Maladies des Femmes en général.* 41

CHAP. TROISIE'ME. *Des Maladies qui attaquent les Filles, & les Femmes qui ne ſont pas enceintes.* 46

ART. Ier. *De l'Union contre-nature des Caroncules Myrtiformes.* ibid.

ART. II. *Des Relâchemens ou Chûtes du Vagin.* 49

ART. III. *Des Hémorrhoïdes ou Tumeurs Variqueuſes du Vagin.* 56

ART. IV. *Du Flux Utérin, ou des Fleurs-blanches.* 59

ART. V. *De la Fureur Utérine.* 66

ART. VI. *De la Suppression des Menstruës.* 68

ART. VII. *Du Flux extraordinaire des Menstruës.* 74

ART. VIII. *Du Skirrhe de la Matrice.* 81

ART. IX. *Du Cancer de la Matrice.* 85

ART. X. *De l'Hydropisie de la Matrice.* 88

CHAP. QUATRIE'ME. *De la Conception des Femmes ; & de ce qu'il est à propos de leur faire après qu'elles ont conçû.* 93

CHAP. CINQUIE'ME. *Des Maladies qui peuvent attaquer les Femmes après qu'elles ont conçû.* 110

ART. Ier. *Du Vomissement qui arrive aux Femmes-grosses.* 111

ART. II. *Des Douleurs que les Femmes-grosses ressentent dans les Mammelles.* 115

ART. III. *De la Toux, de l'Oppression, & de la Difficulté de respirer des Femmes-grosses.* 117

ART. IV. *Des Douleurs, qui attaquent les Lombes & les Aînes des Femmes-grosses.* 124

ART. V. *De la Difficulté d'uriner, qui attaque les Femmes-grosses.* 127

ART. VI. *De l'Enflûre Œdémateuse des Lèvres du Vagin, & des Cuisses & Jambes des Femmes-grosses.* 132

ART. VII. *Des Hemorrhoïdes, qui survien-*

nent à l'Anus des Femmes-grosses. 136

ART. VIII. *Des Flux de Ventre, qui attaquent les Femmes-grosses.* 139

ART. IX. *Du Flux Menstruël, qui survient
aux Femmes-grosses.* 148

ART. X. *Des Pertes-de-Sang, qui arrivent
aux Femmes pendant leur Grossesse.* 152

ART. XI. *De la Goute-Crampe, qui attaque
les Femmes-grosses.* 164

ART. XII. *Des Tumeurs Variqueuses &
douloureuses, qui surviennent aux Cuisses
& aux Jambes des Femmes-grosses.* 166

ART. XIII. *De la Vérole ou Maladie Véné-
rienne des Femmes-grosses.* 168

DES ACCOUCHEMENS
EN PARTICULIER. 171

CHAP. SIXIE'ME. *De l'Accouchement naturel.* 171

CHAP. SEPTIE'ME. *Des Accouchemens
longs, difficiles & non-naturels.* 211

ART. Ier. *De l'Accouchement où l'Enfant
présente sa Tête au passage, & où elle est
un peu plus grosse, que n'est la grandeur
du détroit par où elle doit passer.* 218

ART. II. *De l'Accouchement où un Enfant a
les Epaules un peu trop grosses.* 223

ART. III. *De l'Accouchement où l'Enfant se
présente, au passage, la Face tournée du
côté du Pubis de sa Mere.* 226

ART. IV. *Des Accouchemens où un Enfant présente sa Tête, au passage, dans des situations qui suivent les Obliquités de la Matrice.* 230

ART. V. *De l'Accouchement dans lequel l'Orifice de la Matrice ne se dilate que très-difficilement.* 237

ART. VI. *De l'Accouchement retardé par la force & la dureté de la Membrane qui contient les Eaux de l'Enfant.* 239

ART. VII. *De l'Accouchement où l'Enfant est retardé, au passage, par des contours de son Cordon Ombilical.* 240

CHAP. HUITIE'ME. *Des Accouchemens longs, difficiles & contre-nature.* 245

ART. I.er *De l'Accouchement qui est accompagné d'une Perte-de-Sang considérable.* 250

ART. II. *De l'Accouchement où le Cordon Ombilical se présente, au passage, avant l'Enfant.* 255

ART. III. *Des Accouchemens avancés.* 258

ART. IV. *De l'Accouchement où l'Enfant présente sa Tête au passage.* 265

ART. V. *Des Accouchemens où l'Enfant présente la Face, ou le derriere de la Tête, au passage; ou bien dans lesquels il s'y présente, ayant une Oreille vis-à-vis le Vagin, ou cette même partie du côté du Pubis de sa mere.* 270

ART. VI. *De l'Accouchement où la Tête de*

l'Enfant est sortie du Vagin, & son Corps est arrêté au passage. 277

ART. VII. *De l'Accouchement où la Tête de l'Enfant est séparée de son Corps, & restée dans la Matrice.* 279

ART. VIII. *Des Accouchemens dans lesquels un Enfant présente, au passage, soit le derriere du Col, ou le moignon de l'Epaule, ou le Bras.* 281

ART. IX. *Des Accouchemens dans lesquels un Enfant présente, au passage, soit le Dos, ou le Ventre, ou les Fesses, ou la Hanche, ou les Genoux, ou les Pieds.* 284

ART. X. *De l'Accouchemeut dans lequel l'Enfant présente ensemble, au passage, ses Mains, ses Pieds, & sa Tête.* 291

ART. XI. *De l'Accouchement où il y a plusieurs Enfans dans la Matrice.* 293

ART. XII. *De l'Extraction des Moles & des Faux-Germes.* 295

ART. XIII. *De l'Accouchement Césarien.* 298

CHAP. NEUVIE'ME. *Des Accidens & des Maladies qui surviennent aux Femmes, après qu'elles sont accouchées.* 312

ART. Ier. *De la Rupture du Cordon Ombilical: Et de l'Arriere-faix resté dans la Matrice.* 315

ART. II. *De la Perte-de-Sang qui arrive aux Femmes après leur Accouchement.* 319

ART. III. *Du Renversement de la Matrice.* 324

ART. IV. *Des Tranchées, & des Coliques, que ressentent les Femmes nouvellement accouchées.* 327

ART. V. *Des Contusions, des Ecorchûres, & des Déchiremens, qui arrivent aux parties du Vagin, dans les Accouchemens laborieux.* 331

ART. VI. *De la Chûte de l'Anus, qui arrive aux Femmes lorsqu'elles accouchent.* 334

ART. VII. *Des Hémorrhoïdes, qui surviennent à l'Anus des Femmes nouvellement accouchées.* 335

ART. VIII. *Des Lochies ou Vuidanges, qui coulent pendant les Couches des Femmes: Et de celles qui sont supprimées.* 337

ART. IX. *Des Convulsions, des Vapeurs, & des Suffocations, qui arrivent aux Femmes nouvellement accouchées.* 345

ART. X. *De l'Inflammation de la Matrice.* 347

ART. XI. *De l'Inflammation, & des Abscès, qui arrivent aux Mammelles des Femmes nouvellement accouchées.* 351

ART. XII. *Des Hernies Ventrales, qui arrivent aux Femmes après leur Accouchement.* 358

ART. XIII. *De l'Enflûre Oedémateuse, qui survient aux Cuisses & aux Jambes des Femmes nouvellement accouchées.* 360

CHAP. DIXIE'ME. *Du Gouvernement de l'Enfant; & de ce qu'il faut lui faire*

après qu'il est né.   362
CHAP. ONZIE'ME. *Des Qualités requises à une bonne Nourrice; & de celles que doit avoir un bon Lait.*   371

Fin de la Table.

✻✻✻✻✻✻✻✻✻✻✻✻✻✻

Approbation du Censeur Royal.

J'Ai lû ce Manuscrit, intitulé : *Le Guide des Accoucheurs, ou le Maître dans l'Art d'accoucher les Femmes ;* & je n'y ai rien trouvé que de très-instructif pour les Chirurgiens en général, & en particulier pour ceux qui voudront s'instruire dans cette partie de la Chirurgie. A Paris, ce 4 Décembre 1742. PETIT.

═══════════════

PRIVILEGE DU ROY.

LOUIS, par la grace de Dieu, Roi de France & de Navarre : A nos amés & féaux Conseillers, les Gens tenans nos Cours de Parlement, Maîtres des Requêtes ordinaires de notre Hôtel, Grand-Conseil, Prévôt de Paris, Baillifs, Sénéchaux, leurs Lieutenans-Civils, & autres nos Justiciers qu'il appartiendra, SALUT. Notre bien amé JEAN DE BURE l'aîné, Libraire à Paris, Nous a fait exposer qu'il desireroit faire imprimer & donner au Public : *Le Guide des Accoucheurs, ou le Maître dans l'Art d'accoucher les Femmes, par Jacques Mesnard, Chirurgien-Juré, ancien Prévôt de la Communauté des Chirurgiens de la Ville de Roüen, & Accoucheur ; & Dissertation Pratique, en forme de Lettres, sur les Maux Vénériens, par M. Guiçard, Docteur en Médecine de l'Université de Montpellier ;* s'il

Nous plaisoit lui accorder nos Lettres de Privilége
pour ce nécessaires : A ces causes , voulant favorablement traiter l'Exposant, Nous lui avons permis &
permettons, par ces Présentes, de faire imprimer les
Ouvrages ci-dessus spécifiés , en un ou plusieurs Vo-
lumes, & autant de fois que bon lui semblera ; & de
les vendre, faire vendre , & débiter par tout notre
Royaume, pendant le tems de six années consécuti-
ves, à compter du jour de la date desdites Présentes. Faisons défenses à toutes sortes de personnes, de
quelque qualité & condition qu'elles soient, d'en introduire d'impression étrangere dans aucun lieu de
notre obéïssance ; comme aussi à tous Libraires, Im-
primeurs, & autres, d'imprimer , faire imprimer,
vendre, faire vendre, & débiter lesd. Ouvrages, d'en
faire aucun extrait, sous quelque prétexte que ce soit,
d'augmentation, correction, changement de titre, ou
autres, sans la permission expresse & par écrit dudit
Exposant, ou de ceux qui auront droit de lui, à peine de confiscation des Exemplaires contrefaits, & de
trois mille livres d'amende contre chacun des con-
trevenans, dont un tiers à Nous, un tiers à l'Hôtel-
Dieu de Paris, l'autre tiers audit Exposant , & de
tous dépens, dommages & intérêts ; A la charge que
ces Présentes seront enregistrées tout au long sur le
Registre de la Communauté des Libraires & Impri-
meurs de Paris, dans trois mois de la date d'icelles ;
que l'impression desdits Ouvrages sera faite dans notre Royaume , & non ailleurs , en bon papier , &
beaux caracteres, conformément à la feuille imprimée attachée pour modele sous le contrefcel desdites Présentes ; que l'Impétrant se conformera en tout
aux Réglemens de la Librairie, & notamment à celui
du dixiéme Avril 1725 ; qu'avant que de les exposer en vente, les Manuscrits ou Imprimés qui auront
servi de copie à l'impression desdits Ouvrages, sera remis, dans le même état où l'Approbation y
aura été donnée, ès mains de notre très-cher & féal
Chevalier le Sieur DAGUESSEAU, Chancelier de
France, Commandeur de nos Ordres ; & qu'il en
sera ensuite remis deux Exemplaires dans notre Bi-
bliotheque publique, un dans celle de notre Château
du Louvre , & un dans celle de notredit très-cher &
féal Chevalier le Sieur Daguessleau, Chancelier de

France : le tout à peine de nullité des Préfentes ; Du
contenu defquelles vous mandons & enjoignons de
faire jouir l'Expofant, ou fes ayans caufes, pleinement
& paifiblement, fans fouffrir qu'il leur foit fait aucun
trouble ou empêchement. Voulons que la copie defdi-
tes Préfentes, qui fera imprimée tout au long au
commencement ou à la fin defdits Ouvrages, foit tenue pour duëment fignifiée, & qu'aux copies colla-
tionnées par l'un de nos amés & féaux Confeillers &
Secretaires, foi foit ajoutée comme à l'Original. Com-
mandons au premier notre Huiffier ou Sergent, de
faire pour l'exécution d'icelles tous Actes requis &
néceffaires, fans demander autre permiffion, & no-
nobftant clameur de Haro, Charte Normande, &
Lettres à ce contraires : Car tel eft notre plaifir. Donné
à Paris, le quinzieme jour du mois de Février l'an
de grace mil fept cent quarante-trois, & de notre
Regne le vingt-huitiéme. Par le Roi en fon Confeil,
SAINSON.

*Regiftré, enfemble la ceffion ci-deffous, fur le Re-
giftre XI. de la Chambre Royale des Libraires & Im-
primeurs de Paris, No. 130. fol. 110. conformément
aux anciens Réglemens, confirmés par celui du 28.
Février 1722. A Paris, le 18 août 1743.*
SAUGRAIN, Syndic.

Je fouffigné reconnois avoir affocié au préfent
Privilége, le Sieur LE BRETON petit-fils D'HOURY,
Imprimeur-Libraire ordinaire du Roi, & le Sieur
DURAND, Libraire, fuivant l'accord fait entre nous.
A Paris, ce 17 Février 1743. DE BURE l'aîné.

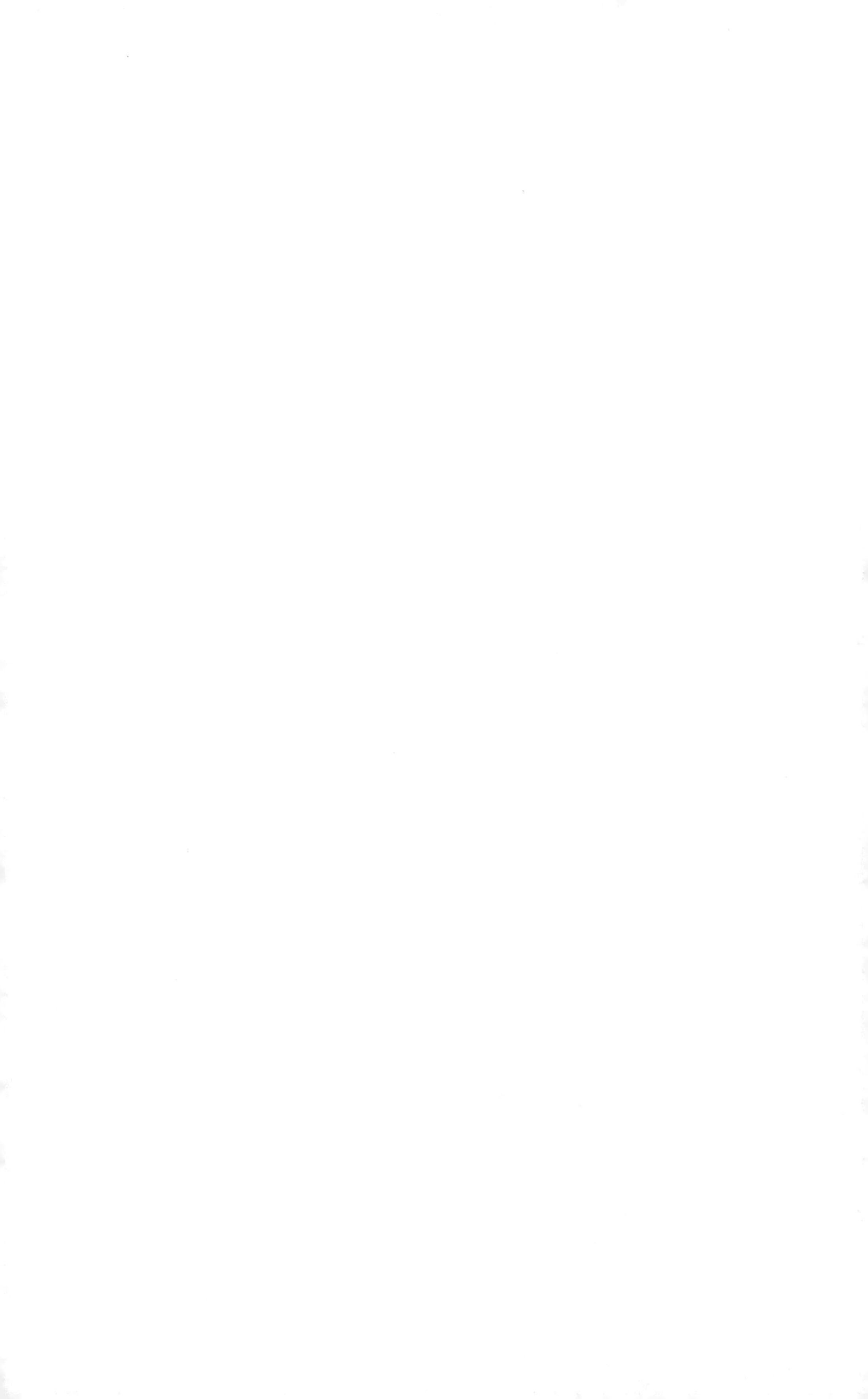